Maurice de Fleury

Bréviaire

de

L'Arthritique

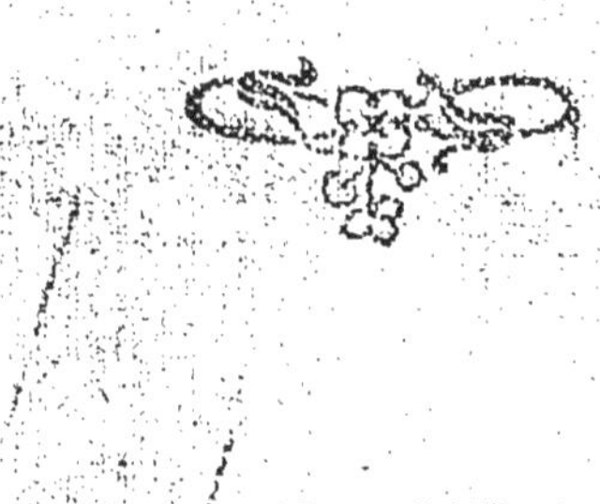

Librairie Félix Alcan

BRÉVIAIRE

DE

L'ARTHRITIQUE

DU MÊME AUTEUR

A LA MÊME LIBRAIRIE

Introduction à la médecine de l'esprit, 9ᵉ édition; 1 vol. in-8º. (*Ouvrage couronné par l'Académie française, par l'Académie des Sciences et par l'Académie de Médecine*) .   7 fr. 50

Les grands symptômes neurasthéniques. (*Pathogénie et traitement*). 4ᵉ édition revue, 1 vol. in-8º. (*Couronné par l'Académie des Sciences et l'Académie de médecine*) . .   7 fr. 50

Manuel pour l'étude des maladies du système nerveux, 1 fort vol. grand in-8º de 998 pages, avec 133 fig. en noir et en coul. dans le texte, cart. à l'anglaise (*couronné par l'Académie des sciences et l'Académie de médecine*) . .   25 fr. »

L'Ame du criminel, 2ᵉ édition. 1 vol. in-12 de la *Bibliothèque de Philosophie contemporaine*. . . . .   2 fr. 50

Le corps et l'âme de l'enfant, 7ᵉ édition.

Recherches cliniques sur l'épilepsie et sur son traitement.

Pathogénie de l'épuisement nerveux. (*Épuisé.*)

Traitement rationnel de la neurasthénie. (*Épuisé.*)

L'Insomnie et son traitement. (*Épuisé.*)

Contribution à l'étude de l'hystérie sénile. (*Épuisé.*)

Pasteurs et les pastoriens, (avec un portrait à l'eau-forte par Bracquemond).

Les causeries de Bianchon.

Nos Enfants au collège (4ᵉ édition).

Quelques conseils pour vivre vieux, 11ᵉ édit.

BRÉVIAIRE

DE

L'ARTHRITIQUE

PAR LE

Dr MAURICE DE FLEURY

Membre de l'Académie de médecine

PARIS

LIBRAIRIE FÉLIX ALCAN

ANCIENNE LIBRAIRIE GERMER BAILLIÈRE ET Cie

108, BOULEVARD SAINT-GERMAIN, 108

1912

INTRODUCTION

Au moment de donner le « bon à tirer » de ce petit volume, j'éprouve le besoin d'y joindre quelques lignes en manière d'avertissement.

Et, tout d'abord, pour m'excuser auprès du lecteur ou du passant qui, feuilletant ce livre à l'étalage, serait tenté de croire que ce mot « bréviaire » n'est pas exempt de quelque prétention. Je tiens à dire que, dans mon esprit, il n'a point ici d'autre sens que celui commandé par l'étymologie. *Breviarium* signifie abrégé, sommaire ; et, si d'aucuns estiment que 390 pages ne sont point peu de choses à lire, en ce temps où l'on est pressé, je répondrai que l'arthritisme est un sujet immense, et que c'est « faire court » que de n'en point parler plus copieusement.

Il me faut m'excuser encore de donner ici un

ouvrage d'un genre mixte et, si je peux dire, à double effet, puisqu'il s'adresse pour la plus large part, au grand public, cependant qu'il contient, de ci de là, quelque idée nouvelle ou du moins quelque doctrine personnelle, susceptible de retenir l'attention des médecins.

Or les médecins n'aiment guère les livres de vulgarisation. Ils les accusent — et souvent en toute justice — de fausser les idées de gens insuffisamment préparés aux lectures scientifiques, et de rendre plus malaisée la tâche, déjà ingrate, du praticien.

Puisque l'occasion s'en présente, je peux bien dire, sur ce point, mon sentiment.

Pour peu qu'elles soient préparées avec un peu de savoir et de soin, les œuvres de vulgarisation médicale sont assez goûtées du public, pour qu'il n'y ait point grandes chances de voir les éditeurs y renoncer prochainement. Mais elles ne sont légitimes qu'à certaines conditions : et, par exemple, si elles apportent à celui qui les lit, avec quelques connaissances scientifiques point trop déformées par le travail de simplification, des notions vraiment utilisables d'hygiène préservatrice. C'est un rôle honorable que celui qui consiste à servir d'intermédiaire obligeant entre les savants de laboratoire et le public; et l'on ne peut être que loué, si l'on compose des ouvrages ayant pour but la prophylaxie des maladies et, si possible, la raréfaction des malades.

Par contre, il faut tenir pour nuisible et pour détestable tout livre donnant aux patients l'illusion qu'ils peuvent se soigner eux-mêmes et se passer, grâce aux conseils qu'ils lisent, de médecin. L'idée que l'on peut se traiter, pour quelque maladie ou simplement pour un malaise, avec les recettes d'un livre ou la formule prescrite hier à un voisin, n'est que sottise dangereuse.

Strictement limité aux conseils de l'hygiène préventive, le livre de vulgarisation peut rendre des services. Je sais que cette littérature ne va pas sans causer à certains un peu d'agacement... Mais si elle contraint le praticien à renouveler de temps à autre sa provision de savoir didactique, un peu fanée depuis qu'il a quitté l'École, ce n'est un grand mal pour personne, avouez-le.

Plus un malade prend coutume de s'instruire des conditions de l'état de santé et plus il a tendance à se rapprocher de son médecin, à le

consulter, non plus uniquement comme théra-
peute dans les cas graves, mais aussi comme
directeur de conscience hygiénique. Dans la
société moderne, c'est là un rôle que chacun de
nous doit savoir tenir; et, si ce livre y pouvait
aider pour sa part, je ne regretterais point
d'avoir entrepris de l'écrire.

M. F.

Février 1912.

BRÉVIAIRE DE L'ARTHRITIQUE

CHAPITRE PREMIER

ARTHRITISME ET NUTRITION

Définitions. — La diathèse. — Les hypothèses et les réalités
— Maladies de la nutrition. — Généralités sur la fonction
de nutrition. — Les phénomènes successifs de la fonction
de nutrition. — Les types d'aliments. — Ralentissement de
la nutrition et auto-intoxication.

Encore qu'il ne soit pas extrêmement aisé de définir
d'un mot ce qu'on est convenu d'appeler l'arthritisme, et que certains pathologistes, en Allemagne
notamment, disent ce mot vide de sens et se refu-
sent systématiquement à l'imprimer, nous savons
bien pourtant, nous savons avec certitude qu'il existe
des arthritiques, que leur nombre est considérable,
que certains sujets se montrent ainsi dès l'enfance,
et que, passée la quarantaine, beaucoup d'habitants
de la ville, asservis à la vie de bureau, privés d'exercice physique, ont une tendance marquée à évoluer vers cet ensemble symptomatique, ou l'une
quelconque de ses manifestations les plus communes.

Puisqu'il y a des arthritiques, il y a bien aussi,
logiquement, un arthritisme. J'accorde qu'on ne pré-

cise point facilement où il commence, où il s'achève ; mais on sait bien que son domaine est vaste, et c'est sans doute pour cela qu'on le délimite malaisément. Il a, d'ailleurs, d'assez pénibles conséquences, il atteint trop de gens parmi les plus intéressants, les plus intelligents, les meilleurs, pour que la médecine puisse s'en détacher. Or, nous voyons qu'en Angleterre et en France surtout, on ne cesse de lui consacrer de grands travaux à idées générales, ou de menues recherches qui tâchent à la précision.

Depuis, notamment, que M. Bouchard s'est avisé de restaurer — avec quel éclat, on le sait — la pathologie générale, on a considérablement écrit sur la matière ; la quantité de documents accumulés est importante.

Non point que l'on s'accorde encore sur la nature intime de l'arthritisme. Dans leur magistral article *Maladies de la nutrition* du nouveau *Traité de médecine et de thérapeutique*, MM. Richardière et Sicard énumèrent ainsi les doctrines adverses : « La théorie des humeurs peccantes du vieux Baillou, du ralentissement de la nutrition, de la perturbation des diastases cellulaires, des oxydases (Bouchard), de l'hyperactivité nutritive (Lécorché, A. Robin), de la névrose herpétique (Lancereaux), de la trophonévrose d'origine mésocéphalique (Hayem), de la moindre résistance du tissu conjonctif (Hanot), d'un microbe spécifique (Guyot), de la diathèse d'auto-inoculation englobant la cholémie familiale (Gilbert et Lereboullet), du dysfonctionnement plus ou moins

synergique de plusieurs glandes vasculaires sanguines (Lorand), de la dysgenèse glandulaire diastasique (Enriquez et Sicard), cette dernière doctrine
ayant été reprise récemment, et avec beaucoup de
bonheur, par Léopold Lévi et H. de Rothschild. »

A cette énumération, déjà copieuse, on pourrait
ajouter encore les théories de l'arthritis de Bazin,
identifiant les origines du rhumatisme et de la goutte,
celle de l'hépatisme, de Glénard, celle de la diathèse
fibreuse, de Cazalis, celle de l'hypoacidité des humeurs, de Joulie, enfin celle que M. le professeur Poncet défend depuis quelques années avec une ardeur
inlassable et qui consiste à identifier l'arthritisme avec
l'infection tuberculeuse très peu virulente. Cette doctrine, aucun des ouvrages classiques ne la signale
encore. Elle puise, pourtant, dans les observations
déjà anciennes de M. Landouzy, et dans quelques
constatations plus récentes, une force singulière.
Encore que, de prime abord, elle revête un peu les
apparences d'un paradoxe, elle m'apparaît de plus en
plus comme digne d'attention, et je dirai plus loin
pour quelles raisons fortes je tends à m'en rapprocher, tout en faisant une large part à la conception de
Lorand, d'Enriquez, de Sicard, de Léopold Lévi, qui
attribue avec raison aux glandes à sécrétion interne,
un rôle de haute importance.

Mais quelles que soient les divergences de doctrines, presque tous les auteurs modernes estiment
que le groupe arthritisme doit demeurer, — constitué
par l'obésité, le diabète, la lithiase biliaire, la lithiase

rénale, la goutte, la migraine. C'est la liste classique
à quoi je propose qu'on ajoute la bronchite emphysémateuse, l'asthme, le rhumatisme chronique, les
hémorroïdes, les arthritides (maladies de la peau
d'origine arthritique), le catarrhe des foins, le rein
mobile et l'entérite muco-membraneuse.

L'arthritisme n'est donc pas une maladie formelle,
définie, une entité morbide comme le rhumatisme
articulaire aigu ou la pneumonie. C'est une diathèse.
Entendons par ce mot, avec le professeur Bouchard, un tempérament morbide, quelque chose
comme une déviation permanente, souvent héréditaire, parfois acquise, de la vitalité, ou, plus exactement encore, un mode particulier et fâcheux de la
nutrition.

Définissons encore ; on ne saurait trop définir, et
ce mot de nutrition doit être entendu clairement. La
nutrition, ce n'est bien entendu point l'alimentation,
mais l'utilisation profonde, au sein de nos tissus,
des aliments que nous ingérons chaque jour. La
nutrition, c'est la fonction principale, la propriété
essentielle, caractéristique de la matière vivante, à
savoir l'utilisation de l'ambiance pour la vie, l'ensemble des échanges qui se font sans relâche entre
l'organisme vivant et le milieu où il habite.

Chez les animaux supérieurs et chez l'homme,
cette fonction — si simple alors qu'on l'étudie chez
les animaux inférieurs, unicellulaires, comme les
amibes — acquiert une complexité si grande qu'il faut
renoncer à en donner une idée dans un ouvrage

comme celui-ci. Les biologistes modernes ont coutume de le décrire en six temps principaux, depuis l'apport des aliments dans le tube digestif où ils subissent leurs premières dialyses en vue de l'assimilation, jusqu'au moment où les émonctoires rejettent au dehors les parties inutilisées et les déchets de la nutrition, en passant par les phases d'hydratation, de déshydratation, de transformation des amidons, des albumines et des graisses, d'osmose cellulaire, d'assimilation, de désassimilation, d'exosmose, d'utilisation immédiate et de fixation des réserves.

Tout l'organisme y participe. Bien entendu, chacune des cellules de nos divers tissus profite des « nutriments » apportés par le sang, assimile et désassimile — mais je veux dire, en outre, que, pour l'élaboration des substances alimentaires en vue de les rendre utilisables, pour la désassimilation, la combustion ou le rejet des matériaux usés, des déchets de la nutrition, il nous faut mettre en jeu, non seulement l'appareil digestif, le pancréas et le foie, mais le cœur, les vaisseaux sanguins et lymphatiques, la rate, le poumon, les reins, la peau, le tissu conjonctif, les glandes à sécrétion interne, tous les muscles et jusqu'au système nerveux, grand régulateur du rythme de la vie. L'intégrité de tous ces appareils est nécessaire à une nutrition normale ; qu'une toxine microbienne, qu'un poison comme l'alcool altère tel organe ou détermine d'importantes modifications dans les humeurs, qu'une tumeur maligne se développe en quelque point du corps, et la nutrition s'altère, cela se conçoit aisément. Mais l'arthritisme, qui nous occupe, n'est point probablement une de ces maladies par lésions organiques définies. Il nous apparaît bien plutôt, tel que nous pouvons le concevoir au moment actuel de la connaissance, comme un trouble fonctionnel avec tendance vers des lésions ultérieures. Il suffit que cette fonction soit pervertie de façon permanente, habituelle, pour que se constitue la diathèse. Que l'organisme ait à suffire à l'élaboration d'aliments trop copieux ou trop richement azotés, que, faute d'exercices musculaires, les combustions deviennent imparfaites, qu'intervienne un choc nerveux, détrempant d'un coup le ressort du système nerveux central, atténuant les qualités régulatrices du nerf grand sympathique, on comprend que, sans lésions anatomiques appréciables, la fonction de nutrition perde de son activité, que l'assimilation soit incomplète, la désassimilation paresseuse, que les organes d'élimination s'encrassent, si l'on peut dire, et qu'ils ne chassent plus vigoureusement au dehors ces résidus, dont quelques-uns sont d'incontestables poisons. Or, c'est en cela, semble-t-il, que réside le tempérament arthritique. Les beaux travaux du professeur Bouchard, ceux qui ont fait sa gloire, nous l'ont appris avec une précision que n'ont guère ébranlé les critiques les plus subtiles. Et l'on conçoit qu'il consacre deux livres à ce qu'il nomme *Les maladies par ralentissement de la nutrition*, et *Les auto-intoxications*.

Mais, avant de pousser plus loin, avant d'en venir aux interprétations, aux doctrines, il me faut dire en quelques mots, aussi clairs que possible, le rôle dévolu à chacun des grands organes de l'économie dans le grand acte de la nutrition. Sans cela, nous aurions quelque peine à comprendre comment un arthritique est habituellement prédisposé aux dyspepsies, aux troubles nerveux, aux congestions du foie, à la colique hépatique, à la colique néphrétique, aux migraines, aux névralgies, aux maladies de la peau, à l'asthme, à la goutte ou au diabète.

Soucieux d'être clair et de parler surtout à ceux de nos lecteurs qui ne font point leur livre de chevet d'un traité de physiologie, je m'excuse d'expliquer ici bien des choses élémentaires et déjà connues d'un grand nombre. A ceux qui voudraient aller un peu mieux au fond des choses, je recommande l'excellent *Manuel de physiologie* du professeur Gley, la belle *Introduction à l'étude de la Médecine* du professeur Roger et le récent *Traité de l'arthritisme,* où le Dr F. de Grandmaison a résumé fort clairement l'essentiel de nos connaissances actuelles sur la fonction de nutrition. Et je m'excuse encore, une fois pour toutes, d'avoir à dire des choses laides, à parler d'*excreta,* de diurèse, de fonctions intestinales et de quelques autres horreurs. C'est pitié que la misère humaine et nos infirmités de chaque jour ; et l'on n'a point trouvé de jolis mots pour dire ces vilaines choses. Mais je n'écris ici que pour des médecins ou pour des arthritiques qui, volontiers, causent de leurs tourments.

Qu'ils se figurent, pour me lire, qu'ils devisent après dîner, dans le fumoir, qu'un médecin est parmi eux, qu'ils l'interrogent et qu'il leur répond de son mieux, s'efforçant de rester poli et de disserter de ces choses avec cette décence relative dont ce temps-ci veut bien se contenter.

C'est notre sang qui charrie aux organes les substances chimiques, convenablement transformées, dont ils se nourrissent sans cesse. Par ses globules rouges, il leur apporte l'oxygène, indispensable à la respiration de nos tissus, à la production de chaleur, l'oxygène dont il vient de faire provision en traversant l'appareil pulmonaire. Par son sérum, par son plasma, il leur apporte les principes assimilables qui sont, à proprement parler, leur aliment.

Les tout petits vaisseaux sanguins, à parois infiniment minces, dits capillaires, sont le lieu favorable où il abandonne à nos cellules vivantes ces précieux trésors de vie. Les tissus, en retour, cèdent aux globules sanguins l'acide carbonique, résidu des combustions, et, au sérum, les déchets de la nutrition cellulaire, qu'il lui faut emporter en vue de leur élimination au dehors. On qualifie cet acte d' « échanges nutritifs ». Il s'accomplit avec une promptitude qui varie avec l'état d'activité extrême, moyenne ou ralentie de la vitalité personnelle à chaque sujet. Cette activité se mesure. Grâce à une méthode d'investigation très simple, inventée par le regretté Dr Albert Hénocque, il est possible d'observer et de noter, avec une très suffisante précision, la rapidité de la réduction du sang rouge, artériel, utilisable, oxygéné, en sang noir, veineux, usé, chargé d'acide carbonique. Chez les sujets de qui le système nerveux est excité, la réduction se fait avec une rapidité excessive ; chez les personnes déprimées, atteintes de neurasthénie, d'arthritisme, de paresse, de langueur vitale, l'activité de la réduction est inférieure à la moyenne. C'est là un bon symptôme — trop rarement utilisé par les praticiens — du ralentissement de la nutrition, pris ainsi sur le vif.

Donc, le sang noir chargé d'acide carbonique et de résidus devenus plus qu'inutiles, dangereux, est emporté par les veines, retourne au cœur, qui l'envoie au poumon éliminer son acide carbonique et se recharger d'oxygène. Au poumon, il se libère encore de la vapeur d'eau en excès et de certains poisons volatils. Voilà pourquoi, est-il bien besoin de le dire ? il est utile de respirer amplement, puissamment, de ne point consentir à vivre en milieu confiné, de renouveler très fréquemment l'air enfermé dans nos appartements, d'aller l'été à la campagne et de s'accoutumer à dormir, en toute saison, par tous les temps, fenêtres largement ouvertes.

Nos organes du mouvement, les muscles, sont pour nous de très puissants appareils de désassimilation, parce que leur masse énorme — près de moitié de notre poids total — constitue un foyer extrêmement actif de combustion organique. Gorgé de réserves de *glycogène* — substance analogue à l'amidon, servant à fournir le sucre nécessaire aux besoins de nos tissus — le muscle qui consomme, même au repos, une notable quantité d'oxygène, en dépense beaucoup plus encore dans le mouvement et l'effort. Il brûle énormément, contribue pour une grosse part à l'entretien de la chaleur du corps, et désassimile avec une intensité d'autant plus grande qu'il agit davantage. L'activité musculaire, le mouvement, accélère la nutrition. La plupart des arthritiques, des ralentis de la nutrition, sont des gens sédentaires par goût ou par profession. Notez, en outre, que, pour ses combustions ardentes, le muscle, quand, il a épuisé ses réserves de sucre, fait appel aux graisses de l'organisme. C'est ainsi que l'exercice musculaire au grand air détermine le salutaire amaigrissement des gens gras, et maintient, chez les autres, le poids du corps au voisinage de la normale. Nous sommes donc en droit de prescrire aux arthritiques un peu obèses l'entraînement progressif à la marche et aux sports tempérés.

Mais le grand appareil d'élimination des toxines, résidus dangereux de la nutrition, c'est le rein. Déjà partiellement purifié par son passage dans le poumon, le sang vient s'y laver de ses substances les plus nocives ; grâce à un dispositif anatomique, d'une délicatesse extrème, il y exprime son sérum et le nettoie de ses scories, que l'appareil rénal, la vessie et ses dépendances chassent au dehors. Nous verrons plus tard de quelle importance est, pour la bonne observation d'un sujet arthritique, l'analyse des sécrétions du rein. Pour le moment, qu'il nous suffise de retenir ce que nous ont appris de fameuses expériences du professeur Bouchard, à savoir que les excreta de l'homme sain sont fortement toxiques. Chacun de nous draine chaque jour par le rein une dose de poisons égale à la moitié de ce qu'il en faudrait pour le tuer. Plus nous sommes actifs, plus nous éliminons de ces poisons, et les urines de la veille agissante sont plus toxiques que celles du repos nocturne. L'urine est moins toxique si nous sommes malades, si le rein fonctionne mal. Dans l'urémie, la rétention de ces poisons nous tue dans les convulsions ou le coma. Elle est donc éclatante l'importance de la fonction d'élimination par le rein. Or, cet organe, chez l'arthritique, est souvent fragile et veut qu'on le surveille. Nous verrons comme il est possible de l'entretenir en état.

Pour en finir avec cet ennuyeux mais indispensable petit exposé didactique, je veux dire quelques mots encore d'un organe d'une singulière importance, dont nous commençons à connaître les fonctions extrêmement complexes, et qui, sans doute, n'a pas dit encore tout son secret : je veux parler du foie, pour lequel je réclame encore quelques minutes d'attention. Les recherches modernes nous donnent à penser que nous avons deux foies réunis en un seul organe : le lobe droit et le lobe gauche, avec quelques communautés de fonctions, sont probablement dissemblables à plus d'un point de vue.

Le lobe droit, qui reçoit le sang, surchargé d'aliments nutritifs venant du duodénum, de l'intestin grêle et de la première partie du gros intestin, a surtout une fonction nutritive ; les hydrates de carbone provenant des végétaux, les corps gras fusionnés et émulsionnés dans l'intestin, les albuminoïdes provenant surtout de la viande, du poisson, des œufs, lui fournissent les matériaux pour la fabrication de l'urée, du sucre, des graisses dont nous avons besoin. Le foie a pour propriété fort importante d'emmagasiner le glycogène, aliment de toute première importance, qu'il distribue ensuite et laisse aller au fur et à mesure de nos besoins.

Quant au lobe gauche, il semble actuellement démontré que son rôle est surtout un rôle de purification. Le sang qui lui arrive provient de la dernière partie du gros intestin où les fermentations sont excessivement intenses ; de la rate, organe de destruction et de rénovation des globules rouges et blancs, et qui, ce faisant, met en liberté de très nombreux poisons ; de l'estomac, où les aliments se dépouillent de leurs ptomaïnes, de leurs produits microbiens solubles et de leurs sels de potasse, dont la toxicité est grande. Ce lobe gauche du foie, que nous voyons s'hypertrophier douloureusement dès qu'un trouble intestinal grave ou quelque infection de l'organisme le contraint au surmenage fonctionnel — ce lobe gauche est donc un dés appareils les plus importants parmi ceux qui se sont donné pour tâche de détruire les éléments nocifs produits par

l'organisme même. Dès qu'il fonctionne imparfaitement, des phénomènes d'auto-intoxication se constatent. Il lui arrive assez fréquemment de ne point
déverser toute sa bile dans l'intestin, d'en laisser
passer une partie dans le torrent sanguin, d'où cet
état morbide, si fréquent chez les arthritiques, que
le professeur Gilbert a décrit et qu'il a dénommé *la
cholémie familiale*.

Empruntons aux physiologistes quelques précisions. Pour un kilogramme de corps humain, nous
sommes constitués de 590 grammes d'eau, de 210
grammes de graisse, de 90 grammes d'albumine, de
50 grammes de sels minéraux, de 60 grammes de
tissu conjonctif, qui est le tissu de soutènement des
organes.

La fonction de nutrition a pour labeur d'entretenir cette composition des tissus vivants à l'état de
fixité, de fabriquer l'énergie que dépense le travail
musculaire et, enfin, d'entretenir constante et normale la température du corps.

L'eau de nos tissus, nous la remplaçons par celle
que nous absorbons en nature et celle que contiennent les aliments de chaque jour. Rien de plus
simple. Je n'insisterai pas non plus sur les besoins
de notre organisme en sels minéraux. Depuis que le
régime déchloruré a été introduit dans la pratique
médicale, sous l'influence des beaux travaux de
Achard, de Widal et de ses élèves, nous savons bien
qu'un organisme actif peut se voir privé de chlorure
de sodium sans en souffrir ; privé presque totalement,

jamais absolument, les aliments que nous prenons en vingt-quatre heures contenant naturellement 2 grammes de sel. Comme le fait très justement remarquer M. le Dr Marcel Labbé, dans une clinique récente de la Charité, il faut pourtant se méfier des régimes indéfiniment prolongés et notamment du régime lacté, trop pauvre en fer pour les enfants en période de croissance.

On a longuement disputé sur l'usure de nos tissus et leur remplacement par des éléments neufs. Sur ce point, nous n'avons pas encore de certitudes bien assises. On tend actuellement à admettre que cette usure cellulaire est relativement minime, que la constitution du corps demeure à peu près fixe, que les substances éliminées par les urines dépendent au moins autant des aliments consommés pendant les dernières heures, que de la destruction des cellules de notre organisme. Pourtant, il y a usure, à n'en pas douter, et ce sont les aliments albuminoïdes ou azotés qui ont charge d'en réparer les brèches, à mesure qu'elles se produisent. Une petite expérience clinique sur les détails de laquelle je n'insisterai pas, permet de calculer assez exactement la dose d'aliments albuminoïdes nécessaire pour entretenir l'équilibre azoté, pour empêcher les déperditions progressives. En vérité, cette dose est minime. Un gramme d'albumine par kilogramme de corps humain est une dose suffisante, pour un adulte sain, même s'il mène une existence physiquement active, car, chez un homme entraîné, le travail musculaire, si

intense fût-il, n'augmente pas le besoin d'albumine
(Marcel Labbé).

La fonction de nutrition doit encore suffire à des
besoins d'énergie mécanique. Ce que nos muscles
dépensent d'énergie peut être évalué en calories. On
sait qu'une calorie équivaut à 425 kilogrammètres,
et que la machine humaine, supérieure en cela à
toutes les machines à vapeur connues, peut utiliser
sous forme de travail réalisé 25 p. 100 de l'énergie
produite en elle.

Nous n'avons à nous occuper ici que du seul travail musculaire. Le labeur intellectuel, si intense soit-
il, n'a point d'équivalent physico-chimique [1], du
moins dans l'état actuel de nos connaissances.

Donc, il nous est facile d'évaluer en calories les
besoins de notre organisme, et de savoir quelles
seront les rations alimentaires capables d'y suffire.
Ces besoins varient, bien entendu, selon que le sujet
en question mène la vie sédentaire ou la vie musculaire très active. Nous savons — j'emprunte ces
chiffres à Rübner — que, par vingt-quatre heures et
par kilogramme corporel, un employé de bureau a
besoin de 34 cal. 9 ; un menuisier qui dépense plus
d'énergie, consomme en moyenne 41 calories ; tandis
que, dans les métiers de force, terrassiers, porteurs,
forgerons ont besoin de 48 calories. Au repos, il ne
nous faut pas plus de 32 cal. 9 par kilogramme cor-

---

1. Voir à ce propos, Dr M. de Fleury, *Quelques conseils pour
vivre vieux*. L'hygiène alimentaire des hommes adonnés aux
travaux de l'esprit, ch. xx.

porel ; les hommes adonnés aux travaux de l'esprit ne dépensent pas beaucoup plus que cette ration d'entretien.

Pour faire les frais de ces dépenses énergétiques et calorifiques, il nous faut ingérer des aliments de quatre sortes, albuminoïdes, hydrocarbones, graisses et sels.

L'Américain Atwater, qui inventa d'admirables appareils de mesure et multiplia sur ce point les recherches, estime que

```
1 gramme d'aliment albuminoïde donne   3 cal.  68
1 gramme de graisse . . . . . . . . .  8  —-  65
1 gramme d'hydrate de carbone . . . .  3  —   88
1 gramme d'alcool donne. . . . . . .   7  —
```

Puisque nous connaissons avec exactitude la constitution chimique de chacun des aliments usuels, il nous est facile de calculer leur valeur calorique et énergétique.

Exemple : 100 grammes de pain fournissent :

```
Albumine. . . . . . . . . .   7 grammes.
Hydrates de carbone. . . .   53   —
Graisses . . . . . . . . .   0 gr. 50
```

et dégagent dans l'organisme 235 cal. 72.

Nombre d'ouvrages publient des tables d'équivalence alimentaire en calories. Les aliments qui dégagent le même nombre de calories sont dits *isodynames*. Rübner a cru longtemps que ces lois d'isodynamie étaient intangibles, et que tout aliment pouvait être indifféremment remplacé par un autre aliment quelconque donnant la même quantité de calories. Mais le professeur Chauveau, de qui les recherches sur ce point constituent un magnifique ensemble, pense depuis longtemps que la commune mesure entre les aliments ce n'est pas leur valeur en calories, mais leur pouvoir glycogénique. Récemment à la tribune de l'Académie de médecine, le professeur Weiss, reprenant cette question, donnait raison à Chauveau. Rübner lui-même est un peu revenu des excès de sa foi première. Comme le dit fort bien M. Marcel Labbé, dans la leçon à quoi je fais plus d'un emprunt : « Cent grammes de viande maigre et 25 grammes de sucre, isodynames, puisqu'ils dégagent l'un et l'autre à peu près 100 calories, ne sont pas réellement équivalents au point de vue fonctionnel ». Le rôle réparateur de la viande est considérable, tandis que le sucre est un excellent producteur d'énergie mécanique, comme, d'ailleurs, tous les hydrocarbones, les graisses tenant le premier rôle au point de vue calorification.

Voilà sur la fonction de nutrition quelques lueurs indispensables. Certes, il y aurait encore bien des choses à dire sur le système nerveux dont le rôle est considérable, et aussi sur ces glandes à sécrétions internes, *endocrines* comme on les appelle; pancréas, corps thyroïde, glandes parathyroïdes, capsules surrénales, hypophyse, qui nous le savons maintenant de connaissance scientifique, ont sur le rythme des phénomènes nutritifs une influence considérable. Nous aurons occasion d'en reparler, au cours de cet ouvrage, et de façon plus animée, à propos d'exemples concrets. Nous avons maintenant sur l'ensemble de la nutrition des clartés suffisantes pour qu'il nous soit possible de comprendre les doctrines qui envisagent l'arthritisme comme un ralentissement ou une perversion de la fonction nutritive.

CHAPITRE II

PHYSIONOMIE GÉNÉRALE

Portrait de l'arthritique. — Les grands et les petits symptômes de l'arthritisme. — Évolution de l'arthritisme : le nourrisson, l'enfant, l'adolescent, l'homme fait, le vieillard. — Jusqu'où peut mener l'arthritisme. — Diversité et unité de l'arthritisme.

A la consultation d'un médecin spécialiste pour maladies de la nutrition ou maladies du système nerveux (catégories pratiquement inséparables), alors que le patient raconte ses ennuis et tire son petit papier [1], pour s'assurer contre les défaillances tant redoutées de sa mémoire, rarement il s'abstient de dire :

« Il faut que vous sachiez, docteur : je suis tellement arthritique !... »

Et, dans la pensée de cet homme ou de cette femme, venus pour confesser leurs misères et demander secours, cette phrase signifie habituellement : « Dans ma famille, on est goutteux ou asthmatique,

---

1. Charcot, qui excellait à trouver le signe topique, nommait communément le malade neurasthénique, « l'homme aux petits papiers ». La plupart des neurasthéniques étant des arthritiques avérés, nous serons inévitablement conduit, dans ce bréviaire, à parler d'eux assez souvent.

et j'ai moi-même de fâcheuses douleurs qui ne me laissent guère de répit, encore qu'elles aient coutume de s'en aller comme elles sont venues et de changer souvent de place ; d'ailleurs, quand je remue la nuque ou que je plie les genoux, j'entends craquer mes jointures. »

Cette manière de définition sommaire, bien qu'elle comporte implicitement une confusion regrettable entre la diathèse arthritique et les maladies rhumatismales, exprime tout de même une bonne part de vérité. N'oublions pas, pourtant, que l'arthritisme n'est point un état morbide défini, mais simplement un vice, hérité ou acquis, de la nutrition, avec tendance particulièrement marquée, d'abord à des troubles fonctionnels et, plus tard, à de véritables maladies qu'unit un incontestable lien de parenté.

Et, cependant, comme bien vous pensez, les arthritiques ne sont pas tous pareils, chacun d'eux ne prenant qu'une part variable, qualitativement et quantitativement, dans l'énorme tas de symptômes où sa diathèse lui donne le droit de puiser. Si l'on en croit certains monographes, et notamment le Dr de Grandmaison, ils se classent le plus souvent selon deux types, poussés au schéma, que je vais essayer de vous décrire en manière de parallèle.

Philippe est maigre, osseux, avec un crâne prématurément dénudé, des cheveux qui blanchissent tôt, des yeux cernés ternis, à la sclérotique jaunâtre,

des paupières cernées d'un rien de bouffissure, un
teint grisâtre, terreux, comme sali, des traits un
peu crispés de névropathe, des mains noueuses, la
peau sèche et comme désertique, une démarche
lassée ; il est étroit d'épaules, avec un air frileux de
vieux précoce.

Jacques tend à l'obésité ; il est puissant, fleuri,
rouge de teint, quelque peu congestionné, avec des
yeux qui luisent trop, des mains grasses, sanguines
et volontiers violacées, un estomac trop rond où
bombe le gilet, une taille noyée de graisse, et je ne
sais quel air de santé florissante que dément seule-
lement une tendance manifeste à s'essouffler au
moindre mouvement. Quand il se plie pour ramasser
une lettre tombée ou pour boutonner ses chaussures,
il étouffe, et le sang tend la peau du visage à en faire
éclater les petites veinules ; il toussotte et graillonne,
en proie aux bronchites chroniques ; il a la tête
chaude et des bottes de glace.

L'un est plutôt nerveux et l'autre pléthorique. Le
premier issu d'une famille indemne, aurait de l'arthritisme acquis ; le second serait un héréditaire...
C'est ce que racontent les livres, enclins par nécessité aux classifications. Mais vous entendez bien que,
dans la pratique courante, les dissemblances ne
sont point si nettement tranchées ; encore que tout
cela n'aille pas sans une part de vérité, ces catégories apparaissent un peu bien arbitraires à qui
observe et soigne un grand nombre de ralentis ;
pour mon compte, j'ai vu des héréditaires fort

maigres; et plus d'un néo-arthritique en bonne voie
d'obésité ; j'ai vu aussi bon nombre d'arthritiques
avérés qui n'avaient ni cet air malingre, ni ces
façons de personnages de Jordaens que je décrivais
tout à l'heure ; certains, et des femmes surtout,
étaient bien autrement plaisants à regarder.

Il me faut donner maintenant une énumération,
que je voudrais complète, des signes caractéristiques, menus ou grands, de l'état d'arthritisme. La
liste en est effroyablement longue. Comme bien
vous pensez, de ces ennuis ou de ces misères, quelque peu effrayants par leur extrême diversité, le
plus avéré ralenti de la nutrition ne prendra jamais
qu'une part, et cette part, dites-vous bien que nous
allons travailler à la réduire encore, et largement,
par une hygiène adaptée. Gardez-vous donc, lecteurs, de tout émoi démesuré.

A vrai dire, il n'est point d'organe qui ne puisse
prendre sa part des manifestations de la diathèse.

Je vous ai montré que la peau est un important
organe d'élimination ; et c'est dire que l'arthritisme
ne laisse habituellement pas de l'affecter. De là ces
sécheresses et cet état poudreux de l'épiderme, ces
rugosités, ces gerçures, ces craquelures, ces oscillations circulatoires, ces phénomènes congestifs (vers
la tête de préférence), cette constriction vasculaire
avec sensation de froid (surtout aux extrémités du
corps), ces troubles de la sudation, de la sécrétion
grasse et toute la série des dermatoses, qu'on dé-
nomme, depuis Bazin, d'une appellation gentille à

sonorité grecque, *les arthritides;* érythèmes fugaces,
fréquentes poussées d'urticaire, prurigo, psoriasis,
eczéma, parfois si rebelles, surtout quand ils se
logent aux plis profonds de téguments trop gras. Si
l'ont joint à tous ces ennuis les troubles de nutrition
des ongles, l'ongle incarné et la variété des menues
misères pour pédicures, les « ragades », et, d'autre
part, le ralentissement de la vitalité du cuir chevelu,
la séborrhée grasse, et cette alopécie précoce, si
fréquente chez l'homme arthritique, on comprendra
qu'un illustre pathologiste français, Lancereaux, ait
donné à la diathèse le nom, d'ailleurs équivalent,
d'herpétisme.

Prenons l'appareil digestif : il n'est point en
bonne posture. Amollie, étalée, saburrale et parfois
douloureuse, grâce à des aphtes ou bien à de petits
picotements fort déplaisants, la langue reflète l'état
fâcheux de l'intestin et de ce pauvre lobe gauche du
foie qui s'épuise à détruire les toxines venues du
gros intestin. Et les dents, touchées par l'arthrite,
se déchaussent, s'allongent, s'ébranlent, se gâtent
aisément et tombent, par rupture du ligament
alvéolo-dentaire. Le détroit du gosier est sujet
aux poussées angineuses ou aux granulations. L'in-
dolent estomac digère avec lenteur et de façon
fort imparfaite ; ses parois musculaires se laissent
distendre, puis dilater de façon permanente, sa
masse tombe, son corps se coude, son orifice pylorique se contracte spasmodiquement, d'où toute une
série de troubles digestifs, que nous étudierons un

peu plus tard mieux à loisir. Rappelons seulement que la dilatation de l'estomac, décrite par le professeur Bouchard et le D^r Le Gendre, est, pour eux, un des signes habituels de la nutrition ralentie. Et, de même, l'atonie intestinale, la constipation rebelle, l'entérite muco-membraneuse, les hémorroïdes sont le lot coutumier de nombre d'arthritiques.

Le foie, si laborieusement occupé à sa besogne antitoxique, se congestionne fréquemment; la bile s'épaissit et forme des calculs, donnant jaunisse et colique hépatique. Dans le mécanisme de la diathèse et de ses conséquences, cet organe joue un tel rôle que M. Frantz Glénard a pu, non sans de très puissants motifs, considérer l'arthritisme comme une maladie, ou plutôt comme un vice permanent dans le fonctionnement de la glande hépatique, et que le professeur Gilbert a décrit, sous le nom de *cholémie*, un état morbide fréquent, extrêmement voisin de l'arthritisme et proche parent de la dépression neurasthénique.

Autre organe d'élimination d'une importance capitale, le rein s'encrasse aussi de cristaux d'acide urique ou d'oxalate de chaux, d'où la colique néphrétique. Et nous verrons un peu plus tard quel intérêt primordial s'attache à l'analyse de ses excreta pour le médecin appelé à diriger l'hygiène générale et l'hygiène alimentaire d'un ralenti de la nutrition.

Que si nous envisageons à présent l'appareil respiratoire, sa part contributive n'apparaît pas moins grande. L'arthritique est sujet aux rhumes de cerveau, aux coryzas fréquents, absurdes, survenant pour tout et pour rien, et qui s'évanouissent sans motif plausible dans l'état actuel de nos connaissances. J'en sais de qui le nez larmoie périodiquement à certaines heures du jour, et le soir notamment, quand ils travaillent à la lampe, ou qu'ils lisent à haute voix! Les bronchites fréquentes, le rhume des foins, l'asthme qu'on dit essentiel, les crises d'étouffement après le repas, la dyspnée d'effort, la diminution habituelle de la capacité respiratoire, les congestions, les fluxions pulmonaires — symptômes fréquents d'arthritisme.

Et de même pour les varices, pour ces étranges gonflements de nos tissus dont se plaignent tant de nerveux, pour ces douleurs musculaires ou tendineuses, affectant soit les pectoraux, soit les masses charnues du bras, de la cuisse, du mollet, simulant tour à tour le rhumatisme ou la névralgie. Arthritiques encore beaucoup de misères de femmes, chutes d'organes, troubles de la menstruation, douleurs périodiques et fatigues locales, que n'améliore pas promptement le traitement de spécialistes peu soucieux de l'état général, et qui poussent aux interventions chirurgicales un grand nombre de pauvres êtres qu'on aurait pu, sans doute, guérir à moins de frais.

Arthritiques, la neurasthénie, la chorée, le zona, la plupart des névralgies, peut-être aussi certaines affections organiques des centres nerveux, dont les lésions n'apparaissent guère que chez les rejetons d'une souche bradytrophique.

Arthritiques aussi, les régurgitations, la constipation, la gastro-entérite des nourrissons ; le précoce embonpoint, les boutons d'acné au visage, les poussées de furoncles, les vomissements périodiques, les maux de tête persistants, l'apathie, la fatigue chronique, certaines formes de la paresse chez les écoliers, l'asthme infantile et les terreurs nocturnes.

Arthritiques, la goutte, l'obésité, le diabète gras, les glycosuries intermittentes et bénignes ; arthritiques, la fausse angine de poitrine, la migraine banale ; beaucoup de maladies des yeux (certaine forme d'iritis et de glaucome) ; arthritiques, la sclérose de l'oreille moyenne, et les bourdonnements et la surdité progressive ; toutes les ptoses des organes dont les ligaments se relâchent, foie, estomac, utérus abaissé et rein mobile. On peut encore sans invraisemblance, considérer comme complications de la diathèse, la cardio-sclérose, l'artério-sclérose, la sclérose du poumon, du rein, du cerveau.

Et si nous voulions ne rien omettre, il nous faudrait consacrer des chapitres entiers aux dents, au nez, à l'œil, au larynx, à l'oreille arthritiques, car il y a des maladies de ces organes à quoi la diathèse communique son caractère indéniable.

Toute la pathologie y passe. On prétendait jadis que la tuberculose était, à proprement parler, le contre-pied de l'arthritisme, qu'un arthritique ne devenait jamais phtisique, et qu'un tuberculeux ne pouvait point évoluer vers l'arthritisme. Mais, depuis des années, de bons observateurs nous ont bien clairement montré la vanité de ces assertions par trop catégoriques. Irréfutablement, M. Landouzy nous a prouvé qu'il existe une forme arthritique, à vrai dire bénigne, de la tuberculose, forme lente, torpide, fréquemment susceptible de guérison ; les asthmatiques, les emphysémateux, appartiendraient à cette catégorie relativement favorisée. Et, plus récemment, le professeur Poncet, de Lyon, n'a-t-il pas soutenu — au cours de nombreuses communications à la tribune de l'Académie et dans un ouvrage fort documenté [1] — la presque identité de la tuberculose et de la diathèse arthritique ?

Si bien que l'on comprend un peu la pensée de ces nosographes qui tendent à refuser toute consistance et toute valeur philosophique à une conception doctrinale qui prétend grouper tant de symptômes différents sous une même appellation, et loge, comme on dit, tant de têtes sous le même bonnet.

Oui, mais, pourtant, comment nier raisonnablement qu'un lien de parenté unisse entre elles toutes ces manifestations à première vue disparates ? Les faits sont là, qui parlent haut et qui nous disent : dans une même famille, on voit à tous moments éclore, ici la goutte, là les coliques hépatiques ; chez cet enfant, la migraine, chez son frère, les accès d'asthme ; sur la même personne, tous ces symp-

---

1. A. Poncet et Leriche. *Le rhumatisme tuberculeux*, Paris, 1909.

tômes évoluent selon l'âge et les circonstances ; nous les voyons se succéder ; bien mieux, nous les voyons se remplacer, se substituer l'un à l'autre par métastase, comme on dit, et pour ainsi dire par balancement : une série d'accès d'étouffements nocturnes disparaît, aussitôt remplacés par une poussée d'eczéma ; les migraines s'évanouissent au moment précis où paraît l'entérite ; ou bien encore la colique néphrétique qui survient porte avec elle la guérison d'un vieux psoriasis rebelle. Et l'on peut dire encore qu'un même traitement, celui qui consiste à améliorer la nutrition, à laver l'organisme de ses déchets accumulés, à ranimer l'activité de ses émonctoires, améliore du même coup l'ensemble des phénomènes arthritiques, et supprime nombre de ses manifestations particulières.

Sans doute, un jour viendra où telle de ces manifestations, jusqu'à présent réputée arthritique, sera tirée hors de ce cadre et décrite à part, avec ses causes, ses symptômes et son traitement spécifique. C'est par ce procédé d'élimination progressive qu'a toujours procédé la science nosographique. Peut-être même le moment viendra-t-il où les diathèses, jadis nombreuses, maintenant réduites à deux [1], seront rayées de nos vocabulaires. Mais, à l'heure actuelle,

1. A deux (arthritisme et scrofule) selon M. Bouchard. Or, la scrofule se rattache de plus en plus à la grande classe des tuberculoses externes, et, à tout prendre, l'arthritisme demeure à peu près la seule diathèse inébranlée. Encore est-il facile d'entrevoir que ce qui s'est passé pour la scrofule commence à se manifester aussi pour l'arthritisme.

nous n'avons pas le droit de nier l'arthritisme, syndrome par trouble permanent de la nutrition, parce
que cette conception théorique, telle que nous l'adop-
tons, conduit à une hygiène et à une thérapeutique
indiscutablement bienfaisaisantes.

CHAPITRE III

L'EXAMEN DU MALADE

Du choix d'un médecin. — Ce que l'arthritique a le droit d'exiger de celui qui le traite. — L'interrogatoire. — L'examen direct. — Comment on examine un arthritique.

Ces symptômes si variés, que mon dernier chapitre énumérait, c'est le malade qui vient les raconter au médecin, le jour où il est amené, par un malaise dominant l'ensemble, à consulter un homme compétent, un de ces hommes qui, spécialement adonnés à l'étude de maladies chroniques, ont le loisir d'examiner longuement les malades, et de prendre dans leur cabinet, de véritables observations médicales.

Quand vous aurez fini de lui raconter vos misères, il vous interrogera longuement sur vos antécédents héréditaires et personnels, sur les maladies de votre enfance et de votre jeunesse, et — si vous êtes père — sur la santé de vos enfants. Quand il aura noté, dans un recoin de sa mémoire ou sur quelque fiche d'observation, tout l'ensemble de votre histoire pathologique, en soulignant les symptômes prédominants, il vous invitera poliment à vous dévêtir, et, sans tarder, procédera à l'examen direct.

D'un coup d'œil, il observera vos cheveux, la qualité de la peau du visage, votre denture et la coloration de vos muqueuses, à la conjonctive, aux gencives, aux lèvres. Un moment il s'attardera aux yeux : les contractions de la pupille se font normalement, mais la muqueuse est un peu injectée, et la sclérotique fortement nuancée des teintes jaunes de la bile.

Puis, il ausculte les poumons, cherchant les traces d'une tuberculose ancienne méconnue ou guérie, trouvant le plus souvent soit une ancienne cicatrice, soit un peu de bronchite chronique ou d'emphysème. Il ausculte avec soin le cœur, car il lui faut savoir s'il est ou non question d'artério, de cardio-sclérose, si le muscle est bien sain ou s'il n'existe pas quelque lésion d'orifice. Ceci fait, il s'attache avec soin à l'examen de l'estomac, qu'il percute, qu'il met en branle par petites secousses, cherchant le clapotement habituel aux dilatés. A l'aide du phonendoscope, — s'il n'a pas sous la main l'écran de radioscopie, — il en mesure les contours, limite la partie liquide et la partie gazeuse, le malade étant couché, puis maintenu debout. C'est seulement dans la position debout que le médecin peut avoir une idée exacte de la forme de l'estomac, du degré de sa ptose et de la façon dont il peut vider son contenu dans le duodénum.

Le docteur, à présent, se préoccupe de l'intestin. Sa main, légère, pénétrante pourtant, fait le geste que vous savez et qui cherche l'appendicite, une appendicite chronique et méconnue, comme bien vous pensez; puis elle palpe le cæcum, chemine le long du côlon ascendant, du transverse, de l'S iliaque, tandis que la voix interroge sur l'atonie intestinale, une entérite actuelle ou passée, les poussées hémorroïdaires.

Pour se renseigner comme il sied sur l'état du foie, le médecin redouble d'attention, parce qu'il connaît l'importance de ce maître organe, chargé de la police sanitaire de l'économie, et si souvent affecté chez l'arthritique. Il le percute, le mesure à l'appareil de Bianchi, palpe délicatement l'emplacement de la vésicule biliaire, s'attarde au lobe gauche, plus souvent hypertrophié. Par la manœuvre de Glénard, appelée « procédé du pouce », il lui faut s'assurer si le foie est normal, congestionné, ptosé, douloureux, souple ou rigide avec un rebord anguleux qui fait ressort sous la pression du doigt. Puis la main, fouillant la paroi de la fosse iliaque droite ou de l'hypocondre, souvent y sentira glisser le rein flottant.

Le foie abaissé, le rein descendu, l'estomac dilaté qui pend très bas dans la cavité abdominale, au point que parfois il descend tout près de la symphyse pubienne, le gros intestin formant corde et fuyant sous la main qui palpe, la masse de l'intestin grêle tombant en paquet lourd au bas du ventre dès que le malade est debout, c'est là ce qu'on nomme les *ptoses*, d'un mot grec qui veut dire chute. Elles sont, chez les ralentis de la nutrition et chez certains nerveux, cousins germains des arthritiques, —

entendez les neurasthéniques, — d'une importance
capitale. Chez la femme, de qui les organes de la
maternité sont suspendus de façon très fragile, man-
quent de point d'appui et supportent le poids de tout
le contenu de l'abdomen, on les voit d'une grande
fréquence et donnant lieu à cent accidents gênants et
douloureux. Voilà qui vaut quelques explications.

Le mot *ptose* ou, plus exactement le mot *entéroptose* et la maladie qu'il désigne, ont été découverts
par le Dr Frantz Glénard, consultant à Vichy. C'est
un éminent médecin, qui partage avec Brand la
gloire d'avoir inventé le traitement de la typhoïde
par les bains froids. M. Glénard décrit sous le nom
d'*hépatisme*, un grand nombre de phénomènes que
d'autres ont coutume de rattacher à l'arthritisme, à
l'herpétisme ou à la goutte, et cela parce qu'il est
convaincu que le foie joue ici le rôle primordial. Il
serait long et compliqué de décrire la façon dont
M. Glénard envisage la genèse et l'évolution de la
maladie qui porte son nom. Je me borne à lui
emprunter les lignes ci-après :

« L'entéroptose est une maladie d'allure névropathique ou dyspeptique, caractérisée par la chute,
l'abaissement, la ptose de l'intestin, et, comme conséquence, par la ptose des autres organes abdomi-
naux, estomac, rein, foie, rate ; comme la chute de
ces organes s'accompagne toujours de leur mobilité
anormale, les maladies que l'on décrivait jadis
comme autant de maladies différentes, telles que le
rein mobile, le foie mobile, la rate mobile, rentrent

aujourd'hui dans le cadre de l'entéroptose ; il en est de même pour un grand nombre de cas, classés jadis sous le nom de dilatation de l'estomac, et qui sont dus à ce que l'estomac est abaissé du fait de l'entéroptose. »

Disons encore que, lorsqu'on soulève la partie inférieure de l'abdomen à l'aide d'une sangle à bords parallèles, placée très bas et prenant son point d'appui sur les hanches, on procure, aux malades atteints d'entéroptose, un soulagement immédiat, qui fournit une preuve frappante à l'appui de la théorie.

En face de cette doctrine, fort en faveur et juste assurément, pour une bonne part, en voici une autre quelque peu différente, que naguère j'ai exposée dans un ouvrage intitulé : *Les Grands symptômes neurasthéniques*. Selon moi, l'épuisement nerveux des arthritiques-neurasthéniques est une maladie de la tonicité ; elle atteint à peu près toutes les fibres musculaires et toutes les fibres élastiques de l'organisme. La doctrine de F. Glénard ne vaut plus, en effet, dès qu'il s'agit du cœur et des vaisseaux, qui ont aussi leur manière de ptose, résidant dans le relâchement habituel de leurs tuniques musculaires et élastiques : la faiblesse du cœur et la baisse de la tension artérielle sont aussi des ptoses.

Or, la tonicité, le *tonus*, comme disent les physiologistes, ce phénomène constant de la vie qui fait que nous tenons debout, que nos organes sont à leur place, que nos muscles de la vie de relation et de la

vie végétative ne demeurent jamais, même dans le
sommeil, complètement inertes, c'est un phénomène
nerveux, de la famille des réflexes.

L'épuisement nerveux, la fatigue, si fréquente chez
l'arthritique et qui s'appelle neurasthénie quand elle
s'installe à demeure, s'accompagne précisément
d'une diminution générale de la tonicité et, par suite,
du relâchement des appareils de suspension naturelle
de nos organes. La ptose, ainsi comprise, est un
phénomène névropathique. Intoxiqué sans cesse par
les déchets mal éliminés d'une nutrition viciée, le
système nerveux central n'envoie plus aux organes
de l'économie l'influx nerveux qui les tient en activité. Cette explication que l'on trouvera développée
au cours du chapitre de cet ouvrage où il est question du rein mobile en vaut une autre je crois bien.

Mais ce sont là des théories, et je me hâte de
revenir aux réalités plus tangibles qui font l'objet de
ce chapitre.

L'examen de la tension artérielle, de la pression
du sang dans les artères, ne doit pas être négligé
par un médecin d'arthritiques. Il s'agit de savoir,
d'une part, si le cœur propulse l'onde sanguine avec
une force normale, et, d'autre part, si les petites
artères des extrémités sont exagérément resserrées
(phénomène dit vaso-constriction), comme il arrive
fréquemment aux ralentis de la nutrition, qui ont
froid aux extrémités et dont la circulation périphérique se fait mal. De nombreuses recherches expérimentales ont montré que l'alimentation carnée et le

défaut d'exercice physique déterminent habituellement de la vaso-constriction périphérique. L'appareil de Potain, dit sphygmomanomètre, celui de Gærtner, celui de Huchard, celui de Vaquez et l'oscillomètre de Pachon qu'il faut tenir, je crois, pour le plus achevé, renseignent sur l'état de la tension sanguine. Chez beaucoup d'arthritiques, elle est au-dessous de la normale, par mollesse du cœur. Elle est souvent exagérée chez les névropathes, émus, tendus, crispés par une première entrevue avec un médecin nouveau. Elle s'élève à vingt centimètres de mercure ou plus — la normale est de quinze à dix-sept — chez les artérioscléreux ou chez ceux que menace l'artériosclérose.

Ces constatations notées, le spécialiste pour ralentis de la nutrition n'a pas fait tout ce qu'il doit faire. Il lui faut encore mesurer la capacité respiratoire du patient, — elle est habituellement diminuée, — palper les masses musculaires endolories, faire jouer les articulations pour y chercher les craquements de l'arthrite sèche, examiner le système nerveux et l'intensité des réflexes musculaires, tendineux ou cutanés ; passer l'inspection de la peau, où les manifestations herpétiques sont si fréquentes ; se rendre compte de l'état des organes des sens, et plus spécialement de l'oreille, menacée, chez quelques arthritiques, de sclérose et de surdité progressive. Il aura soin de peser son malade, pour savoir s'il devra le pousser à l'engraissement ou le faire maigrir un peu.

Et pour finir, il lui demandera une analyse de ses urines ; une analyse complète de ses urines de vingt-quatre heures, établie par rapport au poids et à la taille du sujet. Pour les malades de la nutrition, cette analyse est chose si importante, si instructive, qu'il y faut consacrer un copieux chapitre.

CHAPITRE IV

L'ANALYSE D'URINES

L'analyse des excréta du rein. — Son importance au point
de vue du diagnostic et du traitement. — Le choix d'une
méthode et le choix d'un chimiste. — Perfectionnements
modernes de l'analyse. — Ce qu'elle enseigne. — Une ana-
lyse-type de ralenti de la nutrition.

En fait d'arthritisme, disais-je, l'analyse d'urines
est de capitale importance. A présent qu'elle se pratique avec force détails et une précision, encore imparfaite sans doute mais dès maintenant instructive,
un praticien soigneux ne saurait s'en passer. Elle
lui apprend comment chaque sujet utilise, pour
la nutrition de ses tissus, les aliments qu'il ingère
quotidiennement ; le renseigne sur l'état anatomique
et le fonctionnement du rein, du foie, de l'intestin,
de l'appareil circulatoire, au moins assez pour attirer
son attention vers l'organe le plus sérieusement
menacé ; elle dit clairement si le patient mange trop,
s'il ne boit pas comme il faudrait, s'il ne fait pas
assez d'exercice physique, et incline impérieusement
la thérapeutique vers tel régime ou telle médication.

Un jour que je lui apportais un mémoire, en vue

d'une lecture devant l'Académie de médecine dont il était le secrétaire perpétuel, le regretté Bergeron, constatant que je concluais à la nécessité d'analyses fréquentes pour certains névropathes, s'écria : « Existe-t-il donc encore des médecins pour consentir à soigner un malade sans avoir demandé une analyse de fraîche date ?... » Et moi de répondre qu'il fallait bien le croire, puisque de graves erreurs d'interprétation étaient souvent commises faute de ce document instructif. Il est vrai, et il faut le regretter assurément, que beaucoup de malades viennent à la consultation d'un grand praticien sans analyse, et qu'ils exigent une prescription immédiate, sans lui donner le temps de se renseigner sur ce point capital. C'est une faute, assurément. Pour moi, j'ai pris coutume, quand un malade vient chez moi pour la première fois, de l'examiner avec soin, en prenant sur son cas quelques notes précises, et puis de lui donner un second rendez-vous à quatre ou cinq jours de distance, en le priant de revenir muni d'une bonne analyse. Et c'est seulement après en avoir pris connaissance que je rédige ma prescription et le régime alimentaire.

C'est dire que l'on ne saurait se contenter de cette phrase par quoi les personnes mal averties accueillent fréquemment notre requête habituelle :

« Mais, docteur, j'ai fait faire, voici quelques mois, une analyse : je n'ai ni sucre, ni albumine. »

L'analyse doit être toute récente, pour valoir. Et, d'autre part, la recherche du sucre et de l'albumine urinaires ne constitue qu'une très minime parti d'une analyse bien conduite. Ce qu'il faut avoir sou les yeux, pour orienter la manière de vivre d'un arthritique, c'est une analyse complète de l'urine des vingt-quatre heures, établie par rapport à l'âge, à la taille et au poids du sujet, et comprenant tous les renseignements et tous les chiffres, au premier abord assez mystérieux, qui figurent au tableau ci-après. Chacune de ces indications a son importance, comme nous verrons par la suite.

« Mais, diront les gens avertis, le résultat d'une analyse diffère considérablement, selon la méthode employée et le chimiste auquel on a recours. M. Joulie et M. Gautrelet sont, l'un et l'autre, des savants distingués et des praticiens pleins d'expérience. Or, chose déplorable pour nous autres malades, l'un d'eux conclut presque toujours à la nécessité d'une médication destinée à acidifier l'organisme, tandis que l'autre nous conseille l'emploi des alcalins. La voilà bien, la voilà bien, la faillite de la science ! »

L'objection vaut qu'on s'y arrête un instant. La méthode Joulie consiste essentiellement à étudier seulement l'urine du matin, l'urine du sang, comme on disait jadis, et cela afin d'éviter toutes les causes d'erreur dues à l'influence perturbatrice des ingesta ; en outre, le distingué chimiste emploie, pour son dosage, le sucrate de chaux, et recherche, non pas l'acidité de l'urine totale, mais bien la proportion d'acide contenue dans les déchets organiques solides qu'elle tient en dissolution. C'est fort ingénieux ;

mais beaucoup de gens du métier vous diront que
cette façon d'agir est un peu arbitraire, que les
données du problème en sont un peu faussées, qu'il
y a quelque parti pris à procéder de cette sorte, et
qu'il n'est pas bien étonnant que cette méthode,
dénuée d'impartialité, aboutisse ordinairement à
constater l'hypoacidité et l'hypophosphatie, puis,
conséquence nécessaire, à conseiller l'emploi des
préparations phosphatées et de l'acide phosphorique.
Ainsi parlent les adversaires de la méthode. A quoi
l'on peut répondre que la médication phosphorique
rend quelquefois de signalés services, ce qui est tout
à fait exact. Si donc votre médecin vous demande
une analyse selon cette formule et vous conseille la
thérapeutique qui en découle le plus souvent, obéis-
sez-lui simplement ; il saura, sans nul doute, éviter
l'abus d'une drogue qui ne va pas toujours sans
inconvénients (reprises d'entérite, altération des
dents), mais qui, bien employée, peut lutter victorieusement contre certains accidents nerveux fréquents chez les arthritiques.

Dites-vous bien, d'ailleurs, qu'ici comme partout
il n'y a point de règles absolues, et que la méthode
employée par M. Gautrelet et par M. Desmoulière
contient bien, elle aussi, sa part de vérité. A certains
points de vue — mes lecteurs ne me pardonneraient
pas de leur parler trop longuement de technique
biochimique — leur méthode me paraît même
donner une idée plus exacte de ce qu'est vraisemblablement la nutrition d'un ralenti, et j'estime qu'il

serait injuste de passer sous silence les incontestables services que leurs recherches ont rendus aux praticiens et aux malades.

Mais ce sont là des querelles d'écoles. Voyons un peu ce que nous donne une analyse faite en dehors de toute doctrine préconçue. Encore faut-il qu'elle soit conduite consciencieusement et de façon complète.

La demanderons-nous à notre pharmacien habituel ? Oui, certes, si nous savons qu'il est bien outillé et qu'il ne confie pas cette besogne à quelque employé subalterne, un peu nonchalant de nature et qui, pressé d'écrire à la dame de ses pensées, prend, dans son livre de chimie, des chiffres moyens pour les aligner sournoisement dans les colonnes de la feuille d'analyse. Cela s'est vu, cela se voit encore assez souvent ; et tel patron d'une grande officine serait désagréablement surpris si je lui révélais qu'un de ses employés ayant, par mésaventure, brisé le cristal d'un flacon à lui confié par la famille d'un malade, eut la tranquille audace d'apporter au laboratoire une autre bouteille, et remplie par ses propres soins ! Les résultats d'une telle analyse causèrent au médecin traitant une stupéfaction profonde, que dissipèrent les confidences d'un domestique de la maison.

Adressez-vous donc à un pharmacien en qui vous puissiez mettre toute votre confiance, qui prenne de sérieuses précautions contre les causes d'erreur de cette sorte et qui fasse lui-même les recherches

chimiques ou les confie à un spécialiste sérieux attaché à sa maison. A l'heure actuelle, d'ailleurs, il
existe à Paris et toutes les villes un peu importantes
de France, de bons laboratoires, où l'on ne pratique
que les analyses, où le chimiste opère seul et fait
lui-même, pour plus de sûreté, les moindres manipulations.

Le chimiste choisi selon l'avis du médecin traitant,
il faut lui faire connaître votre âge, votre taille en
hauteur (en défalquant la hauteur de talon des chaussures) et votre poids pris vers 11 heures du matin,
à l'heure où l'estomac est vide (en défalquant le
poids des vêtements : en moyenne 3 kilos en été,
4 à 5 kilos en hiver). Vous lui ferez porter en outre
ou vous lui porterez vous-même, pour plus de sûreté,
en un bocal soigneusement lavé à l'eau bouillie,
la totalité de l'urine par vous émise en vingt-
quatre heures, de 9 heures du matin à 8 heures le
lendemain matin ; il importe, en effet de ne point
donner l'urine de deux réveils, ce qui, pour beaucoup de personnes qui dorment d'une traite, serait
l'urine de deux nuits. Ainsi, pour commencer, jetez
l'urine émise au réveil et gardez-la le lendemain
matin.

Ces données étant bien exactes, le chimiste procédera à ses manipulations, puis à ses calculs, et, deux
jours plus tard, vous remettra une analyse analogue à celle que vous voyez reproduite ci-contre.
Elle provient du laboratoire de M. Hérisson, chimiste fort instruit et consciencieux, dénué, autant

qu'il est humainement possible, de parti pris d'école, qui a été mon collaborateur pour plusieurs séries de recherches sur les neurasthéniques et les arthritiques, et dont j'ai plaisir à louer la scrupuleuse exactitude.

Cette analyse, comme presque toutes celles qui se font actuellement, est riche en documents instructifs. Elle comprend : d'abord les caractères physiques du liquide à examiner, la quantité émise en vingt-quatre heures, la densité et le degré d'acidité. Plus bas, la composition de l'urine analysée, chaque chiffre établi par rapport à celui qui serait normal pour une personne de même sexe, de même âge, de même taille et de même poids. Certaines données sont ici particulièrement importantes : la dose de l'urée, celle de l'acide urique, celle des chlorures, celle des phosphates, celle du soufre.

Vient un tableau pour les éléments anormaux, sucre, albumine urinaire, indican, bile, urobiline, etc. ; puis une note sur la composition du dépôt. Ce dépôt est étudié au microscope, avant centrifugation et après centrifugation, c'est-à-dire après une petite opération très ingénieuse qui favorise la concentration des éléments anormaux, des éléments du rein tombés dans l'urine, ou bien encore des cristaux d'urates ou d'oxalate de chaux.

Entendez par *rapports urologiques* une petite opération mathématique qui consiste à comparer entre elles deux doses dont le rapprochement fournit un renseignement instructif. Le coefficient de

Bouchard montre le rapport de l'urée à la totalité des éléments dissous. Le rapport acide urique à urée renseigne assez bien sur le degré de ralentissement de la nutrition. Le coefficient d'Albert Robin permet de constater le degré de déminéralisation de l'organisme.

L'épreuve cryoscopique est encore fort instructive. Elle consiste à étudier le point de congélation du liquide à examiner ; par la comparaison du point de congélation de l'urine donnée avec le point de congélation de l'eau distillée, on détermine le poids moléculaire des substances dissoutes et le nombre des molécules dissoutes que contient l'unité de volume. Grâce aux travaux du professeur Bouchard et de MM. Claude et Balthazard, cette méthode nous renseigne sur deux points importants : le bon fonctionnement ou l'insuffisance du cœur; le bon fonctionnement ou l'insuffisance fonctionnelle du rein. Dans les analyses de M. Hérisson, l'insuffisance du cœur est désignée par l'abréviation *Myo* (myocarde); l'insuffisance rénale par la lettre R.

Enfin l'analyse se termine par quelques lignes de conclusions résumant en termes intelligibles et traduisant, pour ainsi dire, les principales données de l'analyse. D'autres chimistes les expriment par un graphique peut-être plus saisissant encore.

Prenons maintenant en détail les données d'une analyse type d'arthritique, en nous attachant à en interpréter la signification, et à montrer quelle conclusion pratique il convient d'en tirer en vue de l'orientation rationnelle de régime.

N° M.   Poids net 55,400. Taille 1,70.   Monsieur le Docteur   Paris, le   49

CARACTÈRES GÉNÉRAUX

	Urine normale.	Urine analysée.
Volume des 24 heures .	pour { 55kg,400 / 1m,70 } 1.250cc.	700cc.
Aspect . . . { avant filtrat. / après filtrat. }	limpide.	Limpide.
Couleur . .	Jaune ambré.	Jaune ambré.
Odeur . . .	Sui generis	Normale.
Consistance.	Fluide.	Fluide.
Dépôt . . .	Léger incolore. . .	Léger uratique.
Densité à 15°.	1.020	1.027
Réaction. { Acidité en PhO⁵ 1.98 . .		3,20
{ Acidité relative en PhO⁵ 1.98 . .		1,79

RAPPORTS UROLOGIQUES

	Normaux.	Urine analysée.	Différence.
1° Rapport azoturique.	$\frac{85\ à\ 7}{100}$	83/100	»
Azote de l'urée { par litre		10.397	»
{ par 24 heures		7.277	»
Azote total vrai { par litre	»	12.281	»
{ par 24 heures.	»	8.000	»
2° Acide urique à urée.	1/40	1/34	+
3°. Coefficient de Bouchard $\frac{Urée}{TED}$	50/100	36/100	—
4° Chlorure de sodium à urée. . . .	42/100	69/100	+
5° Acide phosphorique à urée. . . .	1/10	1/6	+
6° Ac. phosph. terreux à ac. phosph. alcalin.	1/4	1/3	»
7° Ac. phosph. à azote total.	18/100	29/100	+
8° Chlorure de sodium à résidu fixe. . . .	2/4	2/3	»
9° Coefficient de déminéralisation (Alb. Robin).	30/100	36/100	+
10° Coefficient d'oxydation du soufre. . . .	90/100	85/100	»

ÉLÉMENTS ANORMAUX

	par litre.	par 24 heures.
Acétone.	»	»
Glucose.	»	»
Albumine urinaire. . . .	Traces.	
Albumoses	»	
Peptones	»	
Indican et Skatol en excès.	Notable quantité.	
Bile { procédé de Hay. . .	Traces.	
{ — Gmelin. . .	Traces.	
Urobiline	»	
Pigment rouge brun . . .	»	
Sang	»	
Pus.	»	

CRYOSCOPIE

$\frac{\Delta V}{P}$	$\frac{\delta V}{P}$	$\frac{\Delta}{\delta}$
4.500	2.800	1.9
4.000	2.500	1.7
3.500	2.200	1.6
3.000	1.900	1.5
2.500	1.600	1.4
2.000	1.800	1.3
1.500	1.000	1.2
1.000	700	1.1
500	400	1.0
$\Delta = 191$	$\delta = 100$	R

OBSERVATIONS

COMPOSITION DE L'URINE

ÉLÉMENTS normaux.	PAR LITRE		PAR 24 HEURES en fonction du poids et de la taille.	
	Urine normale.	Urine analysée.	Urine normale.	Urine analysée.
Total éléments dissous . . .	42,00	61,00	52,50	42,70
Matières organiques.	29,00	38,20	36,25	26,74
Résidu fixe	13,00	22,80	16,25	15,96
Urée.	21,00	22,970	26,250	15,989
Acide urique.	0,50	0,65	0,625	0,455
Sulfates totaux en SO³HO . .	2,250	3,500	2,812	2,450
Chlorures en NaCl	8,750	15,210	10,937	10,647
Phosphates totaux en Ph²O⁵ .	2,100	3,600	2,625	2,522
Phosphates alcalins.	1,575	2,650	1,988	1,855
Phosphates terreux.	0,525	0,954	0,640	0,667
Soufre. { Total	2,250	3,500	2,812	2,450
{ Acide	2,025	3,000	2,531	2,100
{ Neutre	0,225	0,500	0,281	0,350

COMPOSITION DU DÉPÔT

Rares leucocytes. — Cellules vésicales. — Urates. — Nombreux cristaux d'oxalate de chaux.

CONCLUSIONS

Urine à densité élevée à cause de sa concentration relative.

Sauf l'urée qui est faible, les éléments normaux de l'urine des 24 heures sont en quantité physiologique par rapport au poids et à la taille de la personne.

Le rapport azoturique et le coefficient de Bouchard sont faibles.

L'acide urique à l'urée, le chlorure de sodium à l'urée, l'acide phosphorique à l'urée, l'acide phosphorique à l'azote total et le coefficient de déminéralisation sont élevés.

Il y a des traces d'albumine, de l'indican et des traces de bile.

CHAPITRE V

L'ANALYSE D'URINES (*suite*).

Détail d'une analyse. — Quantité, densité, acidité. — L'urée,
l'acide urique. — Les chlorures, les phosphates. — Les coef-
ficients de Bouchard, d'Albert Robin, d'Yvon. — Albumine,
indican, pigments biliaire, urobiline. — Les cylindres, les
urates, les oxalates.

Si vous le voulez bien, nous reprendrons, pour
l'étudier en ses points les plus importants, cette
analyse type que nous donnions dans notre chapitre
dernier. Vous n'aurez point de peine à comprendre
en quoi les excreta d'un arthritique diffèrent de
ceux d'une personne en équilibre biologique. Puis,
nous verrons quelles indications générales nous
dicte cette analyse pour l'adoption d'une hygiène
légitime et d'un traitement rationnel.

Voici ce qu'on observe, dans la plupart des cas :

La quantité émise en vingt-quatre heures est inférieure à la normale : 7 à 800 grammes, au lieu de
12 à 1400. Invariablement nos malades s'étonnent
de ce volume si restreint : « C'est exceptionnel, ne
manquent-ils point de nous dire ; habituellement,
mes émissions sont bien plus abondantes. » N'en
croyez rien : c'est une illusion commune à tous ceux

qui ne mesurent point. Et de même, quiconque ne fait pas quotidiennement ses comptes de ménage, s'étonne de n'avoir pas plus d'argent dans sa caisse. La pauvreté quantitative de cette émission tient à plusieurs motifs : d'abord à ce que la pression sanguine est basse dans tout l'organisme et notamment dans l'artère rénale ; ensuite à ce que le régime alimentaire y compris celui des boissons est mal réglé. Le lavage du rein se fait mal, et l'organe, encrassé par un liquide trop dense, trop chargé d'éléments, fonctionne moins librement qu'il ne devrait faire.

Presque toujours, alors qu'on n'emploie pas la méthode dite de Joulie, l'acidité est excessive ; calculée en acide phosphorique, elle est ici de 3,20, au lieu de 1,98, chiffre normal.

Envisageons maintenant deux éléments de primordiale importance, dont nos malades parlent souvent, et parfois de façon singulièrement imprécise : l'urée et l'acide urique.

L'urée, c'est le résultat de la combustion, de l'oxydation dans nos tissus des aliments azotés. C'est la cendre, la bonne cendre, bien réduite, de la viande, des œufs, ou des mets de constitution chimique analogue. Quand, par un procédé thérapeutique quelconque, on accélère l'activité des échanges nutritifs, quand on stimule la nutrition, l'urée augmente invariablement. Chez les ralentis, elle apparaît presque toujours au-dessous de la normale. Le foie est le grand producteur d'urée ; quand il ne suffit plus à sa tâche, l'urée baisse de façon marquée — à régime alimentaire égal, bien entendu, car l'urée s'accroît chez les gens qui mangent de la viande en quantité considérable, et le régime végétarien tend au contraire à la diminuer. Si donc, chez un arthritique accoutumé à une alimentation fortement carnée, nous constatons une diminution notable de la dose d'urée — on appelle cela l'hypo-azoturie — nous serons en droit de conclure que son foie fonctionne mal, et que ses reins sont à surveiller de façon toute particulière. La dose moyenne d'urée, pour un homme de taille et de poids moyens, est à peu près de 28 à 30 grammes en vingt-quatre heures : les chiffres sont un peu inférieurs pour la femme.

Le dosage de l'acide urique est, pour la catégorie de malades qui nous occupe, de primordiale importance.

On a dit et redit, depuis Liebig, que la production de l'acide urique n'est qu'une étape de la formation de cette cendre parfaite qu'est l'urée, et que, par conséquent, il ne représente qu'une cendre imparfaite, un mauvais résidu de combustion.

Les recherches du professeur Horbaczewski (de Prague) nous conduisirent un peu plus tard à rejeter cette interprétation ; pour ce savant l'acide urique ne tire point son origine des matières albuminoïdes proprement dites, mais des nucléines, des nucléoprotéides, et, plus spécialement, des noyaux de nos globules blancs. L'acide urique serait donc d'origine endogène et ne dépendrait en aucune façon de l'alimentation. Mais plus récemment encore, une série d'expériences très probantes — dont nous reparlerons plus longuement à propos de la goutte (voy. chap. XXI) — montrent que l'acide urique n'est qu'en partie d'origine endogène, et qu'il provient, pour une grosse part, des « purines » alimentaires. On en revient à cette idée qu'il n'est point le terme définitif d'une oxydation, mais bien plutôt un produit intermédiaire. On peut dire que la moitié de l'acide urique de notre organisme est détruit ou se métamorphose, probablement en urée (Franck et Schettenhelm). On s'était donc un peu trop hâté de condamner radicalement la vieille hypothèse de Liebig.

C'est dans le foie que, vraisemblablement, se fabrique l'acide urique ; c'est aussi dans le foie qu'il se détruit partiellement grâce au phénomène dit « uricolyse », dû au ferment uricolytique.

Souvent, l'acide urique se précipite spontanément : c'est lui qui forme ce dépôt rouge brique adhérent à la porcelaine, que tous nous connaissons pour l'avoir vu. Ce n'est point là un phénomène qui doive alarmer grandement : il est banal. Même chez les gens bien portants, ces décharges uriques se produisent facilement au lendemain d'un dîner abondant, d'une marche forcée, ou d'une fatigue quelconque. L'acide urique, peu soluble à froid, se précipite avec une aisance singulière dès que le liquide qui le contient passe brusquement de la température intravésicale à la température d'une chambre un peu fraîche.

Mais chez les véritables arthritiques, chez les uricémiques, comme on dit encore, tandis que l'urée est, en général, un peu basse, l'acide urique est habituellement augmenté. Parfois, comme dans le cas que nous avons montré, s'il n'est point ainsi de façon absolue, il l'est, du moins, de façon relative, par rapport à l'urée. L'excès urique par rapport à l'urée est un bon signe clinique d'arthritisme. Chez la plupart des malades du foie, l'acide urique augmente dans des proportions plus considérables encore. Il atteint son maximum dans une maladie qu'on nomme *leucémie*, que caractérise l'accroissement considérable du nombre de globules blancs, et l'on sait qu'il tire en partie son origine des leucocytes. Au microscope, ses cristaux en forme d'ogives, de fers de lance, de clous, d'épines, de losanges, de prismes rectangulaires, se reconnaissent aisément à leur coloration dorée.

En 1848, par le procédé dit « du fil », un médecin anglais, Garrod, démontra la présence, dans le sang des goutteux, de cristaux d'acide urique. Et depuis lors c'est une tendance fort répandue que d'attribuer la goutte et l'arthritisme à la rétention de l'acide urique ; on sait que le tophus de la goutte est une concrétion d'urate de soude. Sans doute l'uricémie n'explique pas tous les symptômes ni toutes les complications de l'arthritisme. On peut admettre cependant qu'il y a, dans cette doctrine, une part de vrai.

Dose ordinaire d'acide urique : de 0,65 à 0,75 centigrammes pour un homme de taille et de poids moyens.

Dans les analyses fort nombreuses qu'il m'a été donné de recueillir, et que je conserve ainsi qu'une collection précieuse, le dosage des chlorures m'est apparu comme très instructif. Presque toujours, les arthritiques en émettent une quantité excessive. Alors que la dose moyenne du sel marin dans les urines doit être de 8 à 10 grammes, nous la voyons souvent atteindre 15, 18 et voire 25 grammes. Chez les très gros mangeurs et qui salent énormément leurs mets, cela s'explique tout simplement. Cela veut dire aussi, sans doute, que les échanges osmotiques se font, chez les arthritiques, avec paresse ; que la circulation et les tissus étant déjà encombrés de chlorures, le sel de l'alimentation traverse le tube digestif en totalité et sans être absorbé. Cela veut dire aussi que le fonctionnement du rein n'est pas encore sérieusement entravé, mais que, pourtant, il importe de le surveiller attentivement. Un jour doit venir, en effet, où la glande rénale, fatiguée de filtrer et de sécréter un liquide trop dense, trop chargé d'éléments, s'encrassera, refusera de faire plus longtemps le dur métier qu'on lui impose. Alors, les chlorures seront retenus dans l'organisme, et des enflures, des œdèmes se produiront, par ce mécanisme que nous ont révélé les belles expériences cliniques de mon ami le professeur Widal et de ses élèves.

Chez les arthritiques un peu profondément atteints, ce phénomène de la rétention des chlorures se rencontre parfois à un degré si peu marqué qu'il passe inaperçu. Ces malades ont l'urine rare, très chargée, en même temps qu'un sentiment pénible d'enflure générale, de gonflement de tout leur être. Certes, l'analyse démontre que les chlorures traversent encore le rein ; mais tous les tissus sont saturés de sel. Le résultat du traitement hypochloruré tend, du moins, à le faire croire. Obtenez de ces arthritiques qu'ils mangent du pain sans sel, que leur cuisinière n'ajoute pas un grain de sel aux aliments qu'elle prépare ; faites que le patient sale lui-même, à table, tous ses mets et qu'il se contente, par exemple, de 3 grammes par repas de chlorure de sodium chimiquement pur, dosés par le pharmacien ; exigez encore que le malade boive peu aux repas, mais qu'il s'abreuve, aux heures où l'estomac est vide, d'une certaine quantité d'eau très peu minéralisée (Vittel, Contrexéville, Thonon ou Évian) : et vous verrez alors ses urines devenir abondantes, sa taille s'amincir, son poids diminuer et son malaise disparaître. La cure de Widal donne, en pareil cas, des résultats très remarquables, et beaucoup d'arthritiques, d'herpétiques et de goutteux s'en trouvent à merveille.

L'étude des phosphates de l'urine a donné lieu à nombre de travaux fort intéressants. J'ai recherché avec beaucoup de soin leurs variations chez les arthritiques neurasthéniques ; j'ai cru longtemps que l'excès des phosphates dits terreux (phosphates de chaux et de magnésie) par rapport aux phosphates alcalins (phosphates de potasse et de soude) constituait l'une des caractéristiques urologiques de la neurasthénie. Aujourd'hui je renonce à rien affirmer à ce propos. En vérité, je ne constate point, chez mes malades arthritiques et déprimés, cette phosphaturie accentuée que décrivent quelques auteurs. On ne croit plus, comme autrefois, à la constitution hautement phosphorée des centres nerveux, et rien ne prouve que leur fatigue se traduise par une déperdition extrême de phosphates ; du moins rien de ce qu'il m'a été donné de voir ne me porte à le croire. Il n'en est pas moins vrai que, chez nos malades, la médication par les glycérophosphates et l'acide phosphorique peut rendre souvent des services.

Les sulfates subissent habituellement des variations parallèles à celles de l'urée.

Rien n'est plus instructif, pour le médecin d'arthritiques, que l'étude des rapports urologiques.

Le rapport azoturique, dont les travaux du professeur Albert Robin ont mis en valeur l'importance, est proprement le quotient obtenu en divisant le chiffre représentant l'azote de l'urée par le chiffre représentant l'azote total de l'urine ; en d'autres termes, c'est le rapport des cendres parfaites aux produits imparfaitement comburés dans l'organisme. On en peut donc conclure au ralentissement, à l'accélération ou encore à l'état normal des phénomènes intimes de la nutrition. Le rapport azoturique est normalement de 85 à 87 p. 100. Il est habituellement abaissé chez nos arthritiques.

Il en est de même pour le coefficient de Bouchard (urée sur total des éléments dissous.) Nous avons déjà constaté l'importance du rapport acide urique à urée, qui doit être, normalement, de 1 pour 40. Le rapport de l'acide phosphorique à l'urée (Yvon). le rapport de l'acide phosphorique à l'azote total (Albert Robin), renseignent, affirme-t-on, sur la déminéralisation des organes riches en phosphore,

Le coefficient de déminéralisation est encore une des conquêtes du professeur Albert Robin ; il renseigne sur le degré de perte des phosphates et surtout des chlorures. La déminéralisation est habituellement exagérée chez les prétuberculeux, les arthritiques et les neurasthéniques.

Le coefficient d'oxydation du souffre est presque toujours abaissé dans les cas de nutrition ralentie.

Et maintenant, pour en finir, passons aux éléments anormaux de l'urine. Nous trouvons fréquemment, chez nos arthritiques, des traces nón dosables, infinitésimales, d'albumine. Ce n'est point là un phénomène inquiétant. Pourtant on tend aujourd'hui à admettre, depuis les travaux si précis de Lecorché, de Talamon et de Brault, que, pour légère qu'elle puisse être, une altération du rein accompagne toujours cette petite déperdition d'albumine. Quand on suit attentivement les ralentis de la nutrition, on constate en effet que, s'ils ne se soumettent pas à un régime sévère, les altérations du rein tendent à empirer et que l'on voit apparaître à l'examen microscopique, ces cylindres muqueux, puis

muco-granuleux, signes d'une lésion dûment constituée. Voilà qui légitime ces sévérités de régime,
réputées excessives, et qui ne sont en vérité que prudence élémentaire et sagesse.

L'arthritisme aboutit parfois à une certaine forme
de diabète. Mais l'étude de la glycosurie arthritique
nous conduirait trop loin pour le moment ; nous lui
consacrerons plus avant un long chapitre. Je m'abs-
tiendrai donc d'en parler, et m'en tiendrai aux phénomènes urologiques les plus habituels.

Chez l'arthritique, l'indicanurie est de règle. Vous
voyez au tableau d'analyse ces mots « grande quantité » en face de la désignation « indican et skatol en
excès ». Que signifient ces mots ? L'indol et le skatol,
sont des substances résultant de la fermentation
intestinale ; ils se produisent surtout au niveau du
gros intestin où la flore microbienne est particulièrement abondante ; quand ils existent dans l'urine en
grande quantité, ils décèlent un état de fermentation
excessive, tranchons le mot, de putréfaction ; ils
signifient, ou bien qu'il s'est produit dans l'intestin
une pullulation microbienne anormale, ou bien que
l'on abuse du régime carné, ou bien que la muqueuse intestinale est lésée (comme dans l'entérite),
ou bien encore que le foie ne sécrète plus une bile
normale. MM. Gilbert et Weil tendent à croire que
l'indicanurie indique encore que la cellule du foie
fatigué ne joue plus que de manière insuffisante son
rôle antitoxique.

Toujours est-il que l'indican et le skatol, produits

de putréfaction, circulent dans le sang, et qu'on peut leur attribuer légitimement une part dans les phénomènes d'auto-intoxication si fréquemment observés chez les neurasthéniques et chez les arthritiques.

La recherche de la bile doit être faite, non seulement par le procédé de Gmelin, assez infidèle, mais encore par le procédé de Hay, beaucoup plus rigoureux. On trouve fréquemment, chez l'arthritique, de la bile en quantité assez appréciable pour pouvoir en conclure au fonctionnement imparfait de la glande hépatique.

La présence d'urobiline en quantité excessive et durable dans l'urine, disent MM. A. Létienne et J. Masselin, dans leur *Précis d'urologie clinique*, indique, ou bien l'existence d'un état infectieux, ou bien encore une lésion intestinale, ou bien une altération progressive des cellules du foie.

L'analyse microscopique, qui devra être faite avant et après centrifugation de l'urine, pourra y révéler exceptionnellement des globules de sang ou de pus, plus fréquemment des cristaux d'acide urique et d'urates, et surtout des cristaux d'oxalate de chaux, en forme d'enveloppes de lettres.

L'oxalate de chaux semble résulter de l'oxydation incomplète des aliments ternaires et notamment du sucre consommé par les muscles. Il est extrêmement fréquent chez les arthritiques nerveux, chez les hommes adonnés aux travaux de l'esprit et négligeant de faire de l'exercice musculaire. Très aigus,

les cristaux d'oxalate de chaux déterminent ces douleurs lombaires dont se plaignent tant d'arthritiques
et de neurasthéniques ; ils peuvent déchirer le rein
au passage, au point de le faire saigner un peu. Le
traitement de l'oxalurie est un devoir particulièrement pressant pour le médecin d'arthritiques.

CHAPITRE VI

CAUSES DE L'ARTHRITISME

Arthritisme héréditaire et arthritisme acquis. — La famille
arthritique. — Prédominance de l'hérédité paternelle. —
Arthritisme et tuberculose. — De Landouzy à Poncet. —
Parenté et antagonisme. — Conclusions.

On peut acquérir l'arthritisme. J'ai, bien souvent,
observé des malades de qui les ascendants avaient
vécu sans tares apparentes, de qui l'enfance et l'adolescence avaient passé sans accidents, et qui, entre
quarante et cinquante ans, donnaient les premiers
signes évidents d'une nutrition ralentie, sans qu'on
leur pût attribuer d'autre cause vraisemblable que
l'abus de la bonne chère, l'insuffisance de l'exercice
musculaire, l'encrassement de l'organisme ou l'un
de ces états toxi-infectieux dont nous parlerons tout
à l'heure.

Mais l'arthritisme héréditaire s'observe pour le
moins aussi fréquemment. On voit de très jeunes
enfants, sous un prétexte futile, manifester, par des
troubles gastro-intestinaux, par quelque poussée
d'eczéma et, un peu plus tard, par de l'asthme, que la
diathèse leur fut communiquée avec la vie.

Entendons-nous, pourtant. L'être nouveau ne vient

pas au monde arthritique de pied en cap, avec des troubles de nutrition installés d'emblée à demeure, un foie et des reins insuffisants, et des urines anormales comme celles dont nous avons donné le commentaire. Selon la juste expression de M. de Grandmaison, on naît « arthritisable » et non pas arthritique. De même, nous n'apportons pas, en naissant, d'idées innées, mais des tendances ; de même encore, les enfants de tuberculeux ne naissent pas tuberculeux, mais seulement enclins à contracter le mal plus aisément que d'autres.

Tous ces « héréditaires » apportent, en venant au jour, une prédisposition singulière, un rythme particulier des phénomènes de la vie, qui ne demandera qu'à bientôt incliner vers la torpeur fonctionnelle, la paresse des échanges nutritifs et l'auto-intoxication qui en découle. C'est le mystère du tempérament, de cette tendance singulière dont fait montre l'organisme d'un rejeton à reconnaître comme siennes et à épouser volontiers les misères pathologiques familières à ses ascendants.

Chose singulière, l'hérédité paternelle est fréquemment prédominante. Cette notion, assez inattendue, résulte des observations de Maurel, de Pascault, de Grandmaison, des miennes. Sur 29 cas, Grandmaison note 11 fois l'hérédité double ; 14 fois, la paternelle seule ; 4 fois seulement, l'influence de la mère. J'ai relevé un peu plus fréquemment l'hérédité maternelle, moins souvent, cependant, que l'hérédité paternelle. Il semble, à la réflexion, que la mère, durant neuf mois chargée de la nutrition du fœtus, ait tout le loisir de lui imprimer sa manière et, si l'on peut dire, la formule biologique qui lui est propre. La brève intervention paternelle dans l'acte de génération ne paraît pas pouvoir lutter contre la longue et constante action maternelle. En fait, c'est le père qui, le plus souvent, met sa marque.

Bien entendu, quand l'influence est double, il est habituel qu'elle communique à l'enfant sur qui se concentrent les tares convergentes de deux familles, une hérédité plus marquée. Goutteux et asthmatiques, évitez, si vous le pouvez, de marier vos filles à des fils de diabétiques, d'herpétiques, de calculeux, d'obèses. La consanguinité, l'âge relativement avancé des deux procréateurs, l'extrême différence d'âge entre mari et femme sont autant de circonstances aggravantes.

Cela, tous les écrivains s'accordent à le dire, qui ont traité de ce sujet. Mais voici ce que beaucoup d'entre eux négligent habituellement de constater. S'il y a des familles où tout le monde, jeunes et vieux, donne des signes d'arthritisme, il en est d'autres, en très grand nombre, où la tuberculose et l'arthritisme se rencontrent avec une égale fréquence. Peut-on soutenir qu'il y ait entre ces deux états morbides, au premier abord si différents, un lien de cause à effet ?...

C'est une des questions les plus passionnantes et les plus discutées de la pathologie générale.

On disait autrefois : l'arthritisme c'est, proprement, tout le contraire de la tuberculose ; et cela semblait évident à la plupart des médecins. Or, voilà qu'à présent, un des maîtres de la chirurgie française, qui a consacré au rhumatisme tuberculeux, de patientes et ingénieuses recherches, le professeur A. Poncet, de Lyon, vient nous dire : « Le mal tuberculeux et l'arthritisme n'ont qu'une seule et même origine ; pour qui observe bien, arthritisme et tuberculose ne font qu'un. »

Voilà, certes, deux opinions qui paraissent singulièrement malaisées à concilier. Eh bien, je suis conduit à penser, et depuis bien longtemps, qu'elles contiennent l'une et l'autre une part de vérité. Sous peine de paraître absurde, je dois dire comment.

Voyons, d'abord, la doctrine d'antan.

Elle s'étaie d'arguments très solides, comme on va voir.

Le tuberculeux est, par définition, un organisme à combustions exagérées ; on s'en doute depuis longtemps. Le professeur Albert Robin a publié naguère, en collaboration avec M. Binet, des expériences démontrant que le phtisique à la première et à la seconde période de son mal, a des échanges nutritifs d'une activité singulière. Ces expériences, vigoureusement critiquées pour quelques fautes de technique, ont été récemment reprises sur des bases bien plus solides, et cependant, les résultats sont demeurés les mêmes. D'ailleurs, que l'on admette ou pas le bien fondé des affirmations d'Albert Robin, une certitude demeure, c'est que, contrairement à ce qui se passe chez l'arthritique, le phtisique perd ses substances minérales, brûle exagérément ses graisses et tend constamment à maigrir. Sa température est habituellement surélevée ; la marche l'épuise en redoublant sa fièvre. On améliore son état par l'immobilisation, la suralimentation carnée et grasse, par les médicaments modérateurs des échanges nutritifs, antidéperditeurs, comme on disait jadis, et par l'arsenic notamment. Si, par malheur, on cherche à accélérer sa nutrition, par l'exercice physique ou par la médication stimulante, on ne fait qu'augmenter sa fièvre, son amaigrissement, sa fatigue, tout l'ensemble de ses phénomènes de combustion excessive. Et, d'autre part, on peut lui être utile en contribuant à recalcifier son organisme en voie de décalcification. En un mot, nous faisons, en vue de le guérir, tout ce que nous pouvons pour le rapprocher du type arthritique. On traite avec bonheur les tuberculoses locales par la méthode sclérogène de Lannelongue. L'emphysème, maladie essentiellement arthritique, est souvent la rançon d'une guérison de tuberculose pulmonaire. La guérison spontanée de la tuberculose — si fréquente qu'à l'autopsie des vieilles gens mortes de tout autre chose, on trouve presque constamment des lésions pulmonaires anciennes guéries par calcification, — se fait par un processus analogue, depuis longtemps connu.

La tendance arthritique va à l'encontre de celle que nous venons de dire. Ici, c'est la nutrition

ralentie et les échanges paresseux, l'encrassement
de l'organisme, la température abaissée, la tendance à l'obésité; nuisible tout à l'heure, l'exercice
est utile, et il faut se garder, sous peine d'aggravation, du repos prolongé, de la suralimentation
carnée, de l'abus des aliments gras. L'arsenic est
plutôt nuisible, tandis que réussit fort bien la médication stimulante. L'arthritique a une tendance
marquée à la prolifération du tissu conjonctif, à la
sclérose généralisée, à l'excessive calcification : c'est
ainsi que ses articulations craquent, que ses appareils d'excrétion tendent à s'encrasser, que le foie et
les reins s'empierrent, fabriquent des calculs. Pour
améliorer les états arthritiques, on leur applique une
hygiène qui serait, pour un tuberculeux, tout à fait
déplorable et lui nuirait assurément. Ne sait-on pas,
depuis longtemps, que les arthritiques sont, généralement, rebelles à la phtisie, et que, s'ils sont
infectés par le bacille de Koch, il n'évolue chez eux
qu'à grand'peine, et ne donne lieu qu'à une forme
de tuberculose atténuée, lente, et sans grande malignité ?

Ainsi donc, le contraste est saisissant ; et, pour
qui n'approfondit pas, la question semble jugée.
L'antagonisme entre la tuberculose et l'arthritisme
paraît indéniable.

Mais, si nous observons avec un soin plus délicat,
si nous parcourons les publications récentes qui
traitent de cette question, nous voyons qu'il faut en
rabattre d'une opinion si tranchée.

Landouzy, tout d'abord, puis Le Gendre, Léon Bernard, P. Carnot, Chatin, Courmont, Carles, Thévenot, d'autres encore et récemment Poncet avec son élève Leriche, accumulent les observations où l'on voit la tuberculose étroitement unie à l'arthritisme. Pour mon compte, j'ai vu nombre de fois l'obésité, la goutte, l'artériosclérose, l'emphysème, la gravelle, chez des sujets donnant des signes indiscutables de tuberculose.

En 1856, Mme X..., née de père arthritique, alla consulter Trousseau, qui diagnostiqua la tuberculose. Elle avait à cette date, dix-huit ans. Elle a présentement, soixante et treize ans, et c'est une arthritique (lithiase intestinale, craquements articulaires, lithiase rénale, poussées eczémateuses, congestion du foie, troubles dyspeptiques, analyses d'urine tout à fait caractéristiques). Mme X... a deux enfants : une fille, atteinte de pleurésie dans son enfance, actuellement obèse, variqueuse, hémorroïdaire ; un fils, porteur d'une lésion tuberculeuse cicatrisée, atteint de bronchite chronique, d'emphysème, de troubles dyspeptiques fréquents, de congestion hépatique. Mme X... a eu cinq petits-enfants : l'un d'eux est mort de méningite tuberculeuse ; un autre arthritique dès le berceau, a eu de l'eczéma et de l'asthme infantile ; un troisième, de l'entérite muco-membraneuse. Il n'est pas de praticien qui ne puisse rapporter des observations analogues. Nous voyons tous, à tout moment dans la même famille, et voire chez la même personne, arthritisme et tuberculose se rencontrer, se mêler ou se succéder de la façon la plus frappante pour qui regarde avec un peu d'attention.

Voici quelques cas encore, parmi ceux qui s'accumulent dans mes cartons : M. R..., actuellement âgé de quarante-deux ans, est né d'une mère qui mourut de tuberculose ; il a eu, vers l'âge de douze ans, une arthrite tuberculeuse. Il est actuellement obèse et emphysémateux, et l'un de ses poumons donne des signes de tuberculose torpide, immobilisée, pour ainsi dire, et qui, depuis douze ans que je le soigne, n'évolue pas.

Un fait encore. Mme de P... est atteinte de *camptodactylie*, ce qui veut dire en bon français, qu'un des doigts d'une main est demeuré, depuis son enfance, fléchi sur la paume. C'est là un signe précoce et très caractéristique d'arthritisme, décrit et baptisé par M. Landouzy. Cette malade a fait vers l'âge de trente ans une poussée de tuberculose, laquelle, après avoir affecté des allures assez vives, s'est apaisée, et ne donne plus actuellement d'inquiétudes. Élégante et coquette, elle est obligée de lutter pied à pied contre l'obésité qui tend à l'envahir.

Et je pourrais citer trente observations de même sorte.

Que pensez-vous de ces obèses qui, sans prendre l'avis d'un médecin soigneux, font une cure d'amaigrissement, prennent de la thyroïdine, se mettent au régime, s'entraînent aux exercices violents, et qui, un beau matin s'éveillent phtisiques et crachant des bacilles? J'en ai vu neuf dans ma carrière, et cela m'a rendu, comme on pense, prudent.

Il est fréquent de voir — et pour ma part je l'ai vu dix-sept fois — deux enfants élevés en même temps, dans les mêmes conditions, évoluer l'un vers la tuberculose et l'autre vers l'arthritisme à grosses manifestations, asthme infantile, obésité précoce, entérite muco-membraneuse, etc.

En présence de telles contradictions et de telles coïncidences, allons-nous donc pouvoir nous faire une opinion raisonnable? Comment nous tirer de cette impasse? Car, d'une part, l'arthritisme nous apparaît comme une manière de processus morbide contrariant celui de la tuberculose, et d'autre part, ces deux états pathologiques se rejoignent sur plus d'un point, comme unis par la plus étroite parenté.

C'est le moment d'exposer ici brièvement la doctrine soutenue avec beaucoup de force et de persévérance par M. le professeur Antonin Poncet (de Lyon), aidé dans ses recherches par un de ses élèves les plus distingués, le Dr R. Leriche. Vers la fin d'un très intéressant petit livre consacré par eux à l'étude du rhumatisme tuberculeux, ces deux savants nous donnent un chapitre intitulé *Tuberculose et Arthritisme*, et qui est tout rempli des idées les plus suggestives.

M. Poncet s'attache d'abord à battre en brèche la conception d'une diathèse arthritique, et il n'a pas de peine à montrer que, peu à peu, la science médicale découvre à tel symptôme jadis réputé arthritique, une origine précise, microbienne ou autre. Et cependant, il conserve, et je l'en approuve, l'usage du mot arthritisme, parce qu'il lui faut bien admettre que ce mot demeure pourvu d'un sens et qu'il représente un ensemble de tendances morbides que chacun reconnaît aussitôt qu'on en parle.

Puis il entasse et lie en une belle gerbe tous les arguments en faveur de la confusion des deux diathèses, la tuberculeuse et l'arthritique. Il cite les expériences du Dr Carnot déterminant l'adipose, diffuse ou locale, par injections sous-cutanées d'une culture tuberculeuse peu virulente ; il énumère de nombreuses observations de tuberculeux atteints de la gravelle ou de la pierre ; avec le Dr Mousseaux, il constate que, placés dans de bonnes conditions d'hygiène et de suralimentation, les sujets atteints de tuberculose améliorent leur état général, cicatrisent leurs lésions pulmonaires et deviennent des arthritiques, alors même qu'antérieurement rien ne les y prédisposait. Avec Le Gendre, il note que les fils de goutteux et d'arthritiques, c'est-à-dire les arthritiques les mieux caractérisés, sont souvent scrofuleux ; que, chez eux, les tuberculoses ganglionnaires sont fréquentes, et que ces scrofuleux guéris feront, dans l'avenir, une évolution vers l'arthritisme. Et il ajoute : « Après toutes les constatations, une conclusion s'impose, croyons-nous : rien n'est si commun dans l'histoire des arthritiques que la tuberculose plus ou moins latente. Dès lors, on est conduit à se demander si, souvent, leurs lésions ne sont pas l'expression d'une tuberculose peu virulente. »

Pour Poncet et Leriche, la tuberculose est une néoplasie inflammatoire à double tendance, fibreuse et caséeuse : la fibreuse, c'est l'arthritisme ; la caséeuse, c'est la phtisie. « Ainsi donc, fréquemment, les lésions dites arthritiques ne sont que l'expression de tuberculoses locales bénignes, et, si le mot arthritisme doit être encore conservé, il ne doit pas avoir d'autre sens habituel que celui de terrain vacciné par la tuberculose contre une tuberculose maligne. »

« Il y aurait, ajoutent-ils, de grands et de petits tuberculeux. Les grands tuberculeux ont des formes sévères, à évolution plus ou moins rapide vers la consomption et la mort. Les petits tuberculeux ont des formes bénignes, promptement fibreuses, arthritiques si vous voulez. Les premiers succombent après quelques mois, quelques années ; les seconds durent parfois indéfiniment, comme s'ils s'immunisaient, progressivement, contre une infection plus virulente. Leur sclérose est la rançon de leur immunité. »

Ainsi parle M. Poncet, et son argumentation m'apparaît saisissante. Eh quoi, tant de tuberculeux ! Songez que l'arthritisme se montre presque universellement répandu, au moins dans la société bourgeoise. Les tuberculeux au contraire sont rares relativement. Et puis l'arthritisme est une diathèse héréditaire, tandis que la tuberculose est une maladie contagieuse qui ne se transmet pas avec la vie.

Ces deux objections méritent bien un peu qu'on s'y arrête. La tendance arthritique apparaît nettement héréditaire, on ne peut le nier. Mais, nous l'avons déjà dit, les fils n'héritent de leurs pères qu'une tendance, tout à fait comparable à cette prédisposition naturelle à contracter la tuberculose que les fils de phtisiques apportent en venant au monde. Et je vois plutôt là un terme de comparaison qu'une vraie dissemblance.

Pour ce qui est de la question de fréquence, l'objection n'est pas non plus extrêmement solide. En vérité, nous en venons à croire, à mesure que nos connaissances sur la matière se précisent, que la tuberculose, bien loin d'être une maladie exceptionnelle, est incroyablement répandue, que c'est un mal quasi universel et que le bacille de Koch, souvent peu virulent, souvent vaincu par les forces de résistance de l'organisme, est l'hôte habituel de l'habitacle humain.

Alors qu'on étudie les procès-verbaux d'autopsies d'adultes, de gens ayant atteint un certain âge et morts d'accidents ou d'une maladie quelconque, on constate, par les moyens d'observation les plus simples, les plus grossiers, et le plus souvent à l'œil nu, des lésions tuberculeuses guéries ou bien en voies de guérison. Et cela dans l'énorme proportion de 50 fois sur 100.

Pour ce qui est des gens morts à 70 ans, la proportion, selon M. le professeur Bouchard, peut s'élever jusqu'à 97 p. 100 [1].

Vous lisez bien : 97 p. 100 ! Cependant, on ne meurt de tuberculose que dans la proportion de 16 à 17 p. 100. Nous voilà donc conduits à cette conclusion inéluctable que la tuberculose est une maladie vulgaire, presque universellement répandue de nos jours, que beaucoup d'entre nous en guérissent spontanément, et que, parmi ceux-là, les arthritiques sont légion.

On sait avec quel soin l'Administration militaire allemande fait choix de ses recrues. La population étant là-bas extrêmement fournie, le nombre des jeunes gens appelés chaque année au conseil de revision dépasse de beaucoup celui des hommes retenus sous les drapeaux : on prend les plus robustes, et, dans les premiers mois qui suivent l'enrôlement, on renvoie tous ceux qui se montrent, à l'user, moins vigoureux qu'ils ne semblaient l'être. Cela donne, au total, une armée singulièrement solide et capable de résister aux invasions microbiennes. Les plus beaux gars forment la garde impériale, résidant à Berlin. Or, voici deux ou trois ans, un médecin militaire eut l'idée de faire, sur un magnifique régiment de la garde, l'épreuve de la cuti-réaction, qui est des plus probantes. Eh bien ! le nombre des soldats qui donnèrent une réaction positive et qui, sans nul doute, recelaient en eux le

1. Ch. Boulard. *Recueil des travaux de la commission permanente de préservation contre la tuberculose*, t. I, 24.

bacille de Koch, fut formidable : à peu près les quatre cinquièmes, si mes souvenirs sont précis.

Et pourtant, parmi tous ces hommes, marqués du sceau de la tuberculose, bien peu certainement sont destinés à devenir phtisiques[1]. Un très petit nombre succombera à l'évolution active de la maladie. Ceux qui, sortis du régiment, mèneront une vie de travaux manuels seront plus exposés, surtout s'ils sont privés de nourriture et s'ils habitent en lieu malsain ; ceux qui mèneront au grand air une vie modérément active auront chances de longue vie ; ceux qui seront conduits par goût ou par obligation à la vie sédentaire et qui se nourriront de manière trop riche, les bourgeois, les gens de bureau, les hommes adonnés aux travaux de l'esprit, les gourmands qui négligeront de faire travailler leurs muscles deviendront arthritiques : ils peuvent être envisagés comme des tuberculeux guéris, évoluant vers l'arthritisme.

Tout récemment, un médecin hongrois, le Dr József Hollos, de Szeged, a publié, avec une préface du

---

1. Pour éviter toutes les confusions qui résultent de l'emploi de mots imprécisément définis, je verrais avec plaisir adopter le vocabulaire si clair que nous propose M. le professeur Landouzy : on appellera *bacillaires* les personnes qui, infectées légèrement par le bacille et intoxiquées un peu par ses sécrétions, n'ont pourtant pas de lésions définies ; on nommera *tuberculeux* ceux qui présentent la lésion que constitue le nodule tuberculeux ; on réservera le nom de *phtisiques* aux malades atteints de pertes purulentes et de tuberlose pulmonaire ouverte. Dès lors on comprendra aisément qu'un bacillaire puisse tourner à l'arthritisme et ne jamais évoluer vers la phtisie.

professeur Poncet, une fort curieuse étude consacrée aux infections tuberculeuses. Le Dr Hollos est un disciple de Carl Spengler, de Davos, qui traite les tuberculeux au moyen de corps immunisants — qu'à la mode allemande il désigne par deux lettres majuscules I K — extraits des globules rouges d'un sang immunisé contre le bacille de Koch. Or, des recherches en vérité fort curieuses de ce Dr Jozséf Hollos, il paraît résulter que le bacille tuberculeux humain et le bacille tuberculeux des bovidés attaqueraient notre organisme de façon différente, presque opposée. Si bien que l'un de ces microbes déterminerait surtout la tuberculose pulmonaire, tandis que l'autre, le bovin, amènerait surtout la tuberculose externe et ces intoxications tuberculeuses légères qui aboutissent à l'arthritisme.

Ainsi donc, certains microbes, moins virulents, donneraient lieu aux formes de tuberculose torpide, évoluant avec aisance vers la cicatrisation, la sclérose et pour tout dire l'arthritisme ; tandis que certains autres provoqueraient la phtisie à évolution plus ou moins rapide.

C'est là une doctrine extrêmement intéressante, et qui vaut qu'on s'attache à la vérifier soigneusement.

Au premier abord, elle m'apparaît passible de sérieuses objections. Et de celle-ci notamment :

Le processus scléreux qui est proprement celui de l'arthritisme — ainsi que l'a brillamment démontré cet Henri Cazalis, qui fut un poète admirable et

un médecin de mérite — le processus scléreux n'est
pas la conséquence exclusive de l'infection tuberculeuse. D'autres agents pathogènes, celui de la
syphilis, l'alcool, le plomb, les toxines provenant de
l'abus de l'alimentation carnée, de l'usage immodéré de certains aliments et des œufs notamment,
donnent lieu, tout aussi bien à des phénomènes de
même sorte. Cela ne me paraît pas douteux. La
réaction de sclérose, de cicatrisation, la surabondance du tissu conjonctif, se produit de façon banale, à propos de toutes les causes les plus diverses
d'inflammation. La tuberculose est seulement la
cause la plus fréquente de cette réaction.

L'arthritisme, à mon sens, ne serait donc pas
à proprement parler un symptôme d'intoxication
tuberculeuse diffuse, mais bien plutôt le résultat de
la réaction de l'organisme en présence d'une intoxication générale, le plus souvent tuberculeuse.

Pour conclure, je dirai que l'arthritisme me paraît
être uni à la tuberculose par le lien le plus étroit,
qu'il est le plus souvent sa conséquence, et qu'on
pourrait le définir ainsi : la façon dont notre organisme se comporte pour arriver à lutter victorieusement contre les divers poisons qui l'infectent, et
plus spécialement contre le poison de la tuberculose. Notre victoire sur les toxines microbiennes,
nous n'en sommes pas toujours maîtres ; elle passe
le plus souvent la mesure. Pour peu que nous abusions du repos et de la suralimentation, grands
remèdes à la phtisie, nous tombons dans la maladie

opposée qui est proprement l'arthritisme. Ainsi s'expliquent, je crois bien, et la parenté évidente de l'une et l'autre diathèses et leur antagonisme, également incontestable.

CHAPITRE VII

L'ARTHRITISME DU NOUVEAU-NÉ

Gastro-entérite et dermatoses. — L'enfant arthritique d'après
Comby. — Le lait et l'auto-intoxication. — Hygiène de la
nourrice. — Hygiène du nourrisson.

C'est un très important et instructif chapitre de
l'histoire de l'arthritisme que celui-ci. Du double
point de vue doctrinal et pratique il mérite de retenir un moment l'attention.

Et tout d'abord, n'est-il pas inadmissible qu'un
nourrisson de quatre mois puisse donner des signes
évidents d'un mal dont la définition éveille plutôt
l'idée de vieillissement, de précoce sénilité? Est-il
vraisemblable que de petits organismes tout neufs
manifestent, par un vaste ensemble de symptômes,
la présence dans leurs rouages d'une diathèse
d'usure, de rouille, d'encrassement? On conçoit aisément que, vers la cinquantaine, un homme uniquement
adonné aux travaux de l'esprit, ou quelque
employé de bureau qui n'accomplit jamais d'autre
effort musculaire que celui qui consiste à sauter
dans un omnibus, parvienne, pour peu qu'il soit
gourmand et gros mangeur, à surmener ses appareils d'élimination, et à faire, comme on dit, de

l'auto-intoxication. Et l'on conçoit encore le bien fondé de la doctrine soutenue ici même, au cours de notre dernier chapitre.

J'y disais que l'arthritisme c'est la réaction de l'organisme en présence d'un poison chronique, le plus souvent tuberculeux. Et comment concevoir qu'un poupon au berceau, uniquement nourri par le lait de sa mère, ait trouvé moyen de s'intoxiquer, et qu'il réagisse par quelque poussée d'eczéma ou quelque crise d'entérite ?

Voilà, certes, une objection, et qui paraît irréductible. On en vient cependant à bout, comme nous allons voir.

Nous savons, à n'en pas douter, que la fréquence des cas de tuberculose méconnue est très grande. Or, c'est un fait d'observation que les rejetons de tuberculeux naissent enclins soit à la tuberculose, soit aux diverses manifestations de l'arthritisme. L'arthritique, d'autre part, engendre très habituellement sinon de petits arthritiques, du moins des prédisposés au ralentissement de la nutrition. Rappelons-nous, enfin, combien il est fréquent de constater, — dans les familles où naissent plusieurs enfants, — chez les uns des symptômes du mal tuberculeux, chez les autres les stigmates arthritiques. A la réflexion, il apparaît donc moins déraisonnable d'admettre que la diathèse puisse se manifester de bonne heure.

Elle se manifeste à l'état de tendance. Il faut, pour l'éclosion des symptômes, une cause déterminante. La même cause, bien entendu, donnera lieu à des effets tout à fait différents selon qu'il s'agira d'un enfant absolument indemne ou d'un petit héréditaire.

On conçoit d'ailleurs, assez aisément, pour peu qu'on y songe, qu'un nourrisson, encore que soumis au régime lacté intégral, puisse devenir, tout de même, un ralenti de la nutrition. Notons, d'abord, que son appareil musculaire, à peu près immobile, ne saurait en rien collaborer à l'élimination de ses toxines alimentaires, s'il en fabrique en ses tissus.

Comme le dit très justement, dans le traité que nous avons déjà cité, M. de Grandmaison, deux appareils de désassimilation tiennent le premier rôle jusqu'au jour où l'enfant sait aller et venir par ses propres moyens : le tube digestif et la surface cutanée.

L'appareil digestif est fragile encore, point entraîné ; il a charge d'élaborer l'aliment complet qu'est le lait, non seulement en vue de suffire à la ration d'entretien de la vie, mais encore pour assurer le lourd service de la croissance.

« La peau » — ici je cite M. de Grandmaison — « la peau, d'une extrême finesse et d'une grande richesse vasculaire, maintient par sa radiation l'équilibre constant de la chaleur animale et joue, par ses fonctions respiratoires et éliminatrices, un rôle capital dans la désassimilation. Son importance est accrue de ce fait que l'appareil musculaire, à peine ébauché, est dans l'impossibilité matérielle de jouer son rôle de régulateur thermique. »

Et l'on comprend, dès lors, que les plus importants symptômes d'arthritisme chez le nourrisson atteignent principalement le tube digestif et la surface cutanée.

Mais ces signes ne sont pas les seuls. J'emprunte aux publications excellentes du Dr Comby qui est un maître en la matière, le tableau symptomatique que voici :

« D'autres bébés, sans avoir de manifestation visible sur la peau et les muqueuses, sont agités, nerveux, criards, insupportables, ils ont de l'insomnie, des frayeurs nocturnes, des sueurs profuses, de violents accès de colère, du spasme de la glotte, de la laryngite striduleuse, des spasmes musculaires, presque des convulsions... J'ai vu l'asthme débuter à six semaines, l'eczéma arthritique dès les premiers mois de la vie. Albert Robin a observé la colique néphrétique chez un nourrisson... L'obésité, le diabète ont été rencontrés chez le nouveau-né... Ces enfants sont encore exposés aux fluxions soudaines du côté des muqueuses oculaires et nasales, à la conjonctivite, au coryza spasmodique (éternuements répétés bien des fois). Ils ont facilement des sueurs abondantes, et sont très sensibles aux refroidissements : ils s'enrhument souvent et présentent alors une toux spasmodique pénible et tenace. C'est dans cette classe d'enfants que l'on rencontre les troubles imputés souvent à la croissance et au surmenage scolaire : douleurs osseuses ou articulaires, lassitude dans les membres, céphalées opiniâtres, apathie, découragement, neurasthénie, impossibilité de se livrer à un exercice quelconque, cérébral ou physique. Les fils d'arthritiques sont, plus que d'autres, prédisposés aux engelures, aux poussées d'urticaire, au purpura, à l'acné : s'il s'agit de filles, on voit la chlorose se montrer aux approches de la puberté... »

Le poupon arthritique se reconnaît habituellement aux signes que voici :

Dès les premiers jours, le faciès vous a ce je ne sais quoi de trop nettement conformé, de trop fermement accusé, qui fait songer aux traits d'un petit vieux. J'ai vu des rejetons d'arthritiques évoquer par le modelé de leur visage, le jour même de leur naissance, la ressemblance très frappante de leur père ou de leur aïeul.

Au bout de quelques jours, cette ressemblance s'efface. Le fœtus au masque de vieux devient un beau poupon aux joues rondes et pleines ; ses chairs, pourtant, demeurent un peu blêmes et d'une insuffisante fermeté. L'enfant a très grand appétit, et montre quelque voracité dans la façon de prendre le sein. On sent qu'il a digéré trop vite la tétée précédente, et l'on peut constater qu'il assimile mal. Après avoir pris sa pitance, il n'a point ce sommeil béat du nourrisson tout à fait bien portant. Il reste éveillé, grognon un peu, comme s'il ne goûtait pas le bien-être animal et placide des digestions heureuses ; souvent il a quelques renvois, et même il lui arrive de régurgiter un peu de lait à l'odeur aigre. Et voilà qu'il est constipé. Pour les mères qui me liront, je puis bien parler de ces choses... Les selles ne sont plus louables. Ce n'est plus ce jaune doré, lié comme une bonne crème, c'est un mic-mac grisâtre ou bien teinté de vert, fait de grumeaux mal odorants. Le ventre est gros, mollasse, étalé sur les flancs.

Peu après, le petit derrière gras et charmant, à la Boucher, perd sa fraîcheur et sa nette blancheur ; il se couvre des plaques rouges du fâcheux érythème, et quelquefois de petites pustules. L'acidité extrême de l'urine altérée entretient cette irritation locale du tégument. Mais le trouble de la nutrition et le ralentissement de la fonction éliminatrice se manifestent encore à plus grande distance ; et surviennent bientôt de ces vilaines « gourmes », dont personne aujourd'hui ne saurait soutenir qu'il faut les respecter comme salutaires et les tenir pour bienvenues. Aux joues, au front, dans les cheveux, derrière les oreilles s'installent à demeure ces plaques d'eczéma fluent, si pénibles à voir, et si nettement caractéristiques d'une nutrition viciée et d'une auto-intoxication alimentaire.

Eh quoi ! au régime lacté, de l'intoxication alimentaire ?... Assurément. Nous nous sommes accoutumés à nous représenter l'auto-intoxication digestive comme due uniquement aux mets trop épicés, aux viandes faisandées, aux crustacés, aux poissons médiocrement frais, aux conserves mal préparées. Mais nous savons, depuis les travaux relativement récents de Hayem, de Marfan, de Metchnikoff, de Tissier, de Méry, de quelques autres, que le lait peut être, en quelque manière, toxique ; même le lait de bonne qualité. Chez les adultes sujets à la constipation et prédisposés à l'entérite muco-membraneuse, il est d'excellente hygiène de le proscrire du régime, comme tout ce qui favorise cet état alcalin du contenu intestinal si évidemment propice au développement de la flore pathogène. Aussi supprime-t-on tout aliment d'origine animale, y compris les œufs et le lait, et s'applique-t-on à modifier au moyen du ferment lactique le milieu intestinal.

Or, chez le nouveau-né, le lait joue quelquefois le même rôle nuisible. Et la gastro-entérite des nourrissons a des conséquences parfois très graves. La mortalité, par gastro-entérite, des enfants nouveaunés est, de nos jours encore, formidable.

Aussi, pour ceux qui naissent prédisposés au ralentissement de la nutrition, ne saurait-on prendre de trop minutieuses précautions.

La glande mammaire est perméable au bacille tuberculeux. C'est assez dire qu'un enfant ne doit être allaité ni par une nourrice suspecte de tuberculose, ni par le lait d'une vache réagissant à l'épreuve de la tuberculine.

Si l'enfant est nourri au sein, et s'il donne des

signes de gastro-entérite, tenez pour certain ou bien qu'il est suralimenté intempestivement, ou bien que l'hygiène alimentaire de la nourrice est défectueuse, ou bien encore que la nourrice est elle-même atteinte de quelque maladie infectieuse ou arthritisante ; les grands chagrins peuvent suffire à troubler la nutrition à tel point que le lait devienne plus nuisible qu'utile, plus toxique que nourrissant.

Mères ou remplaçantes, les nourrices sont presque toujours nourries trop abondamment et d'aliments trop riches ; le café, le thé, le vin pur, les fortes bières en quantité démesurée leur composent une sécrétion lactée toxique littéralement. Une femme qui veut allaiter utilement devra s'astreindre à un régime alimentaire réduisant au minimum les causes d'excitation pour elle-même et d'intoxication pour son nourrisson. Une petite quantité de viande grillée ou rôtie, des pâtes alimentaires, des légumes secs en purée, des légumes frais et des salades cuites, des desserts sucrés, des fromages blancs frais, des fruits cuits, des pâtisseries, voilà ce qui lui conviendra. Elle boira peu aux repas et dans le temps de la digestion ; elle boira abondamment aux heures où l'estomac est vide, de la bière légère, du lait coupé d'eau, ou mieux encore de l'eau additionnée de lactose.

Plus son enfant sera glouton, plus elle devra redouter pour lui la dyspepsie gastro-intestinale. Elle aura soin de régler avec une précision minutieuse les heures des tétées et d'imposer à son bébé des habitudes tout à fait strictes : elle ne donnera le sein que toutes les trois heures pendant le jour toutes les six heures pendant la nuit. Le nouveau-né, qui n'est encore qu'automatisme, se fait très vite à cette bienfaisante discipline. Pendant le premier mois, dit le Dr Londe, dans un excellent article de *La Pratique Médico-chirurgicale*, la quantité de lait de femme ingérée par l'enfant en vingt-quatre heures doit être de 250 à 500 grammes ; elle sera de 700 grammes au quatrième mois, de 800 grammes au sixième mois, de 900 grammes au huitième mois. La capacité stomacale d'un enfant naissant ne dépasse pas 40 centimètres cubes. Toutes les mères devraient savoir cela.

Or, la suralimentation lactée et l'allaitement mal réglé sont les causes occasionnelles qui déterminent le plus souvent la gastro-entérite et les poussées à la peau chez les enfants prédisposés par arthritisme héréditaire.

Les risques sont plus grands encore, quand il s'agit d'enfants nourris au biberon. Le dosage du lait de vache mélangé d'eau lactosée, la stérilisation parfaite des bouteilles et des tétines, exigent tous les soins des parents et la surveillance constante du médecin.

Mais tout cela dépasse un peu les limites de ce chapitre. J'ai voulu seulement donner à nos lecteurs une idée de ce que peut être l'arthritisme du nouveau-né, et des moyens hygiéniques qui permettent de l'empêcher.

En principe, l'allaitement au sein doit être préféré

à l'allaitement artificiel, et l'allaitement maternel à l'allaitement mercenaire. Une plantureuse nourrice qui, du pays natal où elle n'était que pauvrement pourvue, passe au confort souvent exagéré de l'office chez des bourgeois cossus, et qui, gourmande, se gave avidement de viande, de vin, de café, de liqueurs est plus nuisible à un rejeton d'arthritiques que ne pourrait l'être une nourrice plus maigre et moins vorace. La loi Roussel, excellente d'ailleurs, donne souvent à nos enfants des nourrices dont le lait a sept mois de date, un lait trop nourrissant pour les capacités digestives d'un nouveau-né.

Mères qui me lisez, essayez de nourrir vous-mêmes, si vous voulez avoir des enfants beaux et sains. Fussiez-vous un peu arthritiques, votre lait vaudra mieux que celui de femmes souvent mal préparées à bien doser la ration quotidienne d'un jeune ralenti de la nutrition.

Mais apprenez votre métier de mères et de nourrices. En France, nous mettons si peu d'enfants au monde que, pour le moins, faut-il les préserver de cette gastro-entérite qui fait tant de victimes en bas âge, et qui prépare pour l'avenir des générations d'arthritiques, de neurasthéniques et de débiles.

Sachez qu'il y a, à Paris, et dans toutes nos grandes villes, des écoles des mères, et que l'hygiène du nouveau-né ne s'improvise pas.

CHAPITRE VIII

ASTHME D'ENFANTS

Fréquence de l'asthme chez l'enfant arthritique. — Observation d'un enfant de onze ans. — La première crise probablement d'origine auto-toxique. — L'asthme prend souvent ensuite le caractère névropathique. — Prophylaxie et traitement.

Ce sont de singulières maladies, encore mal connues et insuffisamment comprises, que ces troubles respiratoires si fréquents chez les nerveux et chez les arthritiques, et qui dénotent une perturbation passagère, en forme d'accès, mais intense, du bulbe rachidien préposé aux fonctions cardiaques et pulmonaires.

Chez les enfants arthritiques, l'asthme est un phénomène fréquent. Il débute parfois dans l'âge le plus tendre. Comby conte l'histoire d'un nourrisson, fils de père et de mère arthritiques, qui eut à six semaines son premier accès. Le début avant la dixième année est fréquent (Comby, Hyde, Saller, Moncorvo).

Je veux résumer ici une observation très typique, qu'il m'a été donné de recueillir tout récemment.

Un jeune garçon de onze ans, issu de grands-parents et de parents très arthritiques (sa grand' mère et son père sont des tuberculeux guéris), rentre à Paris après de joyeuses vacances passées dans les montagnes. Il est maigre alors, mais bien pris, de force moyenne, habituellement bien portant; il ne s'enrhume pas facilement l'hiver; il a l'esprit fort éveillé, mais le travail intellectuel et les exercices physiques, même le jeu le plus captivant, déterminent chez lui une fatigue visible. Après un dîner savoureux, chez des parents qui ne détestent pas la bonne chère, il vient de monter en wagon. Il se couche sur les coussins pour passer la nuit; mais au moment où il va s'endormir, soudainement ses bronches s'emplissent de grosses mucosités, sa respiration devient sifflante, comme si se déclarait une bronchite soudaine et très intense. Cela dure près de deux heures, puis tout rentre dans l'ordre, l'enfant s'endort paisiblement.

Cinq à six jours plus tard, le jeune Jacques D... étant à la campagne, dans un château dont les murailles sont baignées par l'eau d'un étang, est réveillé, vers onze heures du soir, par un véritable accès d'asthme. Une angoisse l'étreint; sa poitrine est remplie de gros râles sibilants; assis sur son lit, il respire avec peine, la poitrine serrée par de larges mains invisibles; il lui faut un effort intense pour remplir sa poitrine d'air, et pour la vider, plus encore. La face est pâle, exprimant la crainte de voir durer et s'accroître cette anxiété jusqu'à l'impossibilité de respirer. Encore qu'il ait peine à parler, il explique à sa mère que tout se passe comme si l'air

qu'il aspire était chargé de vapeurs de soufre. Peu
à peu cette tension extrême se dissipe ; une toux
libératrice amène des crachats en forme de « perles
glutineuses » ; la polyurie critique clôt la scène, et
le gamin, épuisé de fatigue, s'endort encore tout
alarmé.

Un an se passe sans accidents. Pourtant l'enfant
est moins ardent, plus débile. Sa santé physique ne
paraît pas sérieusement compromise : il ne maigrit
pas, ne s'enrhume pas plus qu'auparavant ; l'auscultation ne révèle rien d'anormal, pas même la
présence appréciable de ganglions bronchiques ;
mais son acuité intellectuelle, son pouvoir d'attention se sont atténués ; il est moins bon élève que
naguère, plus fantaisiste, plus capricieux.

Quatorze mois après le premier accès, Jacques D...
est témoin d'un accident très dramatique. Sur le
moment, il fait bonne contenance, mais au bout de
trois ou quatre jours il est pris, le soir en se mettant
au lit, d'un accès d'asthme atténué. Vainement il
cherche le sommeil : le voilà tout énervé, anxieux,
avec cette gêne respiratoire que toujours il compare
à celle qu'on éprouve quand on aspire les vapeurs
émanées d'une allumette dont le soufre brûle ; de
nouveau ses bronches s'emplissent de sécrétions
bruissantes ; mais la gêne respiratoire n'est pas
extrême ; l'état de nervosité générale domine. L'accès, en somme, n'est pas intense, mais il dure : l'enfant ne parvient à s'endormir qu'après minuit.

Dès lors, pendant tout l'hiver et le printemps, les

crises reviennent deux ou trois fois chaque semaine. La mère du petit malade, extrêmement nerveuse, s'inquiète outre mesure de ces accidents, au total bénins, et contribue à en accroître l'importance par l'émoi qu'elle manifeste. L'enfant devient de plus en plus nerveux ; ses accès se multiplient, suivis de lendemains d'autant plus accablés que l'on abuse un peu du traitement par l'antipyrine, les fumigations de datura et les inhalations de pyridine.

Consulté, je ne constate point de causes anatomiques, j'entends de ganglions bronchiques hypertrophiés, pas de végétations adénoïdes. J'émets cette hypothèse que, sinon pour le premier accès, probablement de nature toxi-alimentaire, du moins pour ceux qui se produisent maintenant, l'état de constante surexcitation du système nerveux doit être la cause principale. J'ai vainement essayé du régime, qui ne donna pas grand'chose, et je conclus que le vrai remède doit être dans l'isolement. Je conseille expressément aux parents de se séparer, pour un temps, de leur fils. Malgré les protestations de la mère, fort indignée de mes propositions, le père, plus raisonnable et qui observe mieux, décide d'envoyer Jacques à la campagne, chez des parents qui veilleront sur lui, sans lui manifester de sollicitude excessive. Et, dès le premier soir de son exil, Jacques D..., qui, chez lui, avait presque tous les soirs un accès, s'endort à neuf heures pour se réveiller le lendemain à huit heures. Il était bel et bien guéri. Et jamais il n'eut d'autres accès, sinon cinq mois plus tard, à propos d'un choc émotif. Il est, depuis lors, bien portant.

Ce cas est instructif, car il montre, de façon frappante, quel rôle la névrose peut jouer dans la genèse de cette affection bizarre.

Notez pourtant que le premier accès, parfaitement inattendu, était dû très vraisemblablement à quelque intoxication digestive ; admettons que la diathèse arthritique est ici manifeste.

Elle joue presque toujours le rôle de cause prédisposante. Le regretté Dr Joal et le professeur Landouzy ont émis cette opinion que, fréquemment, l'asthme infantile est dû à la présence de ganglions bronchiques de nature tuberculeuse ; et même à la présence de quelques tubercules disséminés sur la plèvre ou dans le poumon. Cette doctrine contient assurément une très grande part de vérité. J'ai dit quelles relations étroites unissent incontestablement la maladie tuberculeuse et la diathèse arthritique. Si les enfants asthmatiques sont, quelquefois, effleurés par la tuberculose, c'est dans l'immense majorité des cas par une tuberculose bénigne, à évolution torpide, aboutissant à l'arthritisme et guérissant par le mécanisme arthritique.

Le mode d'alimentation paraît avoir aussi une influence manifeste. Beaucoup d'enfants n'ont d'accès d'asthme qu'au cours d'une digestion laborieuse et surtout après le repas du soir trop copieux, suivi du coucher trop rapide. Il convient, en pareil cas, de modifier le régime, d'adopter un repas du soir léger, uniquement constitué de végétaux, et d'imposer au petit malade une promenade au grand air, d'une demi-heure, avant de le coucher, pour amener la guérison.

Parfois l'abus des épices et notamment du sel de cuisine, contribue à la production de l'accès. La crise d'asthme paraît souvent s'accompagner en effet tout au début, du moins, de quelque chose qui ressemble un peu à de l'œdème pulmonaire; le soulagement se produit au moment même où commence à se constituer l'expectoration libératrice. On sait que les œdèmes ont pour cause, comme l'ont démontré les expériences si concluantes du professeur Widal, la rétention des chlorures dans les tissus. C'est là une hypothèse que j'émets, une hypothèse discutable, j'en ai le sentiment. Je ne puis fournir à l'appui qu'une preuve, c'est le succès, que j'ai constaté quatre fois, du régime déchloruré. La suppression du sel de l'alimentation journalière paraît avoir contribué chez quatre de mes petits malades, à la disparition d'accès d'asthme fréquents, et qui ne semblaient pas de nature nerveuse.

Voici bien des années que M. le professeur Bouchard a émis l'hypothèse de l'origine toxique des accès d'asthme. Cette opinion a pour elle des arguments de premier ordre. La crise survient en effet, habituellement, chez des sujets arthritiques, nous l'avons dit, qui éliminent mal les déchets des combustions organiques, et dont le foie comme le rein fonctionnent insuffisamment. J'ai constaté souvent chez les jeunes asthmatiques qu'il m'a été donné d'observer, les urines rares, riches en pigments biliaires, en urobiline, en indican, et contenant parfois des traces d'albumine. Or, si l'on facilite l'élimination par le rein, au moyen de boissons chaudes, et en utilisant, selon la méthode du Dr Antoine Florand, une petite dose de valérianate de caféine associée à la théobromine, on obtient habituellement la suppression presque immédiate de l'accès d'asthme, en même temps que s'établit une polyurie très abondante, et qui donne l'impression d'être libératrice.

Les cures hydro-minérales, à la Bourboule et au Mont-Dore, fournissent souvent des résultats thérapeuthiques excellents. Encore est-il habituellement utile de conduire le petit malade trois ou quatre ans de suite faire sa cure.

Pour terminer, je voudrais dire un mot du traitement institué par un spécialiste très distingué des maladies du nez, du larynx et des oreilles, le Dr Pierre Bonnier. Avec la pointe d'un stylet, le Dr Bonnier recherche sur la surface de la muqueuse nasale le point sensible, celui qui, quand on le touche, réagit avec une netteté spéciale. Il procède alors, après une application de cocaïne, à une cautérisation électrique. Si la cautérisation est suffisante pour amener la destruction du filet nerveux, on voit assez fréquemment les accès d'asthme disparaître.

L'explication de ces cures, parfois merveilleusement efficaces, nous échappe encore. On peut penser, avec M. Bonnier, que la muqueuse nasale est une surface extrêmement sensible et qui sert de point de départ à une foule de réflexes bulbaires. Peu importe, d'ailleurs, la conception doctrinale. Les faits sont là, incontestables ; et dans un métier comme le nôtre il nous arrive fréquemment d'utiliser un moyen qui se montre efficace, alors même que son active bienfaisance paraît, dans l'état actuel de nos connaissances, malaisément explicable.

CHAPITRE IX

A L'USAGE DES CONSTIPÉS

L'abus des laxatifs. — Cas où les purgatifs sont manifestement
nuisibles. — La constipation et ses inconvénients : entérite,
migraines, congestion du foie, dépression intellectuelle,
complication d'ordre gynécologique. — L'euphorie que procurent les purgatifs salins. — Inconvénients des lavages de
l'intestin. — L'auto-intoxication d'origine digestive. — Le
traitement de la constipation par le réensemencement de
l'intestin.

« Puisqu'il est avéré, que nous fabriquons des
poisons, que ces poisons peuvent être absorbés,
pénétrer dans le sang, circuler avec lui dans tout
l'organisme ; puisque, s'il faut en croire M. Metchnikoff, notre gros intestin est le lieu d'élaboration de
ces poisons par les microbes, n'est-il pas évident
qu'il faut tenir pour sage la vieille doctrine qui incite
à se purger souvent — la purgation étant, sans
doute le meilleur procédé de nettoyage que là
science médicale ait mis à la disposition des pauvres
gens ?...

« Et ceci dit, quels purgatifs devons-nous préférer ? Les rudes ou les doux, les eaux salines ou
l'huile de palma-christi, la manne en larmes, le séné,
que l'on dissimule, mêlé au jus onctueux des pru-

neaux ; les laxatifs du genre mécanique : graines de lin ou de psyllium ; les cathartiques, les drastiques, hydragogues ou cholagogues ?... Tous ces mots que je trouve dans un petit livre de vulgarisation médicale, en même temps qu'ils me communiquent une haute idée de la richesse des moyens dont vous disposez pour notre nettoyage, m'alarment quelque peu par la diversité des drogues. Je me demande si tous ces purgatifs que l'on met dans le commerce et dont les journaux proclament la charmante efficacité : pilules, capsules, dragées, eaux minérales décorées de noms empruntés à l'armorial espagnol ou hongrois, tablettes, limonades, élixirs, confitures, poudres effervescentes, ont des mérites équivalents, s'il faut les absorber sans choix, ou bien, tout au contraire apprendre, à reconnaître celui qui nous convient plus spécialement.

« Aidez-nous, je vous prie, à nous faire des idées justes sur les mérites des ellébores ; enseignez-nous à nous purger avec discernement... »

Ainsi m'écrivait récemment une malade ingénieuse, tourmentée par la coprostase ; sa lettre méritait une réponse, que j'insère dans ce volume puisqu'aussi bien l'atonie intestinale est l'un des ennuis les plus habituels des arthritiques.

Mais, tout d'abord, une distinction. De l'utilité thérapeutique de la purgation en présence d'un cas déterminé de maladie, je ne dirai pas un seul mot. Chacun de mes lecteurs a un bon médecin qu'il a choisi sans doute avec grand soin, c'est lni seul et

non pas un livre qu'il convient de consulter en cas
de maladie.

Par contre, il nous appartient de rechercher ici
s'il est sage ou bien imprudent de recourir habituellement aux laxatifs, par hygiène préventive, en vue
de se maintenir plus certainement en santé. Ce dis-
gracieux petit problème d'hygiène pratique, nous
allons essayer de le traiter sans parti pris, et si possible, sans mots trop révoltants.

Vous pensez bien que sur ce point comme sur
beaucoup d'autres, les hommes de l'art ne s'accordent pas tout à fait ; dans nos sociétés médicales où
de telles questions se débattent, on entend soutenir
l'une après l'autre deux appréciations radicalement
opposées. Il me souvient de débats mémorables à la
Thérapeutique, lorsque le Dr Burlureaux y présenta
son livre ingénieusement intitulé *Un danger social :
la purgation.*

Je prise fort le Dr Burlureaux. C'est un fort galant
homme qui, sans autre titre officiel que celui d'agrégé
libre au Val-de-Grâce, a su se faire une situation
enviable. Il a encore à mes yeux ce mérite de passer
pour un original, parce qu'il pense par lui-même
et ne concède rien à l'argument d'autorité. C'est
une attitude assez belle, encore qu'il ne faille point
la pousser trop avant, sous peine de se voir contraint de reconstruire à soi tout seul la médecine, ce
qui est un bien gros morceau. En outre, cette tendance induit en la tentation de faire sur soi-même
et par l'observation interne, des découvertes que

l'on applique ensuite un peu trop aisément à autrui.

Il y a trente-huit ans, le Dr Burlureaux, étant malade, — c'est lui qui nous le conte, — demeura constipé vingt-deux jours durant, sans le moindre inconvénient. Ce premier cas, bien personnel, l'inclina, une fois pour toutes, à penser que les purgatifs sont beaucoup moins utiles qu'on ne le croit communément. De très nombreuses observations ultérieures le conduisirent à envisager le nettoyage d'intestin comme presque toujours inutile et souvent dangereux. Il le prouve dans son livre, ou plutôt il s'efforce de le prouver par une argumentation très forte à certains moments, et qui, parfois, apparaît un peu mince. Il veut trop démontrer. Mais l'excès même de son intransigeance l'a servi aux yeux du public ; la foule aime les opinions catégoriques : elle a le goût naturel et l'appétit de l'absolu ; elle tient en médiocre admiration ces gens à l'esprit tempéré qui, pesant le pour et le contre, constatent que la vérité ne va jamais avec les sentiments extrêmes, voient à presque toutes les règles des exceptions, et, de bonne heure, apprennent à n'affirmer qu'avec prudence, à ne nier qu'avec modération.

Le Dr Burlureaux est un homme de foi. Avec toute la décision que communiquent les convictions fortes, il piétine, pour la pulvériser, la doctrine de l'auto-intoxication ; « on peut la considérer, écrit-il, comme une chose du passé ». Et voilà des milliers de recherches expérimentales et d'observations cliniques abolies d'un trait de plume. Sur ce point-là, pour de fortes raisons que je ne puis vraiment énumérer ici, je ne partage pas du tout l'opinion du Dr Burlureaux. Par contre, je suis avec lui quand il affirme que nombre de gens abusent des laxatifs, qu'ils ont tort de trembler pour un jour passé sans abondante exonération. Et tout le monde, ou presque, l'approuvera encore quand il écrit : « C'est une grande erreur de considérer les purgatifs comme une sorte de balai, pouvant aider indéfiniment à l'évacuation... ils ne sont qu'un moyen provisoire, n'atteignant qu'une très faible partie de l'objet à atteindre, et perdant toute efficacité par sa répétition. »

Je serais assez volontiers de cet avis, encore qu'il me souvienne des expériences de Gilbert et Dominici, démontrant que les purgatifs, après avoir accru dans de faibles proportions l'élimination des microbes intestinaux, la réduisent ensuite au 1/15e ou au 1/20e de la normale. Sans doute, cette action n'est pas extrêmement durable, mais elle est indéniable. J'accorde encore, et volontiers, que le purgatif peut être parfois périlleux. Il paraît bien démontré maintenant que les appendicites les plus graves, celles qui donnent les résultats opératoires les moins heureux sont celles qui ont été traitées d'emblée par la purgation. Et il est bien digne de remarque que l'on puisse, sans aucun inconvénient, constiper, grâce à de fortes doses d'opium, un malade atteint d'appendicite aiguë. L'immobilisation de l'intestin est une des bonnes conditions du traitement médical de cette maladie, quand on s'efforce de la refroidir. On dirait, au contraire, que le purgatif agisse ici en libérant des poisons dangereux ; c'est ce que le bon peuple appelle « mettre les humeurs en mouvement. »

Ces vérités d'observation, M. Burlureaux les a très finement notées ; mais il en tire des conséquences d'un radicalisme abusif.

Quoi qu'il en dise, la véritable constipation, pour peu qu'elle se prolonge, ne va pas sans inconvénients sérieux. Ces malades atteints d'appendicite ou de péritonite, que l'on constipe, et qui s'en trouvent bien, ce sont des gens qui ne mangent pas et qui ne risquent point de s'intoxiquer. Mais ceux qui se nourrissent normalement, qui font peu d'exercice physique et de qui l'intestin ne fonctionne pas, sont sujets à de multiples et incontestables misères, à des misères dont la cause est bien certainement la coprostase habituelle : on en fait aisément la preuve.

L'atonie intestinale avec fermentations anormales et *indicanurie* a les effets les plus évidemment fâcheux sur la migraine, l'entérite muco-membraneuse, les accès d'asthme, la plupart des maladies de la peau, la congestion du foie ; la présence d'indican et de bile dans le sang, qui en sont les conséquences très fréquentes, a un très regrettable retentissement sur l'activité nutritive, sur le fonctionnement du système nerveux. Nombre de cas de dépression nerveuse sont franchement améliorés par un régime aidant à ce qu'on nomme « la liberté du ventre » ; et cela est exact surtout pour les neurasthénies de la quarantaine ou de la cinquantaine.

D'autre part, tous les gynécologues s'accordent à reconnaître que l'encombrement intestinal a sur les organes voisins de la maternité le retentissement le plus fâcheux et le plus évident.

Ce qui tente surtout et invite à l'emploi réitéré des laxatifs, c'est un effet momentané mais assez vif et prononcé sur la tonicité de l'organisme. Les purgatifs salins, notamment, procurent fréquemment un sentiment d'allégresse, d'euphorie, de jeunesse et, pour tout dire, de santé, qui est assez tentant pour inciter aux récidives. Or, ce sentiment de bien-être me paraît lié à un phénomène physiologique peu connu et des plus intéressants. Un purgatif salin — c'est Brouardel qui l'a montré — détermine une hyperglobulie instantanée, une concentration du sang. C'est là un phénomène tout à fait comparable à celui que l'on observe sur les gens rapidement transportés à de hautes altitudes. Le massage (d'après John Mitchell), la douche froide (d'après Winternitz), les injections hypodermiques de sérum artificiel (J. Chéron), les bains salés, les frictions, les bains de lumière, provoquent le même sentiment d'excitation légère, de vivacité dans le corps et l'esprit.

Est-ce une raison pour en user habituellement ? Franchement je ne le crois pas. Tout nous porte à penser que le purgatif n'est pas un très ingénieux moyen de nettoyage. Il y a des embarras gastriques, des états saburraux tenaces que le purgatif n'améliore nullement. Que la constipation soit une des causes importantes de l'entérite muco-membraneuse,

voilà qui ne fait pas de doute ; mais que les purgatifs ne soient à l'entérite qu'un remède grossier,
insuffisant et parfois dangereux, voilà ce dont il faut
bien convenir.

*
* *

« Voilà longtemps m'écrivait encore une malade,
que j'ai tenté, sérieusement, méthodiquement d'avoir
recours aux moyens que préconise dans son livre le
Dr Burlureaux. Persuadée que l'habitude est une
seconde nature, j'ai essayé de la ponctualité minutieuse ; et tous les jours, à la même minute de la
même heure matinale, je me suis appliquée à...
transformer en réalité mes désirs : j'ai tenté de la
suggestion, aidant de toutes mes forces concentrées
au bon vouloir du médecin qui m'enjoignait, avec
la plus impérative véhémence, de ne plus être cons-
tipée ; j'ai fait usage des rouleaux de bois dur ou de
métal poli qui frictionnent le côlon ascendant, le
transverse et le descendant, des machines rotatives,
électriques ou non, qui massent rythmiquement la
paroi abdominale ; et je n'ai négligé ni la gymnastique, ni les premiers déjeuners au miel, ni les sérums
artificiels ni les sérums marins. Rien n'y a fait. Je
suis restée rebelle à ces thérapeutiques essayées
avec confiance et poursuivies avec acharnement.

« Or, il arrive invariablement que, lorsque je suis
demeurée une trentaine d'heures en état de constipation, j'éprouve des maux de tête extrêmement

pénibles, aggravés encore de somnolences, de fatigue, d'insomnie, de migraines, qui ne sont point imaginaires.

« Une fois, pour obéir au médecin neurologiste qui dirigeait mon hygiène, je suis demeurée deux semaines, quatorze jours sans laxatifs, et à peu près sans évacuation. Il en est résulté d'abord un état de migraine et de nausées presque constant, puis une aggravation très nette de certaine métrite depuis longtemps en voie de guérison. Lorsque je prends tous les deux ou trois jours, un laxatif, ou plus simplement un petit lavage, je ressens un incontestable bien-être. Certes, mon imagination peut bien à la rigueur composer de toutes pièces ce sentiment de légèreté, de netteté intérieure que je crois éprouver ; mais, par l'emploi d'un laxatif, je peux aussi supprimer la migraine ou l'empâtement de la langue ou bien encore cette torpeur énervée de l'esprit, cette lassitude générale, que je connais bien, et que je n'invente assurément pas.

« Il y a donc quelques personnes, dont je suis, qui ne peuvent se contenter des moyens proposés par M. Burlureaux, et qui se portent mal en état de constipation prolongée. Celles-là, quelle conduite doivent-elles, en bonne hygiène, tenir ? Voilà ce qu'il faudrait nous apprendre... »

Nombreux sont les malades qui se voient contraints d'attribuer à leur mépris exagéré pour une constipation ancienne et rebelle, l'entérite muco-membraneuse dont ils sont affligés. Cette opinion

est précisément celle que soutient des plus vigoureux arguments le Dr Albert Mathieu, un maître en
fait de maladies gastro-intestinales. Bien d'autres
raisons encore nous portent à croire que la coprostase n'est pas toujours inoffensive, et que, si certains névropathes s'en préoccupent un peu follement,
se purgent jusqu'à l'absurde, d'autres ont tort de
ne jamais se soucier de ce que nos pères dénommaient la liberté du ventre.

Vingt-cinq ans d'expérience médicale m'ont conduit à me faire sur ce point une opinion. Cette opinion, il faut que je la donne ici, puisque aussi
bien cette question de l'usage habituel des purgatifs
n'a pas encore trouvé place dans les ouvrages d'hygiène, où elle devrait figurer, et que je ne puis procéder modestement par citations d'autrui.

Je crois qu'il faut louer le Dr Burlureaux d'avoir
poussé un cri d'alarme ; je pense comme lui que
bien des gens pourraient abandonner l'emploi continuel des médicaments laxatifs et recourir uniquement aux procédés d'entraînement ou mieux de
rééducation de la fonction intestinale ; on pourrait
économiser une très grande part des millions consacrés chaque année par les peuples civilisés d'Europe
ou d'Amérique, en achats de pilules, de poudres, de
tisanes ou d'élixirs libérateurs.

Mais ne poussons rien à l'excès. On compte de
nombreux états pathologiques où les purgatifs rendent des services incontestables. Certains purgatifs
alcalins, type sels de Carlsbad, et les préparations

à l'euonymine ont sur le foie une action souvent heureuse. Qui pourrait nier les services rendus chez les enfants par l'huile de ricin et par le calomel? Mais c'est là de la médecine. Restons dans l'hygiène pure et bornons-nous ici à conseiller ceux qui, précisément, se purgent sans prendre avis d'un médecin, et à titre plutôt préventif que curatif.

C'est sur ce point que M. Burlureaux aligne les arguments les plus forts. Mais peut-être a-t-il tort de condamner du même coup les médicaments laxatifs et les simples lavages.

J'estime comme lui qu'on a follement abusé des grands lavages de plusieurs litres, pratiqués à l'aide de canules énormes, longues de la longueur même du gros intestin. Ces accessoires sont, à mon sens, pis qu'inutiles, nuisibles. Avec une toute petite ruse de technique, certaine façon de s'étendre, de respirer, on peut faire que le liquide. — à condition qu'il ne soit pas trop chaud, — franchisse aisément les limites de l'ampoule rectale et vienne irriguer le côlon ascendant, le côlon transverse, le côlon descendant jusqu'au cæcum. Quand on prend, dans ces conditions, un lavement d'eau bouillie fraîche — j'entends à 15 ou 18 degrés — on perçoit très bien le parcours dans tout le gros intestin de la colonne liquide. Or, le lavement frais qui, pris en quantité médiocre, ne risque point de distendre dangereusement la partie inférieure du tube digestif, peut être utile, et je ne conçois pas, en vérité, qu'il puisse être nuisible. Cette partie de notre corps qui, précisément, est la moins propre, pourquoi ne pas la nettoyer ? Comment des gens accoutumés à se tenir en état de propreté constante et minutieuse se refuseraient-ils à se laver aussi journellement, en cet endroit singulièrement souillé ? Ce lavage n'a d'inconvénients que s'il est pratiqué de façon maladroite, en quantité trop abondante, à des heures mal choisies.

Le vieux *clystérium* raillé par Molière, baptisé de nos jours des noms décents et doux d'entéroclyse et de douche ascendante, mérite d'être conservé, et même de faire partie, sinon tous les jours, du moins deux ou trois fois par semaine, de la toilette matinale. Et voici, je crois bien, les règles de son emploi :

1º Le lavage doit être fait non pour provoquer l'évacuation intestinale, mais bien après, à titre de nettoyage d'une région qui vient d'être souillée ;

2º Il doit être peu abondant et rejeté aussitôt qu'il a été pris ;

3º Il faut faire usage d'un bock à injections, accroché assez bas (pas plus d'un mètre au-dessus du niveau de la canule), d'un tube en caoutchouc d'une parfaite propreté et d'une canule en ébonite, longue de huit centimètres environ ;

4º Le liquide injecté sera de l'eau bouillie presque froide ; un demi-litre suffit le plus souvent. On peut, dans certains cas, que je n'ai pas ici le loisir de préciser, remplacer l'eau pure par du sérum artificiel isotonique, plus simplement par de l'eau bouillie légèrement salée (à 7 p. 1.000) ;

5° Il importe que le liquide injecté ne demeure pas dans l'ampoule rectale, mais pénètre dans le côlon et le suive dans toute sa longueur. On y peut, avec quelque habitude, aisément parvenir.

Ces conditions remplies, j'estime que le lavage intestinal est une pratique fort sage et qui fera sans doute un jour partie intégrante de la toilette des civilisés. Il a cet avantage de procurer un teint plus clair et plus frais, une haleine plus pure et un regard plus vif. Beaucoup de coquettes le savent. En outre, le lavement froid ou presque froid a, sur le fonctionnement des reins, une action heureuse, qui, pour les arthritiques, n'est point à négliger.

J'ai dit, précédemment, que je croyais très fermement à l'auto-intoxication d'origine digestive, et à son influence sur le vieillissement de nos organes. J'ai dit aussi que je ne prescrivais que rarement les laxatifs et purgatifs usuels. Ces deux affirmations ne sont point contradictoires, je veux dire pourquoi.

Oui certes, plus j'observe et plus ce que je vois me porte à croire que les résidus de notre nutrition sont, pour tout l'organisme et notamment pour notre système nerveux, des poisons lents et redoutables. Mais, d'autre part, je ne crois pas que les purgatifs salins, drastiques, huileux ou cholagogues soient très propres à restituer au milieu intestinal une très durable innocence.

Mais, depuis quelques années, depuis les travaux de Hayem, de Metchnikoff, de Tissier, de bien d'autres, nous possédons d'assez puissants moyens de substituer, à une flore intestinale terriblement riche en microbes nuisibles, une flore intestinale normale ou presque. Sous forme de laits aigris, de bouillons de culture ou de comprimés, le bacille lactique, — accompagné d'aliments farineux et sucrés qui lui composent un milieu favorable, — pullule, rend, par ses sécrétions acides, la vie mal tolérable aux bacilles nuisibles (favorisée tout au contraire par un milieu très alcalin), diminue de beaucoup la production des toxines intestinales et, secondairement, soulage le plus heureusement du monde le foie, épuisé de fatigue, surmené par sa lutte contre les poisons digestifs.

Voilà, je crois, qui va porter à l'emploi des vieux purgatifs une assez rude atteinte. Le réensemencement de l'intestin, méthodiquement pratiqué, a généralement raison des constipations les plus rebelles — sauf celles qui sont uniquement dues à des obstacles mécaniques ou à des spasmes névropathiques. Cette méthode thérapeutique, je la tiens pour un grand bienfait ; elle enraye les entérites et diminue incontestablement tout cet ensemble de malaises physiques et de troubles psychiques que cause l'auto-intoxication digestive. Bien appliquée, elle apparaît dénuée d'inconvénients, si j'en crois les observations nombreuses — plus de huit cents à l'heure actuelle — que j'ai moi-même recueillies. La purgation, ou plutôt l'abus de la purgation est, je l'accorde, condamnable. Mais le réensemencement de l'intestin, qui abolit la constipation et diminue nos toxines, soulage le foie, épure nos milieux intérieurs, est une méthode excellente, établie sur de bonnes bases scientifiques, et pratiquement efficace. C'est à mon sens, une des conquêtes durables de la thérapeutique de ce temps.

CHAPITRE X

ENTÉRITE MUCO-MEMBRANEUSE

Le mot entérite est impropre. — Les symptômes. — Appendicite et entérite. — Causes habituelles ; les principales
théories. — La thèse du Dr Trémolières. — Faits expéri-
mentaux et observations cliniques. — L'entéropathie peut
être due à des causes diverses : les plus fréquentes sont le
terrain arthritique et l'abus des aliments d'origine animale. — L'hygiène et le traitement rationnel.

C'est une maladie fréquente, extrêmement fréquente de nos jours, et qui sévit de préférence
parmi les arthritiques. Il y a cinquante ans, les
médecins n'en parlaient guère ; les traités de pathologie n'en discouraient qu'incidemment. Au commencement du XXe siècle, les praticiens occupés ont
constamment occasion de l'observer.

Les noms d'entérite ou d'entéro-typhlo-colite,
qu'on lui donne communément, ne lui conviennent
guère ; la désinence en *ite* signifie inflammation : or,
il n'y a pas, à proprement parler, inflammation de
la muqueuse intestinale. Les dénominations d'entéro-
névrose, de tropho-névrose du côlon, de colopathie,
d'entéropathie muco-membraneuse, empruntées à
MM. G. Lyon, Blondel, Le Gendre et Trémolières,
seraient assurément plus exactes.

Ai-je bien besoin de décrire, même sommairement, un mal si répandu qu'il n'est pas beaucoup de familles, où ne s'en soit produit au moins un cas ?

La constipation — le Dr Mathieu a justement insisté sur ce point — est le maître symptôme de l'entéro-colite : constipation souvent opiniâtre ou qui, de temps à autre, alterne avec de malodorantes débâcles ; les malades souffrent, quotidiennement ou bien par crises espacées, de tranchées, de brûlures, souvent plus violentes à l'occasion d'un écart de régime, d'une reprise d'énervement, et qui siègent presque toujours sur le trajet du gros intestin, plus spécialement au niveau du cæcum ou bien à l'une des coudures du côlon. Enfin, les patients expulsent des mucosités glaireuses, d'autres pareilles à de l'écume ou, pis encore, des filaments, des rubans, des lanières, des lambeaux de muqueuse intestinale, dont les sujets impressionnables s'effraient, à tort, extrêmement.

Certains, quand on pratique un examen minutieux, se révèlent atteints de *lithiase intestinale*, ce qui veut dire, en clair français, qu'ils rendent du sable par l'intestin, comme d'autres en rendent par le foie ou le rein.

Les digestions sont lentes et lourdes ; le ventre est ballonné. La langue pâteuse, encrassée et comme épaissie à la base ; la muqueuse buccale rouge et chaude, fréquemment irritée d'aphtes ; au matin, l'haleine est mauvaise, et voire dans le jour.

L'entéritique est toujours un arthritique, presque toujours un névropathe. C'est assez dire que de nombreux et très divers symptômes, et notamment les ptoses viscérales se surajoutent à ceux, spécialement caractéristiques, que je viens d'énumérer.

Quelques cliniciens, et entre tous le professeur Dieulafoy, estiment que l'appendicite et l'entérocolite ne coexistent que rarement chez le même sujet. Au contraire, M. le professeur Reclus incline à croire que l'appendicite est souvent la conséquence directe de l'entérite chronique, et M. Richelot que, si l'appendicite est toujours d'origine intestinale, elle contribue fréquemment, à son tour, à surcontaminer le côlon. Je penche, pour mon compte, vers l'opinion de MM. Reclus et Richelot ; chez les personnes atteintes de constipation opiniâtre et d'entéropathie muco-membraneuse, l'appendicite à forme aiguë ne s'observe pas bien souvent, mais l'appendicite subaiguë ou chronique est d'une très grande fréquence.

Parmi les causes de l'entérite, on cite habituellement les corps étrangers de l'intestin, le passage des calculs, les vers intestinaux, l'abus des grands lavages à la sonde, qui furent trop longtemps de mode, l'usage immodéré des purgatifs. Les eaux potables souillées par le coli-bacille peuvent assurément la faire naître. Mais ces agents provocateurs n'interviennent que dans quelques cas au total assez rares.

L'entérite muco-membraneuse vulgaire survient habituellement dans les conditions que voici.

Elle choisit de préférence le terrain arthritique ;
parfois elle alterne avec des accès d'asthme, de
colique néphrétique, de colique hépatique, avec des
poussées de psoriasis ou d'eczéma.

Les névropathes y sont extrêmement enclins, et
c'est une question de savoir si la névrose engendre
l'entérite ou si l'état intestinal influe sur la bonne
ordonnance des facultés intellectuelles. A tout prendre, il est vraisemblable que la prédisposition aux
névroses aide singulièrement à l'éclosion de la maladie, et plus encore à la fréquence des rechutes ;
l'entérite, à son tour, retentit douloureusement sur
les centres nerveux. Je connais des malades qui,
pour la moindre secousse morale, font une crise
d'entérite. Certains nerveux, psychasthéniques en-
durcis, vous ont des entéro-colites interminables et
qui résistent aux procédés habituellement efficaces
de traitement.

Mais pour tous les autres malades, la grande cause
me paraît être l'intoxication alimentaire avec insuffisance d'exercice. C'est l'arthritisme à localisation
intestinale.

Dans le laboratoire du professeur H. Roger, le
Dr Fernand Trémolières, chef de clinique du professeur Debove, a poursuivi tout une série de recherches expérimentales très habilement conduites, touchant la genèse de la colopathie muco-membraneuse.
Ces recherches, consignées dans un mémoire de tout
premier ordre, démontrent clairement que les irritations mécaniques, les excitations nerveuses (électri-

sation du pneumogastrique), les inoculations de cultures microbiennes ou de substances toxiques, peuvent déterminer les symptômes caractéristiques de la colo-succhorée. Mais ce sont les animaux soumis à l'action de l'oxalate de soude et de l'acide urique qui ont rendu les plus « belles » sécrétions muqueuses. Le laboratoire et la clinique s'accordent à reconnaître que l'entéropathie porte le plus souvent la signature de l'arthritisme.

L'abus de l'alimentation carnée est un grand facteur d'entérite. Soyons plus exacts et disons : l'abus de tous les aliments d'origine animale, lait, œufs, poisson et viande. Les nourrissons, que l'on ne peut accuser d'abuser de l'alimentation carnée, abusent fréquemment du lait quand leurs tétées sont mal réglées ; et le lait leur devient toxique quand il provient d'une nourrice de qui l'alimentation est exagérément riche en substances azotées.

Bien entendu, les viandes faisandées, le poisson et les crustacés de douteuse fraîcheur, les conserves alimentaires préparées sans soins minutieux, sont plus particulièrement nuisibles.

Même fraîche et d'excellente qualité, la viande se putréfie très aisément dans un milieu intestinal trop alcalin et dont les défenses nerveuses sont affaiblies. Cette alcalinité intestinale, très favorable au pullulement de la flore intestinale pathogène, il faudra que le médecin la combatte par des moyens appropriés. Les œufs, par leur très grand pouvoir fermentescible, le lait, par la constipation qu'il provoque souvent ; le sel, les épices, par leur seule action de présence et l'irritation mécanique qu'elle provoque, contribuent à causer l'entérite et à l'entretenir. L'alcool, même dilué sous forme de vin ou de bière, n'est pas non plus d'excellente hygiène. Le café, le chocolat, le thé concentré, substances propres à provoquer la formation de cristaux d'urates ou d'oxalates, ont aussi, bien certainement, de nuisibles effets.

Quel est le mécanisme producteur de l'entérocolite muco-membraneuse ? On nous a proposé des doctrines à la douzaine pour en expliquer la genèse.

Nombre de gynécologues comprennent à leur manière l'entérite, si fréquente chez les femmes atteintes de quelque maladie de leur ressort. L'utérus renversé presse sur le rectum, et, mécaniquement, provoque la constipation ; d'autre part, les vaisseaux lymphatiques se chargent volontiers de transporter, des organes de la femme au gros intestin, tout proche, les agents infectieux. Cette explication ne vaut, bien entendu, ni pour l'homme ni pour l'enfant. En fait, il est certain qu'un bon traitement gynécologique aide à la cure de l'entérite et, réciproquement, que la guérison de l'entérite influe heureusement sur les états infectieux des organes féminins.

Le professeur Bouchard et, d'autre part, le professeur Albert Robin, estiment que l'entérite muco-membraneuse dépend souvent d'un état stomacal défectueux et notamment de cette hypersthénie gastrique avec spasme pylorique, augmentation du volume du foie et coprostase, que notre éminent professeur de clinique thérapeutique a décrite avec tant de talent. Mon expérience personnelle m'inclinerait plutôt à croire que, chez les malades atteints d'entérite, l'intestin est primitivement touché, l'estomac ne souffrant que de troubles fonctionnels secondaires. Dans la pratique, je constate très habituellement que l'amélioration de la colopathie entraîne immédiatement le soulagement de la gastropathie, et peu à peu le dégagement du foie, jusqu'alors douloureux au toucher, pesant et congestionné.

L'hépatisme, de Frantz Glénard, la ptose de l'intestin, quelle que soit sa cause, par le mécanisme de la coudure, le rein flottant, par compression ou par mécanisme réflexe, peuvent, on le conçoit, déterminer de l'entérite.

Le Dr Albert Mathieu, qui est un maître clinicien des maladies du tube digestif, a été conduit, par de patientes observations, à penser que la constipation, est le symptôme primordial et la cause principale de l'entérite membraneuse. Une action réflexe, d'origine proche ou lointaine, détermine un état spasmodique du côlon, que l'on sent raide, contracturé, durci et tout semblable à une corde. L'irritation de la muqueuse, les douleurs, l'hypersécrétion muqueuse en forme de glaires ou de rubans, tout cela c'est la conséquence de la stase. Cette explication, qui nous aide à comprendre la fréquence et la ténacité de l'entérite chez bon nombre de névropathes, est passible de quelques objections assez fortes. Nous observons certainement de la constipation par atonie, qui est proprement le contraire de la contracture. En outre, beaucoup de constipés n'ont jamais d'entérite.

MM. Soupault et Jouaust, M. Le Gendre, M. G. Lyon nous ont donné une ingénieuse doctrine qui tend à faire de la maladie qui nous occupe une trophonévrose (le mot est, je crois bien, du D\u1d63 Raoul Blondel). Entendez, par trophonévrose une maladie du système nerveux en tant qu'organe de la nutrition. Il est certain — les expériences de MM. Hallion et F. Bernard nous l'ont prouvé — que l'irritation du nerf grand sympathique abdominal détermine chez l'animal des selles glaireuses. Cette doctrine est, comme les autres, et plus sans doute que beaucoup d'autres, partiellement vraie. Reconnaissons pourtant qu'elle explique assez mal les cas où le sujet atteint d'entérite n'est, en aucune manière, un névropathe, ce qui se voit encore assez souvent ; elle n'explique pas non plus les cas incontestables où la maladie s'est développée consécutivement à l'ingestion de boissons infectées ou de corps étrangers irritants.

Le professeur Dubois, de Berne, dans son très éloquent ouvrage sur *les psychonévroses et leur traitement moral*, va jusqu'à dire que l'entérite muco-membraneuse doit être envisagée comme une maladie de l'esprit ; qu'elle n'est, après tout, qu'une représentation mentale viciée.

Ici, la part de vérité me paraît plus restreinte. Certes, l'état psychique influe manifestement sur la détermination, la reprise, la prolongation de certaines crises d'entérite. Mais plutôt que les états intellectuels, ce sont les états affectifs qui influent ici manifestement ; ce n'est pas exactement l'idée qui intervient, mais l'émotion. De tout temps on a su que les grands états affectifs, la peur, la colère, la tristesse ont sur l'appareil digestif, et par l'intermédiaire du système sympathique, une influence manifeste. La rééducation morale, ou, pour mieux dire, le traitement d'ensemble d'une psychonévrose, peuvent aider utilement à la guérison d'une maladie d'intestin. Mais je me refuse à admettre qu'un enfant maladroitement allaité, ou qu'un lapin sur la table du laboratoire, où on lui injecte de l'oxalate de soude, tiennent leur entérite d'une représentation mentale viciée.

Reste — je l'ai gardée pour la fin parce qu'elle me paraît mériter une attention particulière — la théorie infectieuse. Ce sont surtout les médecins d'enfants et de nourrissons qui la défendent ; et il est bien certain que, chez les nouveau-nés, l'entérite revêt souvent des allures très nettement infectieuses, qu'elle s'accompagne de tout un appareil clinique très significatif.

Le Dr Combe, de Lausanne, — chez qui l'on est venu de tous pays pour suivre le traitement que chacun sait et qui donne souvent des résultats brillants, — est l'un des plus chauds partisans de la théorie dite de l'infection. Il va même jusqu'à prétendre que la colopathie muco-membraneuse est une maladie contagieuse, ce qui n'est rien moins que démontré. En vérité, la doctrine de M. Combe, qui tend à assigner à l'entérite une cause uniquement microbienne, et qui voudrait la faire dépendre d'un microbe particulier actuellement inconnu, ne se soutient guère; l'argumentation qu'il nous donne à l'appui apparaît, à l'examen attentif, d'une grande fragilité. Pourtant le traitement, dont il fut l'un des promoteurs, est souvent efficace; or ce traitement, que les médecins français ont singulièrement perfectionné, découle logiquement de sa doctrine. Expliquons-nous.

Il est certain, en fait, que la suppression des aliments d'origine animale, particulièrement putrescibles, contribue, dans l'immense majorité des cas, à améliorer ou à guérir l'entérite muco-membraneuse. Il est certain que la modification de l'alcalinité intestinale et le changement de la flore, grâce à l'introduction du bacille lactique et de ses diverses variétés, sont des armes très précieuses aux mains d'un médecin expérimenté. Ce sont là de puissants moyens de combattre la constipation, d'améliorer la sécrétion intestinale, de réparer l'état général. C'est donc, incontestablement, que tout n'est pas illusion dans cette doctrine de l'infection qu'ont soutenue des maîtres tels que Nothnagel, Ewald, Litten, Henork, Hutinel, Marfan, Guinon, Comby, Thiercelin, Metchnikoff, Henri Tissier, beaucoup d'autres encore.

* *

J'ai nommé tout à l'heure le Dr Fernand Trémolières et sa très remarquale thèse inaugurale. Cet ouvrage est riche de notions nouvelles, nées de l'expérimentation de laboratoire et de l'observation clinique.

Mon brillant confrère envisage, à juste titre, l'entéropathie muco-membraneuse comme un épisode de l'arthritisme, comme une des maladies nombreuses qu'engendre le ralentissement de la nutrition. Et tout d'abord, il est frappé par ce fait de la fréquence de l'entérite chez les sujets atteints du syndrome adénoïdien (végétations, rhinite hypertrophique ou atrophique) ; ces mêmes sujets sont fréquemment la proie de misères névropathiques pareilles à celles de certaines neurasthénies : maux de tête habituels au front ou à la nuque, névralgies, migraines, douleurs musculaires, raideurs articulaires, palpitations, oppression, irritabilité en feu de paille sur un fond de fatigue à peu près continue, troubles du sommeil, varices de tout siège, fragilité particulière des cheveux et des dents.

Or, tous ces phénomènes, si l'on en croit les travaux ingénieux d'Hertogue, de Léopold Levi et Henri de Rothschild, sont sous la dépendance étroite du fonctionnement anormal de l'appareil thyroïdien. Et c'est ainsi que le Dr Trémolières est conduit à se demander, par le raisonnement d'analogie, si le

vice de nutrition qui sert de base principale à l'entéro-colite n'est pas lui-même d'origine thyroïdienne.

Avec une attention soutenue et toute son habileté
de clinicien, il examine une quarantaine de personnes atteinte d'entérite : il constate que presque
toutes ont des lésions évidentes ou des troubles fonctionnels manifestes de cet organe, dont l'importance
est assurément capitale comme régulateur de la nutrition. Très fréquemment, presque toujours, les
symptômes habituels de l'insuffisance thyroïdienne
bénigne accompagnent ceux de l'entérite.

Or, le corps thyroïde est un organe délicat qu'af-
fectent aisément toutes les infections et toutes les
intoxications de l'organisme : il souffre plus ou
moins, mais presque toujours, des suites de la rou-
geole, de la typhoïde, de la scarlatine, des angines
aiguës, du rhumatisme, de la grippe et, plus encore,
de la variole. La grossesse, qui momentanément
exalte le fonctionnement thyroïdien, et qui, bien
souvent, est suivie d'une demi-atrophie de la glande,
est fréquemment prétexte à entérite ; les moindres
épisodes physiologiques de la vie féminine donnent
lieu à des recrudescences. Horsley et plus tard Trémolières ont montré, par des expériences concluantes,
que l'ablation de la glande thyroïde chez le singe et
chez le lapin est habituellement suivie d'une hypersécrétion intestinale caractérisée.

La thyroïde n'est pas la seule glande en cause : le
foie, le rein, grâce aux substances nocives qu'ils éla-
borent imparfaitement, peuvent altérer l'intestin.

« Toujours est-il que la prédisposition de certains sujets à l'entéro-colite muco-membraneuse semble résider dans un trouble foncier dû au mauvais fonctionnement des glandes de l'organisme, du corps thyroïde en particulier. » Et la preuve, c'est que, administrée avec les précautions indispensables, la médication thyroïdienne peut rendre et rend souvent de signalés services dans la cure des entérites.

Nous pouvons maintenant, pour des raisons valables, envisager l'entéropathie muco-membraneuse comme l'aboutissant de causes très diverses. C'est un syndrome plutôt qu'une maladie, à proprement parler. L'hypersécrétion muqueuse, sans véritable inflammation, peut être provoquée par vingt causes d'excitation, mécaniques, réflexes, infectieuses ou toxiques. Mais toutes ces déterminantes, si elles agissent seules sur un terrain normal, ne parviennent à provoquer qu'un trouble passager. Pour que s'installe à demeure la véritable entérite chronique, il faut un terrain prédisposé, prédisposé par l'arthritisme, par un vice de nutrition d'origine thyroïdienne, rénale ou hépatique. Ce trouble profond de la nutrition, nous avons vu qu'il est souvent causé par une maladie infectieuse, et, pour mon compte, j'incline à croire que la tuberculose fruste en est souvent la cause.

Et maintenant envisageons, en nous appuyant sur ces données pathogéniques et aussi sur les données de la pratique journalière, la question, qui doit être pour nos lecteurs la plus intéressante, celle du traitement de l'entéropathie muco-membraneuse.

Comme on pense, les traitements qui furent proposés se comptent par centaines. Certains d'entre eux, faut-il le dire? divergent tellement qu'on peut se demander comment, sur une question de thérapeutique, des médecins peuvent à ce point montrer de désaccord. Je n'en finirais pas d'énumérer tous ces systèmes. Je les ai tous essayés, plus ou moins, depuis vingt ans que je traite des entérites, et il faut bien, si je veux être bref, m'en tenir aux moyens — d'ailleurs variables selon les cas — que j'ai fini par adopter et qui donnent des résultats de beaucoup plus heureux, de beaucoup plus constants que ceux dont il fallait jadis nous contenter.

Ces moyens sont en même temps rationnels et efficaces.

On ne combat pas l'entérite sans lutter contre l'arthritisme. Il s'agit donc, premièrement, d'accélérer la nutrition ralentie. On y peut parvenir par des moyens physiques : hydrothérapie, bains salés, massages, électrisations, injections hypodermiques de solutions salines concentrées, administration, à doses extrêmement petites pour commencer, de poudre fraîche de corps thyroïde. Il faut, en outre, veiller au libre fonctionnement des émonctoires; laver le sang, désintoxiquer, décrasser, si l'on peut dire, l'organisme, et plus spécialement le rein et le foie. Nous voilà donc logiquement conduits à l'adoption d'un régime et d'un règlement de vie capables de réduire au minimum l'auto-intoxication d'origine alimentaire.

Longtemps on a préconisé, et j'ai préconisé moi-même, la diète lactée, puis lacto-végétarienne. Malheureusement, le lait, qui, presque toujours, détermine de la constipation, ici particulièrement fâcheuse, comme nous l'avons vu, ne convient qu'imparfaitement aux sujets atteints d'entérite : bientôt il nécessite l'emploi de purgatifs ou de lavages, fort irritants pour la muqueuse intestinale. Il fallait trouver mieux.

Or, depuis quelques années, les travaux de Hayem, de Metchnikoff, de Marfan, de Henri Tissier, de Méry et de quelques autres nous ont appris, sur la flore normale et pathologique de l'intestin, les plus intéressantes choses. Nous savons, notamment, que les ferments lactiques, renforcés d'un régime alimentaire où dominent le sucre et les farineux, ont l'heureuse propriété de combattre l'atonie intestinale ou le spasme, et de modifier la flore intestinale de façon à la ramener à l'état normal. Le bacille bulgare de Metchnikoff, le bifidus ou l'acidi paralactici de Tissier, voilà les moyens les plus puissants dont nous disposons pour vaincre la constipation, habituelle au début de l'entérite, et pour enrayer cette intoxication d'origine intestinale qui paraît jouer un rôle si considérable et si fâcheux sur le fonctionnement du foie, du rein et sur l'ensemble des phénomènes de la nutrition.

Donc, régime végétarien à prédominance d'aliments farineux et sucrés, auquel on adjoindra des boissons abondantes destinées à laver l'organisme, à accélérer le fonctionnement du rein. L'eau additionnée de lactose est pour les malades atteints d'entérite le meilleur breuvage. Ils en prendront aux repas une petite quantité, mais ils boiront abondamment aux heures où l'estomac est vide, ainsi qu'il convient aux dyspeptiques et aux arthritiques.

Comme il importe que les malades — hormis le cas d'obésité — ne maigrissent point, les repas seront abondants. La recommandation de mastiquer avec grand soin peut être soulignée sur l'ordonnance, car elle est — le Dr Lucien Jacquet nous l'a fait voir — d'une importance singulière.

Je n'entrerai point ici dans les détails d'une prescription alimentaire complète. Je dirai seulement que le régime, au moins pendant les premiers jours, ne doit comprendre aucun aliment d'origine animale. Le lait, les œufs, le poisson et la viande, trop aisément putrescibles, seront systématiquement écartés. Les œufs sont, je crois bien, de tout les mets, le plus nuisible aux personnes sujettes à l'entéropathie muco-membraneuse. Lorsque, depuis plusieurs jours, la constipation est vaincue, quand les douleurs ne sont plus qu'un souvenir lointain, quand les selles ont repris leur aspect normal, quand l'analyse ne révèle plus d'indicanurie, on peut, sans inconvénients, redonner aux malades un peu de viande blanche ou rouge, grillée ou rôtie, très cuite, et, pour les premiers jours, hachée menu. Ces malades — à moins de fatigue très accentuée du foie — digèrent assez bien les corps gras, dont il ne faut pas les priver. Les desserts sucrés, crèmes cuites exceptées, leur sont aussi recommandables.

Il faut, en outre, donner tous ses soins à l'état général. Les frictions sèches ou alcoolisées, le massage d'ensemble, l'hydrothérapie, les injections hypodermiques de sérum artificiel, les bains électriques, les frictions électriques à l'aide de l'ampoule de Mac-Intyre, les bains salés à la façon de Salies-de-Béarn, aident incontestablement à modifier le terrain arthritique, accélèrent la nutrition, stimulent le fonctionnement des glandes et notamment de la thyroïde. Dès qu'ils commenceront à reprendre un peu de vigueur, les malades seront soumis, non sans précautions, à un entraînement progressif à la marche, aux exercices gymnastiques. Gardons-nous d'oublier que le fonctionnement des muscles est nécessaire à qui prétend éliminer congrûment ses toxines, et ne point fabriquer de ces oxalates si favorables — les expériences du Dr Trémolières l'ont démontré — au développement de l'entéro-pathie.

Ainsi compris et manié par un praticien qui sache nuancer un régime et l'adapter avec quelque souplesse au tempérament de chacun, qui demeure attentif aux variations provoquées dans les échanges nutritifs, ce traitement donne habituellement des résultats heureux, quelquefois merveilleux.

Je me souviens, au moment où j'écris, d'un enfant de sept ans qui me fut confié voici quatre ans. Atteint d'entérite rebelle, il vivait depuis dix-neuf mois couché, n'absorbant que du lait, que d'ailleurs il digérait mal. Sa maigreur et sa faiblesse étaient si prononcées, que sa famille se demandait s'il n'allait pas mourir d'épuisement ; en le voyant pour la première fois, je fus frappé de son état d'extrême dénutrition : c'était, pour la tuberculose, la proie la plus facile.

Je le soumis à la cure dont je viens de donner les principes essentiels : régime végétarien, préparations lactiques, suppression radicale des purgatifs et des lavages, changement de milieu. Ce malheureux enfant tout décharné, qui avait souffert pendant dix-neuf mois, je l'ai gardé en traitement dix-neuf jours ; quand je le renvoyai à sa famille, il avait gagné 2.800 grammes et sa transformation était complète. Il mangeait quatre plats (potages, farineux, légumes frais, desserts) à chacun de ses principaux repas, et n'avait pas le moindre trouble dyspeptique. Il a continué pendant quatre mois ce régime. C'est à peine si, depuis lors, il a fallu, à deux ou trois reprises, en face de menaces de rechutes, dues à une gourmandise trop gloutonnement satisfaite, lui redonner pendant quelques semaines l'alimentation strictement végétarienne et la médication qui la complète.

Actuellement, après avoir soumis plus de six cents malades à la thérapeutique moderne de l'entéropathie, je n'ai à enregistrer qu'un petit nombre d'insuccès. Ces insuccès, je les constate surtout chez les grands névropathes qui s'asservissent malaisément aux disciplines alimentaires, qui apportent à leur régime plus de fantaisie que de méthode, et de qui la vie émotive est si fréquemment agitée que seul l'isolement sévère dans une maison de santé saurait mettre un terme au désordre profond de leur hygiène morale et physique.

CHAPITRE XI

L'ESTOMAC ARTHRITIQUE

L'hyperchlorhydrie, l'hypochlorhydrié, la dilatation, la ptose.
— La dyspepsie hypotonique et hypopeptique, telle que nous
permet de la comprendre l'examen radioscopique. — Les
crises douloureuses des oxaluriques, des hépatiques, des
arthritiques à rein flottant. — Gastroxys et gastroxynsis.
— Hygiène générale des arthritiques dyspeptiques. —
Hygiène particulière aux différentes formes de dyspepsie.

Pour traiter avec quelque ampleur un sujet comme
celui-ci, il faudrait à coup sûr un volume, et de belle
taille. Je ne dispose, dans le plan général de ce petit
livre, que d'un nombre restreint de pages : aussi ne
puis-je envisager la question que du point de vue le
plus général, m'interdisant d'entrer dans le détail
de ces troubles fonctionnels, importants ou légers,
qui constituent pour le moins les deux tiers de la
pathologie de l'estomac. On nous dit tous les jours
que même les altérations importantes, maladie de
Reichmann, ulcère rond, cancer, surviennent avec
une aisance singulière en terrain arthritique ; on
entrevoit où nous pourrions être conduits si nous
perdions de vue le seul but que nous nous propo-
sions : établir, pour les arthritiques, une hygiène
aussi rationnelle et secourable que possible.

Nous avons déjà vu, et nous verrons plus loin, par des exemples très divers, que l'arthritisme est une tendance maladive de l'organisme vers un certain ralentissement des échanges nutritifs, vers un certain engourdissement, vers un certain refroidissement des phénomènes de la vie. La diathèse met l'économie en état de vitalité mineure. Les tissus, un peu moins vivants, ne réagissent que mollement aux excitations du dehors. Nombre d'arthritiques ont constamment une température un peu inférieure à la normale, et ne suppurent qu'à grand peine. Le mal évoluant et progressant, on voit lentement se produire non seulement des troubles dans l'activité des fonctions vitales, mais une perturbation anatomique, localisée d'abord, avec tendance à la généralisation ; c'est la sclérose, la prolifération exagérée du tissu conjonctif, de la charpente fibreuse des organes, avec étouffement des éléments nobles de chacun d'eux.

Une autre forme de la tendance diathésique c'est l'épaississement des humeurs, et par leur solidification, l'obstruction, l'empierrement des conduits.

Cette même tendance agit encore d'autre façon. On dirait qu'elle détrempe les ressorts de la vie. Beaucoup de rejetons de souche arthritique apportent, en venant au monde, une singulière propension à la fatigue. Ils éprouvent continuellement, ou presque, le sentiment de lassitude ; ce sentiment, il faut bien croire qu'il n'est pas uniquement imaginaire [1] puisqu'il se traduit objectivement, anatomiquement par la ptose. Ces malades ont des organes à parois faibles ; ils se distendent, se dilatent, ne demeurent point en leur place, mais descendent, obéissant avec mollesse aux lois de la pesanteur. Cet abaissement de la tonicité musculaire va généralement de pair avec une extrême friabilité de toutes les fibres élastiques de l'organisme : souvent aussi, il s'accompagne d'un appauvrissement marqué des sécrétions glandulaires.

Pas toujours, cependant. Cet ensemble symptomatique est bien loin d'être stable. La stabilité est l'un des apanages de la force. Une des caractéristiques principales de la faiblesse c'est l'excessive irritabilité, à savoir, énervement facile, hypersécrétions démesurées, contractions spasmodiques, se produisant, sous d'assez futiles prétextes, par crises, ou persistant parfois avec une ténacité invraisemblable. Et c'est ainsi que nous voyons l'estomac arthritique tantôt à court de suc gastrique, atone, aisément distendu et finalement dilaté, et tantôt énervé, hyperchlorhydrique, sujet aux spasmes du pylore et à toutes leurs conséquences.

L'hyperchlorhydrie, l'hypochlorhydrie, la dilatation, la ptose, voilà l'essentiel de la pathologie gastrique dans l'arthritisme, et, pour qui veut approfondir un peu, c'est tout un monde.

La plupart des spécialistes modernes ont une ten-

1. Voir à ce propos, *Les grands symptômes neurasthéniques*, pages 251 et suivantes.

dance marquée à ne vouloir décrire qu'un type de dyspepsie fonctionnelle, à savoir l'hyperchlorhydrie accompagnée de spasme pylorique, lequel produirait à la longue, la dilatation de l'organe. D'après eux, la dyspepsie hypochlorhydrique serait un mal beaucoup plus rare, ne se constatant guère que chez les cancéreux, les tuberculeux cachectiques, les gens atteints d'altérations profondes de la muqueuse, de gastrite atrophique, ou bien encore de cardiopathies graves ou de néphrites avancées. Je ne saurais souscrire à une conclusion si radicale.

Certes, on est jadis tombé dans l'excès contraire. Longtemps on a tout mis sur le compte de l'atonie et rien sur le compte du spasme pylorique, dont on méconnaissait l'importance aujourd'hui hors de conteste. Moi-même, j'ai décrit chez les neurasthéniques à hypotension artérielle, un état dyspeptique essentiellement caractérisé par l'atonie des parois musculaires, la laxité des moyens de suspension de l'organe, la pauvreté des sécrétions, la faible teneur en acide chlorhydrique, la perte de l'appétit, l'extrême lenteur de la digestion, la stase alimentaire, les fermentations secondaires. Le malade, pourtant, n'était atteint d'aucune des maladies graves que j'énumérais tout à l'heure ; il était simplement, par hérédité, un arthritique, par acquisition plus ou moins récente, un surmené, et l'organe gastrique, de qui la fragilité est extrême, participait à l'ensemble des phénomènes de fatigue par la ptose, la parésie des parois, la parcimonie des sécrétions.

Ce type, qu'on a contesté et qui, à mesure que j'observe, me paraît de moins en moins discutable, Enriquez en a reconnu la légitimité, il l'a décrit comme très fréquent chez la femme, et s'accompagnant volontiers d'entéropathie membraneuse.

D'ailleurs, il est actuellement facile de vérifier la réalité anatomique de ce type de dyspepsie hypotonique et hypopeptique. On sait que — le malade ayant ingéré une quantité suffisante de bouillie de bismuth — la poche stomacale devient visible aux rayons X, et que sa forme exacte peut être calquée sur l'écran radiographique. « A l'état de repos, l'estomac apparaît comme un tube étroit avec un renflement supérieur clair où les gaz s'accumulent. Cette poche, à peu près verticale, ne se laisse distendre que proportionnellement à la quantité d'aliments qu'elle reçoit, si bien que 50 centimètres cubes de bouillie atteignent dans l'organe un niveau qui n'est pas dépassé après une ingestion de 400 centimètres cubes. Dans le cas d'atonie, la bouillie alimentaire introduite s'accumule au fond de l'estomac incapable de résister à sa pression, et le niveau supérieur s'élève d'autant plus que la quantité d'aliments ingérés est plus grande. »

J'emprunte les lignes ci-dessus à MM. Leven et Barré, de qui les premières observations directes sur la statique et la dynamique stomacales, furent, pour beaucoup d'entre nous, une révélation. Antérieurement, nous n'avions, sur la position de l'estomac, sur sa forme, sur sa direction, sur les modifications qu'y apporte l'activité digestive, que des idées fort peu précises. Et de même pour ce qui est des attitudes du gaster au cours des maladies dont il est affecté. Nous nous représentions assez inexactement la dilatation ; d'aucuns niaient la réalité objective des ptoses ; d'autres encore se refusaient à admettre une dyspepsie atonique, et ne voulaient croire qu'au spasme pylorique consécutif à l'hyperchlorhydrie.

Lorsque, pour la première fois, MM. Leven et Barret examinèrent devant moi l'estomac d'une malade que je jugeais atteinte de dyspepsie hypotonique et hypopeptique avec dilatation et ptose, je fus vraiment impressionné par le spectacle que l'écran me révélait. Indéniable la ptose : le bas-fond en cul-de-sac de l'estomac venait presque au niveau du pubis. L'atonie des parois ne faisait, non plus, aucun doute : elles demeuraient sans réaction, en dépit de la présence au contact de la muqueuse, de la bouillie bismuthée. Mon ami, le Dr Enriquez assistait à la séance ; quand il appliqua à la partie inférieure de l'abdomen et maintint par une ceinture une poire de caoutchouc, quand cette poire fut progressivement gonflée, refoulant en haut le fond de l'estomac qui, passivement, se laissait faire, on vit le contenu de la poche gastrique s'écouler dans le duodénum avec une aisance singulière, si bien qu'il était tout à fait impossible de croire qu'il y eût le plus léger soupçon de spasme au niveau du pylore.

Depuis, j'ai revu le même spectacle trop souvent pour qu'il me soit possible d'être d'accord avec ceux

qui en nient la fréquence. La dyspepsie atonique
hypochlorhydrique, avec dilatation, ptose, stase alimentaire, fermentations secondaires, auto-intoxication, amaigrissement progressif, est une maladie
incontestable, et que l'on observe souvent en dehors
des lésions graves (gastrite atrophique, cancer, états
cachectiques). C'est la dyspepsie des enfants arthritiques, de ceux-là qui n'ont jamais faim, des neurasthéniques jeunes à hypotension, des anémiques de
l'un et l'autre sexe, menacés de tuberculose, de certains intoxiqués par l'intestin, constipés que menace
sans cesse l'entérite muco-membraneuse.

Enriquez a observé avec beaucoup de justesse une
forme plus grave de dyspepsie hyposthénique du
type arthritique. Il s'agit de grands arthritiques à
hypertension, obèses, congestifs, intoxiqués à grande
insuffisance rénale ou hépatique, présentant des
manifestations congestives passagères du foie, des
bronches, de la lithiase rénale ou biliaire, et voire
de la sclérose rénale. Certains de ces malades présentent en effet les symptômes, subjectifs et objectifs, de l'atonie gastrique très marquée.

*
* *

Un dyspeptique du type que nous venons de dire
n'est pas condamné pour sa vie entière à demeurer
identique à lui-même. On peut voir — et j'ai vu à
cinq ou six reprises — un malade passer peu à peu
de l'hypo à l'hyperpepsie, et cela sous l'influence

d'une alimentation exagérément carnée, de l'abus
des épices, de l'alcool, des mets absorbés en quantité exagérée, avalés sans mastication préalable. J'ai
plusieurs fois assisté au changement progressif que
produit sur la muqueuse gastrique cette irritation
souvent réitérée.

Dans son *Hygiène du Dyspeptique*, Linossier dit
excellemment : « Certaines substances, alcool,
essences, café, semblent exercer une action particulièrement nuisible ; mais aucune n'agit aussi sûre-
ment pour provoquer une hyperchlorhydrie persistante que la viande. » Rien n'est plus vrai. Quand on
examine le suc gastrique de jeunes gens vigoureux,
bien portants, ainsi que l'a fait Werhaeghen, on
constate que les teneurs les plus élevées en acide
chlorhydrique s'observent chez les gros mangeurs
de viande. Hemmeter, ayant nourri deux chiens de
la même portée, l'un avec de la viande, l'autre avec
des aliments végétaux, constata que l'acidité du suc
gastrique s'élevait chez le premier à 6,5 p. 1000, et
à 3,5 seulement chez le second.

Beaucoup trop de mères — et trop souvent avec
la complicité du médecin — dans le but d'engraisser
et de fortifier leurs rejetons, les soumettent à un
entraînement progressif à la suralimentation carnée,
et leur constituent ainsi, de toutes pièces, une belle
et souvent tenace dyspepsie hyperchlorhydrique.

Notez encore que l'hyperacidité du contenu stomacal a le plus fréquemment pour conséquence immédiate le spasme du pylore, lequel entraîne la stase

prolongée des aliments au contact de la muqueuse. Or, pour cette muqueuse rien de plus irritant.

Tous les livres signalent, et avec grand'raison, les inconvénients de l'abus des médicaments et notamment des vins médicamenteux, deux fois nuisibles.

A côté de ces dyspepsies que l'on peut nommer primitives, et qui sont, chez les arthritiques, fréquentes, il en est d'autres, que l'on s'accorde à considérer comme secondaires à telle ou telle maladie arthritique.

Il y a la dyspepsie des biliaires, ordinairement du type hypersthénique, dépendant de la lithiase biliaire précédant la crise de colique hépatique ; la dyspepsie de la podagre succéderait le plus souvent aux arthropathies goutteuses. C'est une des formes de la goutte remontée des anciens auteurs, et elle semble dépendre de l'uricémie.

Rossbach a décrit, sous le nom de *gastroxynsis*, et Lépine sous le nom de *gastroxis*, une sorte de maladie neuro-arthritique survenant surtout chez les jeunes gens, par paroxysmes, et se manifestant par une céphalée violente et diffuse avec hypersécrétion acide de la muqueuse gastrique. Des vomissements répétés marquent la fin de la crise. Cette affection, que l'on a rapprochée de la migraine, a été attribuée au surmenage intellectuel, aux émotions, à l'auto-intoxication d'origine intestinale. J'en ai observé deux cas chez des sujets atteints d'appendicite chronique.

Récemment l'un des plus distingués parmi les

jeunes agrégés de la Faculté de Paris, le Dr Loeper, a décrit ce qu'il a nommé les *crises gastriques des oxaluriques*. Ces accès douloureux s'observent chez des arthritiques atteints de lithiase rénale ou de lithiase oxalique de l'intestin. « Nous aurions tendance, dit le Dr Loeper, à considérer l'acide oxalique contenu dans l'estomac et l'intestin des malades, non pas comme une conséquence de fermentations digestives, mais bien comme le résultat d'une véritable élimination par la muqueuse stomacale de l'acide oxalique contenu en excès dans le sang. »

Pour moi, j'ai souvent observé, chez les arthritiques, des crises gastriques assez particulières, et qui, toutes, ressemblent au type dont voici la description sommaire.

A l'occasion d'une fatigue physique exceptionnelle, d'une nuit où il a fallu par trop restreindre le sommeil, d'un repas difficilement digéré, d'un émoi douloureux, un arthritique, d'ailleurs fort bien portant, est pris soudainement d'anxiété, de malaise général, de frissonnements à fleur de peau, de courbature légère, de baillements. Il déclare éprouver, au niveau de l'estomac un sentiment de froid, un besoin de chaleur ; ses mains, ses membres inférieurs se refroidissent à tel point qu'il lui paraît être ganté et botté de glace. La langue est saburrale, l'haleine déplaisante. Et surviennent bientôt des crampes d'estomac, des coliques intestinales, accompagnées d'assez vives douleurs lombaires, deux ou trois garde-robes mal odorantes. La diète, quelques verres d'eau alcaline

à 38° (Vichy ou Vals), des applications échauffantes
au creux de l'estomac, et surtout la position horizontale, le repos dans un lit bien garni de boules d'eau
chaude, c'est là le remède à ces crises, assez pénibles
pour que les malades en redoutent fort le retour. Fait
assez intéressant, ces crises sont presque toujours
précédées d'un peu d'anurie ou tout au moins d'oli-
gurie marquée ; au moment où le malade se couche,
se réchauffe et voit s'apaiser son émoi, il est pris
d'une véritable débâcle d'urines claires. On peut être
tenté d'en conclure que c'est là une des variétés nombreuses de l'attaque de nerfs dans l'hystérie mineure.
Je serais bien plutôt tenté de rapprocher ces crises
des accès d'asthme où l'élément nerveux n'est certainement pas étranger, mais où domine l'élément
arthritique. D'ailleurs, parmi les sujets qu'il m'a été
donné d'observer, beaucoup présentaient tous les
signes d'un rein flottant, qui est au premier chef
une maladie d'arthritiques.

Chacun sait, et depuis longtemps, que l'état du
rein, l'état du foie, l'état de l'intestin, ont, sur le bon
fonctionnement de l'estomac, une grosse influence.
J'estime cependant que la plupart des écrivains spécialistes, et, dans la pratique journalière la plupart
des médecins, s'attachent trop exclusivement à traiter l'estomac, sans souci de ce long tube intestinal
qui vient après, et dont, à mon avis, l'importance
est proportionnelle à la longueur. Plus je vais et plus
j'acquiers la conviction ferme que les deux tiers des
troubles digestifs qui s'accusent à l'estomac sont

d'origine intestinale et que leur cause véritable c'est la constipation avec fermentations excessives. Reconstituer à l'intestin une flore normale, et vaincre l'atonie de ses parois, voilà ce que d'abord il importe de faire dans la plupart des cas de dyspepsie. C'est dire que, selon moi, la plupart des états dyspeptiques sont des états gastro-intestinaux.

*
* *

Je ne m'attarderai point à donner ici une description didactique des symptômes de la dilatation de l'estomac, de la dyspepsie hypopeptique et de l'hyperchlorhydrie. Mes lecteurs la pourront trouver, et fort bien faite, dans les ouvrages de Bouchard, de Debove, de Hayem, d'Albert Robin, de Le Gendre, de Linossier, d'Albert Mathieu, de Soupault, de Enriquez, de bien d'autres. Je veux en venir, sans plus tarder, aux conseils d'hygiène dont, selon moi, doit s'inspirer un arthritique menacé de ne pas conserver longtemps l'intégrité de sa fonction digestive.

Certains de ces conseils s'appliquent de façon générale à tous les dyspeptiques ou menacés de dyspepsie ; d'autres visent plus spécialement la forme hyposthénique, et d'autres l'hyperchlorhydrie.

1° *Hygiène générale.*

Toute personne, fût-elle bien portante, qui compte parmi ses ascendants des arthritiques, ou qui commence à donner quelques signes d'arthritisme personnel, doit prendre, en vue de l'avenir, quelques précautions hygiéniques dont voici les plus importantes :

Tâcher d'organiser sa vie de telle sorte que les repas aient lieu à heures fixes et à intervalles réguliers.

S'assurer du parfait état de la denture, et la faire surveiller deux fois par an.

Apprendre à mastiquer avec lenteur et de façon complète, même les aliments demi-liquides comme les potages et les purées, et *a fortiori* les aliments introduits dans la bouche sans avoir été divisés par les moyens dont dispose l'art culinaire. Ce n'est point là chose facile : les personnes qui mastiquent aussi lentement qu'il le faudrait sont fort rares. Il s'agit, en effet, non pas de vouloir une fois en passant, mâcher tout le temps d'un repas, mais — comme l'a dit avec beaucoup de justesse le Dr Lucien Jacquet — de contracter une habitude, de se refaire un automatisme, ce qui exige beaucoup de patience et de ténacité ; et il importe que la coutume, une fois prise, demeure comme un des besoins de la vie. Les arthritiques qui ont appris à mastiquer ont vu disparaître du même coup la lenteur lourde de leurs digestions, les gonflements épigastriques et ces régurgitations qui sont, pour beaucoup de dyspeptiques, un vrai supplice.

Il faut encore : contracter l'habitude de ne point trop manger ; établir une fois pour toutes la ration quotidienne en proportion des dépenses physiques de chaque jour. Un homme adonné aux labeurs de l'esprit, qui passe sa journée dans un cabinet de travail ou un bureau d'affaires, et qui ne prend d'autre exercice que celui qui consiste à monter dans un omnibus ou à descendre l'escalier du chemin de fer métropolitain, n'a besoin pour vivre et pour se maintenir en poids que de la ration dite d'entretien, soit 2.200 calories. Un arthritique qui mange au repas de midi des hors-d'œuvre, deux œufs, une tranche de viande, un légume et un dessert; au repas du soir, un potage, un plat de poisson, un plat de viande garni de légumes, un légume frais, un plat sucré et du fromage — c'est le régime de beaucoup de bourgeois parisiens — mange à peu près trois fois plus de substances azotées qu'il n'est utile à l'entretien de sa santé; ces 75 p. 100 en trop servent uniquement à fabriquer en lui l'uricémie, la goutte, l'obésité, la lithiase hépatique ou rénale, l'asthme, l'entérite muco-membraneuse, ou l'hyperchlorhydrie.

Un arthritique doit manger de la viande, ou des œufs, ou du poisson — l'un ou l'autre et non pas l'un et l'autre — tous les jours, mais à un repas seulement. Choisissez, pour le corser d'un aliment azoté d'origine animale, celui qui vous sera le plus commode. En bonne hygiène, c'est le repas du soir qui devrait être végétarien, et cela parce que sa digestion se continue dans le sommeil, et que le repos nocturne est un moment où la nutrition se ralentit.

L'exercice physique est encore un des bons moyens de favoriser le fonctionnement de l'estomac et d'empêcher sa ptose. Au cours de la digestion, la marche au grand air, et de ce pas tranquille qu'on a coutume d'adopter pour la promenade, est du meilleur effet pour tonifier la paroi motrice de la poche gastrique et détendre le sphincter pylorique. L'estomac tolère malaisément qu'on le soumette, immédiatement ou presque après un bon repas, à l'altitude que prend, à une table de travail, un homme qui écrit, attitude qui replie l'estomac et le comprime douloureusement sur la ceinture.

Il faut, en outre, régler judicieusement le régime des boissons. Il est, je pense, superflu de dire que les breuvages alcooliques, les apéritifs, les liqueurs sont choses nuisibles et qu'il faut éviter. Le thé et le café ont aussi des inconvénients chez les neuro-arthritiques aisément irritables.

Mais je voudrais surtout insister sur un point d'hygiène alimentaire qui me paraît particulièrement important; je veux parler de la quantité de liquide ingérée aux repas. S'agit-il d'eau pure ou de quelque innocente tisane, elle doit être parcimonieusement mesurée. Tout liquide absorbé en quantité considérable au moment du repas a pour premier défaut de diluer exagérément le suc gastrique, de lui ôter de son mordant sur le bol alimentaire, de prolonger ainsi en l'affadissant la durée de la digestion stomacale et de la rendre moins parfaite. En outre, cette bouillie trop diluée, cette masse de boue, trop liquide, trop abondante aussi, enfermée dans la poche gastrique, aide aux fermentations anormales et à la stase ; par son volume seule elle épuise la tonicité de la paroi motrice, tiraille sur le sphincter pylorique, lequel répond en se contracturant. Autre inconvénient, rien n'engraisse comme ce régime de boissons abondantes au cours du repas.

Je crois donc qu'il faudrait contracter l'habitude de ne boire aux repas que de quantités extrêmement minimes du breuvage le plus aisément digéré, de ne rien boire au cours des trois premières heures de la digestion et, par contre, de boire largement dans les moments où l'estomac est vide. Quand je dis largement, il faut s'entendre encore. L'estomac arthritique ne supporte habituellement pas de grandes quantités de liquide précipitées d'un coup dans sa cavité. Voici donc quel est le régime de boissons qui me paraît, en thèse générale, le plus recommandable. Les arthritiques useront d'une eau légère, hypominérale, diurétique, par exemple : Vittel, Contrexéville, Evian ou Thonon. Ils en boiront un verre à bordeaux au réveil, une demi-heure avant le premier déjeuner ; un verre à bordeaux le soir en se couchant ; un verre à bordeaux à 9 heures, 10 heures, 11 heures du matin, à 4 heures, 5 heures, 6 heures de l'après-midi, un à chacun des principaux repas. Ajoutés à la quantité d'eau que contiennent normalement les aliments solides, ces dix verres, de 100 grammes chaque, donnent à l'organisme, non seulement ce qu'il lui faut pour s'abreuver, mais un surcroît qui sert au lavage des tissus et au nettoyage quotidien des émonctoires, lesquels, chez l'arthritique, nous l'avons vu, ont une tendance particulière à l'empierrement.

Cette hygiène générale de l'arthritique dyspeptique comporte encore une recommandation de première importance : il faut, pour que l'estomac fonctionne aisément, que le gros intestin remplisse sans défaut sa besogne de chaque jour. Les constipés digèrent toujours ou presque toujours mal. Comme je consacre par ailleurs un chapitre à cette question, je n'y insiste pas ici, et je me contente de dire qu'à mon avis il faut préférer aux purgatifs drastiques ou salins et même à l'huile de ricin, les préparations à base de ferments lactiques dont M. Metchnikoff et ses successeurs nous ont appris l'usage.

2° *Hygiène particulière*.

De l'hygiène spéciale qui convient aux hyperchlorhydriques, aux hypochlorhydriques et aux dilatés, je dirai peu de chose parce que ce sont là des maladies dûment constituées, et que c'est au médecin traitant qu'il appartient de fixer le régime, comme l'ensemble de la cure.

Rappelons cependant que chez les hyperchlorhydriques l'abus de la viande est principalement redoutable pour les motifs précédemment exposés ; il importe aussi de réduire considérablement l'emploi du sel de cuisine, dont abusent tant de dyspeptiques, le chlorure de sodium étant la matière première aux dépens de quoi l'estomac fabrique son acide chlorhydrique.

Les breuvages abondants pris dans l'intervalle des
repas ont, chez ces malades, le grand avantage de
diluer le suc gastrique, de l'entraîner dans l'intestin,
de l'empêcher aussi d'irriter à l'excès les parois stomacales, et de calmer la faim. Bien que les hydrates
de carbone et particulièrement les farineux soient
assez malaisément digérés par les hyperpeptiques,
c'est encore au régime végétarien, comprenant des
potages épais, des légumes secs en purée, du riz,
des pâtes alimentaires, des légumes verts et des desserts peu sucrés, qu'il est sage d'avoir recours. Dans
certains cas, le lait, surtout au début de la cure, peut
rendre d'immenses services, coupé d'eau alcaline
et absorbé par petites quantités dans l'intervalle des
repas ; quand ces malades ne dorment pas, il faut
leur conseiller de boire encore un peu dans la nuit.
Les patients devront éviter les aliments les plus
acides, le vinaigre, l'oseille, en particulier ; il faut
leur conseiller les fromages blancs frais, et proscrire
le pain que la plupart d'entre eux digèrent extrêmement mal ; on le remplacera par des pommes de
terre ou des biscottes. Beaucoup de médecins ont
coutume de prescrire les boissons chaudes, dont
je ne suis pas pour mon compte un zélé partisan ;
j'approuve cependant un verre d'eau, alcaline ou
non, chaude, presque bouillante, bue au réveil en
vue de déblayer l'estomac des derniers vestiges
attardés des repas de la veille ; mais, immédiatement
après le déjeuner ou le dîner, une dose un peu considérable de liquide chaud est nuisible par sa masse

d'abord, et aussi par la quantité de sucre qu'on a coutume d'y ajouter.

Il faut encore que les hyperpeptiques évitent les occasions d'énervement, ne fument que modérément, et qu'ils dorment au moins huit heures sur vingt-quatre. Pour ce qui est des hypochlorhydriques, le grand principe nous paraît être de ne pas donner à l'estomac plus qu'il n'est capable de digérer. Il faut donc recommander les repas très peu copieux, et multiples ; quoique la viande soit, chez ces malades, moins facile à digérer que les légumes, elle est recommandable parce qu'elle constitue le plus efficace des apéritifs.

Exciter la sécrétion chlorhydropeptique, c'est la besogne à quoi doit s'attacher le médecin traitant ; on y parvient, plus ou moins heureusement par des moyens qui ne sont pas tous parfaitement inoffensifs ; celui qu'une longue expérience m'a appris à préférer, c'est l'injection hypodermique de solution saline concentrée ; je ne sais point de thérapeutique qui excite plus vigoureusement le fonctionnement de toutes les glandes de l'organisme, à commencer par celles de l'estomac, et souvent j'ai vu des arthritiques hypopeptiques passer sous leur influence de la plus fade inappétence à la boulimie.

Un mot encore pour signaler chez les nerveux une manière d'hyperchlorhydrie en feu de paille, à quoi se trompe aisément le médecin mal prévenu ; chez ces malades, l'appétit, violent jusqu'à la douleur avant le repas, se satisfait et s'épuise dès les premières bouchées. La sécrétion gastrique est, chez eux, de tous points comparable à ces énèrvements subits dont ils sont coutumiers et qui cèdent la place, au bout d'un court moment, à la dépression.

CHAPITRE XII

HÉMORROÏDES

Conditions anatomiques de la production des hémorroïdes.
— Hémorroïdes internes et externes. — La nature des
lésions veineuses. — Les causes productrices. — L'hypertension portale. — Les théories, du XVIIe siècle à nos jours.
— Le diagnostic au moment d'une première crise. — La
crise inflammatoire. — Hygiène des hémorroïdaires.

Je ne me dissimule point que voilà un sujet dénué
d'élégance, mais en vérité on ne saurait admettre
un bréviaire, si bref soit-il, pour arthritiques, qui
ne contienne quelques pages consacrées à cette fréquente misère. Le souci d'être utile, ou, du moins,
d'essayer de l'être, doit suffire à nous excuser une
fois pour toutes, alors qu'il nous faut traiter des
laideurs de l'humaine condition.

Les hémorroïdes sont des varices, et des varices
mal placées, j'entends en un lieu très déclive, où le
sang a tendance à s'attarder paresseusement au gré
des lois de la pesanteur, où, d'autre part, les phénomènes de souillure et d'infection sont particulièrement faciles, où, enfin, retentissent, en un effet de
tension veineuse exagérée, tous les phénomènes
d'effort, à glotte fermée et toute gêne circulatoire

dans le système veineux général (*veine cave*) et dans le système veineux qui unit l'intestin au foie (*veine porte*). Ces veines, dites ano-rectales, constituent deux réseaux : l'un situé sous la muqueuse de la partie ultime de l'intestin, l'autre sous sa tunique musculaire. Ces deux systèmes se rejoignent, s'anastomosent. A chacun d'eux correspond une des deux grandes variétés d'hémorroïdes, que l'on nomme internes ou externes, ces dernières seules accessibles à la vue.

Les veines de cette région étant dépourvues de valvules, et quelques-unes d'entre elles traversant des plans musculeux qui les enserrent et qui gênent le cours ascendant de la masse sanguine, on conçoit que la stase, la congestion comme on disait jadis, et la dilatation y soient chose facile et fréquente.

La lésion hémorroïdale est essentiellement constituée par une ampoule appendue à un rameau veineux, ou mieux par un paquet d'ampoules appendu à un ou plusieurs troncs veineux. Habituellement plus volumineuses que les hémorroïdes internes, les hémorroïdes externes, situées à la fois sous la muqueuse et sous la peau, forment le plus souvent un bourrelet saillant, interrompu en quatre points, en avant, en arrière, à droite et à gauche par des sillons antérieurs, postérieurs et transversaux.

Quand on examine au microscope les parois d'une poche hémorroïdaire, on reconnaît que la veine a perdu ses fibres musculaires, remplacées par du tissu fibreux jeune ; le revêtement intérieur de la veine est bourgeonnant, souvent plusieurs cavités veineuses fusionnent entre elles; prennent l'aspect d'un tissu caverneux. Dans la forme, dite *marisque*, les parois de la varice sont indurées, fibreuses, desséchées et flétries ; souvent la paroi distendue à l'excès s'est amincie, si bien qu'on la voit près de se rompre.

Les causes productrices, proches ou lointaines des hémorroïdes ne sont pas extrêmement faciles à préciser, non plus que le mécanisme selon lequel elles agissent. C'est un mal fréquent chez les arthritiques. Beaucoup de nos malades affirment qu'une poussée hémorroïdaire, avec ou sans effusion de sang, les dispense de troubles gastralgiques, de migraines, d'un accès de goutte ou d'une crise d'asthme. Il y a, bien certainement, quelque chose d'exact dans ces affirmations souvent réitérées ; le tempérament arthritique semble d'ailleurs communiquer au système veineux une friabilité singulière, et nous venons de dire pour quelles raisons anatomiques les veines ano-rectales sont plus particulièrement prédisposées aux altérations variqueuses.

En très grande majorité, les hémorroïdaires sont aussi des constipés. La constipation est-elle ici cause ou effet? L'un et l'autre probablement. La stase, la nécessité de recourir à des efforts violents et renouvelés, l'abus des lavements, les menues écorchures, par la canule, d'une muqueuse souvent irritée, l'infection lente des tissus sous-muqueux sont des conséquences logiques de la paresse intestinale ;

d'autre part, l'obstacle mécanique constitué par le bourrelet et surtout par l'interne, les douleurs qui souvent accompagnent les efforts nécessaires à la libération de l'intestin, sont manifestement soit une gêne anatomique, soit un motif de différer un acte habituellement pénible.

On prétend que les purgatifs jouent dans la genèse du mal qui nous occupe un rôle particulièrement fâcheux, mais on ne s'accorde pas sur le point de savoir s'il faut proscrire les drastiques ou les salins.

On dit encore que l'usage extrêmement fréquent du cheval de selle ou de la bicyclette prédispose aux hémorroïdes.

Il est certain qu'au cours de la grossesse un nombre considérable de femmes, un tiers environ, ont à souffrir du même mal. Le plus souvent, les hémorroïdes qui ne se développent point consécutivement à une affection anatomique du rectum, de la vessie, de la prostate, de l'urètre, des organes de la maternité, du foie, du rein, ou des grands troubles de la circulation générale, surviennent chez des gens sédentaires, accoutumés aux repas copieux, arrosés d'une masse liquide considérable ; il en résulte une gêne habituelle de toute la circulation abdominale avec tension artérielle exagérée et circulation veineuse ralentie ; si bien que, prise entre ces deux forces contraires pesant sur elles, les veines du point le plus déclive, à parois médiocrement résistantes, ne peuvent manquer de faiblir.

Il semble ici que la grande masse des aliments

agisse plus encore que leur qualité ; cependant, il faut bien admettre que les gros mangeurs de viande, de sauces, de truffes et d'épices, que les buveurs de vin, de liqueurs, de bière et, plus encore peut-être, de thé fort ou de café noir, sont sujets aux hémorroïdes. Il est sage de les traiter par le régime hydro-végétarien et par les petits repas multipliés.

Heckel, qui a trouvé les hémorroïdes 77 fois sur 100 chez les obèses, considère qu'elles ont pour cause l'hypertension dans le système porte, laquelle serait déterminée par la pléthore sanguine des radicules de la veine porte, due à la surabondance des aliments et des boissons.

« Chez les obèses petits mangeurs, écrit Heckel, c'est par la compression et le barrage des troncs portes de tous calibres produite par l'amas de graisse épiploïque, c'est par la stase du système veineux due à la surcharge graisseuse du cœur, que la sur-tension portale s'établit..... Des oscillations cons-tantes de pression se rencontrent dans d'autres terri-toires vasculaires chez les névropathes émotifs à système solaire déséquilibré. Il est bien probable que les capillaires du foie doivent subir des actions pareilles chez beaucoup d'autres arthritiques, et que de ce fait il y ait, dans le lobule même, un élément perturbateur de la pression portale. » Chez les gens paresseux ou du moins désaccoutumés de tout exer-cice physique, la paroi musculaire de l'abdomen généralement immobile, reste à l'état de distension ; or, il est probable que son jeu contribue à assurer

le bon fonctionnement de la circulation abdominale.
Heckel écrit encore : « Dans l'obésité, l'hémorroïde
signifie pléthore portale déjà avancée, elle est l'indice d'un vice circulatoire et d'une modification fonctionnelle du foie très probable. » Nous verrons plus
loin quel expédient le même auteur propose pour
mettre fin aux crises aiguës douloureuses.

Je n'insisterai point ici sur cette catégorie de varices, que l'on nomme symptomatiques et qui sont
révélatrices de lésions anatomiques souvent graves.
Il est bien évident que le clinicien devra toujours
y penser et s'assurer qu'il ne s'agit point de celles-là,
avant de porter le diagnostic d'hémorroïdes essen-
tielles ou idiopathiques. Celles-là sont d'ailleurs de
beaucoup les plus fréquentes et aussi, théoriquement, les plus intéressantes, précisément parce
qu'elles s'expliquent moins aisément.

A l'exemple d'Hippocrate et de Galien, les médecins du xviiᵉ siècle envisageaient les hémorroïdes
à la façon d'un sac où venaient se déverser les
humeurs peccantes ; ceux du xviiiᵉ, avec Stahl, les
considéraient à la façon d'une soupape de sûreté,
providentiellement instituée pour le soulagement
de la pléthore. Assurément les hémorroïdes fluentes
et le mieux que l'hémorragie apportait furent une
des causes qui mirent à la mode la pratique de la
saignée.

Hardy, Bouchard, Lancereaux tiennent les hémorroïdes pour une manifestation de la diathèse arthritique. Elles constituent une fluxion analogue à

l'épistaxis, comparable au catarrhe nasal ou bronchique.

Lancereaux les assimile à un trouble de nutrition des tissus d'origine trophique.

Pour le professeur Quénu, qui s'est occupé avec beaucoup de soin de l'anatomie normale et pathologique des veines ano-rectales, l'hémorroïde a pour cause première une affection locale se faisant à la faveur d'éraillures d'une muqueuse toujours souillée. La paroi veineuse est ainsi altérée, diminuée dans sa résistance, puis la dilatation survient, causée par la gêne circulatoire et les variations de pression. Cette conception d'un processus inflammatoire ne s'appliquerait légitimement, pour beaucoup d'auteurs, qu'à des poussées aiguës, résultant d'une phlébite. Peut-être l'altération des parois des veines est-elle due, plutôt qu'à une inflammation locale, à une action toxique générale, analogue à celle qui altère le tissu élastique du poumon dans l'emphysème.

Fontan incrimine la disposition du système veineux ano-rectal ; il attribue une grosse importance à l'étranglement des veines par les fibres musculaires qu'il leur faut traverser.

En somme, altération chronique de nature infectieuse ou toxique, ou bien encore trouble de nutrition d'origine nerveuse des parois des veines, c'est la cause prédisposante la plus vraisemblable, et c'est la part de l'arthritisme. D'autre part, disposition anatomique faisant de la région ano-rectale le point où doivent nécessairement retentir tous les excès, passagers ou durables, de pression artérielle ou de tension portale.

Voilà sans doute ce qu'il est raisonnable d'admettre pour expliquer la genèse des affections hémorroïdales, autant que faire se peut dans l'état actuel de nos connaissances.

On conçoit que le début d'une maladie comme celle-là doive passer habituellement inaperçu. Il faut que les hémorroïdes existent depuis quelque temps et qu'elles aient acquis une certaine importance pour que le malade commence à accuser une pesanteur gênante, un sentiment de besoin persistant après les garde-robes, quelques démangeaisons, surtout intenses à la chaleur du lit.

Dans un très grand nombre de cas, c'est seulement à propos d'une crise que se fait le diagnostic ; il s'agit alors soit de phénomène douloureux résultant d'un étranglement, soit de l'apparition d'une tumeur « procidente », soit d'une hémorragie.

L'inflammation des hémorroïdes, véritable infection veineuse, véritable phlébite, donne lieu à des douleurs souvent cruelles, qu'exaspèrent la marche, les efforts, parfois le moindre contact ; volumineuses, tendues à rompre, absolument irréductibles, les hémorroïdes enflammées procurent non seulement une sensation locale fort pénible, mais encore un état général de dépression, parfois assez marqué. La solution habituelle de la crise, c'est la rupture de la poche, souvent en forme de jet de sang rutilant.

Ces crises qui se produisent à intervalles extrêmement variés, et que de longs mois espacent quelquefois, ont, chez certaines personnes, et non pas seulement chez les femmes, une régularité quasi catamé-
niale. Parfois, nous l'avons vu, elles alternent avec
des crises de migraine, d'asthme ou de goutte.
Lorsque ces pertes de sang se renouvellent fréquemment il leur arrive de produire un état d'anémie et
de cachexie assez marqué parfois pour faire craindre
une tumeur maligne. Hémorragie, étranglement,
suppuration, poussées douloureuses, quelquefois
sphacèle, ou bien encore phlegmon et fistule, telles
sont les complications les plus habituelles.

Du traitement chirurgical, souvent rendu nécessaire par l'importance des hémorroïdes, par leur
résistance aux moyens médicaux, par les complications qu'elles provoquent, nous n'avons rien à dire
ici, sinon qu'il ne faut point y recourir inconsidérément comme le démontrait le Dr Tuffier dans une
clinique récente.

On a préconisé, non sans raison, surtout au cas
d'hémorragie, les irrigations très chaudes, le tanin,
des pommades au calomel et à l'iodure. Voici à quelle
thérapeutique mon expérience professionnelle m'a
conduit à donner la préférence.

Hygiène générale. — Il est incontestable que les
hémorroïdes s'observent habituellement chez les
sujets que l'on nommait naguère pléthoriques, chez
les congestifs, chez les gros mangeurs, chez les

obèses, chez les arthritiques menant la vie sédentaire
et atteints de dyspnée d'effort, avec congestion violacée du visage, toutes les fois qu'ils se baissent pour
ramasser quelque objet tombé ou pour boutonner
leur bottines. Aussi le régime alimentaire a-t-il, chez
ces malades, l'influence la plus bienfaisante.

La suppression de tous les aliments hypertenseurs
s'impose : le vin, le café, les liqueurs jouent un rôle
qui n'est pas contesté, puisque presque toujours
leur suppression comporte un soulagement très
marqué. Il importe encore de supprimer du régime
les aliments formant grosse masse semi-liquide,
notamment les potages, les sauces ; et de même la
mie de pain frais, les farineux si incombrants quand
ils ne sont pas en purée.

Chaque repas doit être réduit tout d'abord de
volume ; les malades boiront extrêmement peu au
cours du déjeuner et du dîner, et pas du tout pendant
les trois heures consécutives ; par contre, ils boiront
abondamment de l'eau hypominérale dans les moments où l'estomac est vide, c'est-à-dire au réveil,
au cours de la matinée, dans la seconde moitié de
l'après-midi, le soir en se couchant. La quantité
totale de liquides ingérés en vingt-quatre heures ne
dépassera guère un litre, absorbé par petites doses,
pas plus de cent grammes à la fois. Il faut ajouter à cette hygiène alimentaire la pratique progressive de l'exercice musculaire, notamment de la
marche au grand air. Heckel, dans son livre sur
l'obésité, écrit : « Il est très remarquable que le

meilleur moyen de faire cesser une crise aiguë, douloureuse d'hémorroïdes, c'est de faire coucher le sujet sur le sol, et lui faire pratiquer pendant quelques minutes des mouvements de flexion des membres inférieurs sur le torse ; sous l'influence de la contraction des muscles droits de l'abdomen, obliques, psoas, etc., la circulation portale se rétablit et l'on peut voir aussitôt les hémorroïdes externes pâlir, se détendre et disparaître. Toutes les hémorroïdes, sans exception, cèdent à cette méthode thérapeutique, qui fait la preuve de la pathogénie de ce symptôme. »

Ces pratiques sont en effet recommandées dans les cas de crise, de même que la myothérapie abdominale doit faire partie de l'hygiène préventive.

Comme *traitement local* des hémorroïdes qui débutent, on recommande les pommades à l'iodure, à l'hamamelis virginica. Avec MM. Herbet et Kendirdjy, je préfère les applications de cocaïne et d'adrénaline. Une mince lame de ouate hydrophile, imbibée d'une solution de cocaïne, de résorcine et de glycérine dans l'eau, se maintient assez bien en place, même pendant le sommeil, même pendant la marche. Il faut, comme bien l'on pense, ne pas omettre de combattre la constipation. A ce point de vue, les différentes préparations de ferments lactiques ou bien encore l'eau alcaline, à la façon du professeur Bourget, de Lausanne, donnent des résultats, à mon sens, très supérieurs à ceux des laxatifs ou des purgatifs ordinaires. Chez certaines personnes, alors même qu'elles ne sont pas à proprement parler constipées, une certaine atonie de la partie inférieure du gros intestin fait que les matières séjournent dans l'S illiaque ou l'ampoule rectale.

Or, je ne vois pas pourquoi cet endroit, qui est assurément le plus souillé de notre organisme, ne serait pas, comme un autre, lavé, puisqu'il peut l'être, et que cette stagnation peut déterminer l'infection des hémorroïdes internes et toutes les complications qui s'ensuivent à l'ordinaire. Aussi ai-je coutume de recommander à cette catégorie de malades des lavages quotidiens après la garde-robe spontanée du matin : non point de grands lavages abondants avec une longue canule, mais de petits lavages de 150 à 200 grammes, et faits d'abord avec de l'eau bouillie presque froide, puis, pour terminer, avec de l'eau bouillie à 42 ou 43 degrés. Chacun de ces petits lavements devra être restitué aussitôt après absorption. Il importe, bien entendu, que la courte canule utilisée ne soit nullement ébréchée, qu'au moment de s'en servir on la stérilise à l'eau bouillante et qu'on ne l'introduise *loco dolenti* que revêtue d'une bonne couche de vaseline stérilisée.

CHAPITRE XIII

LA MIGRAINE

Définition. — L'accès. — La douleur et l'état gastro-intestinal. — Migraine atténuée, migraine accompagnée. — L'avenir des migraineux. — La migraine, la goutte et l'asthme.
— Causes de la migraine. — Hygiène tirée de la pathogénie.
— La médication anti-toxique est de beaucoup la plus efficace dans la majorité des cas.

Que la migraine soit un mal fréquent chez l'arthritique, voilà ce que personne ne conteste ; et vraiment tout nous porte à croire qu'il est légitime de
la ranger au nombre des maladies par nutrition
viciée et auto-intoxication. A l'appui de cette conception, M. le professeur Bouchard a donné, voici
bien longtemps, des arguments qui paraissent encore
décisifs, et que n'ont fait que renforcer quelques
précisions plus récentes.

Ceux d'entre nos lecteurs qui ont eu des migraines
sont assez renseignés sur ce petit supplice pour me
faire grâce d'une description détaillée. Il faut pourtant une définition, pour ce motif que bien des gens,
à propos du mal de tête le plus léger, le plus banal,
le plus accidentel, ou encore à propos de céphalal-
gies continues dont ils sont affligés, prononcent ce
mot de migraine à tout venant, et fort impropre-

ment. La migraine est un mal qui a ses symptômes déterminés, encore que variables d'un sujet à un autre, si bien que l'on a pu dire justement que chaque migraineux a sa manière de migraine.

Et tout d'abord, la migraine ou hémicranie est maladie d'accès, de crises. « Tout homme qui souffre d'un mal de tête continu est de ce fait hors cadre. » Cette remarque, Lasègue et Dieulafoy l'ont soulignée avec la plus heureuse justesse.

L'accès s'annonce habituellement par des prodromes qui permettent souvent de prédire la crise du lendemain. Tel malade se sent déprimé, somnolent, triste, avec des vertiges, d'interminables bâillements.

Tel autre se trouve singulièrement dispos, alerte, léger, apte au travail ; certains sont pris d'une faim dévorante, d'une sorte de boulimie. Rompus à leur métier de migraineux, ils savent bien ce que cela veut dire ; mais il y a, dans cet entrain, dans cette légère et vive « euphorie », quelque chose d'irrésistible qui les pousse à la joie de vivre, malgré que leur raison s'efforce de leur faire entendre que c'est là seulement l'annonce d'un cruel accès ; curieuse dissociation des états affectifs et des états intellectuels.

Pour d'autres, nuls prodromes : l'accès éclate sans que rien le fasse prévoir.

C'est, en général, au réveil que s'établit le symptôme capital : la céphalalgie. D'abord sourde, profonde, lointaine, la douleur peu à peu se rapproche

et augmente d'intensité, jusqu'à devenir insuppor-
table.

C'est un arrachement, un martellement rythmé
par le battement de l'artère temporale, un éclatement des os du crâne, véritable torture que soula-
gent à peine quelques répits intermittents, et qu'exaspèrent le moindre déplacement de la tête, le roule-
ment des yeux, l'éternuement, la toux, l'effort.

Dans la grande majorité des cas, c'est bien une
hémicranie. D'abord localisée à l'orbite, à la région
sus-orbitaire ou à la tempe, la douleur s'étale bientôt à toute la région fronto-temporale, envahissant
parfois la moitié de la tête, jusqu'à la nuque. Il arrive
que les deux moitiés du crâne deviennent douloureuses et que la sensation de disjonction des os
gagne les deux côtés. Plus rarement, la migraine
passe presque subitement d'une tempe à l'autre.
Certains malades ont toujours la migraine du même
côté ; d'autres souffrent tantôt à droite, tantôt à
gauche.

La peau du crâne n'est pas hyperesthésiée. Le
toucher, la pression d'un doigt ne réveillent pas la
douleur ; les points révélateurs des névralgies restent muets. Par contre, il est fréquent de constater
une souffrance à la pression du cou, le long de la
chaîne des ganglions du nerf grand sympathique.

La douleur cranienne est encore aggravée par
une vive excitation des sens. Les odeurs, les par-
fums surtout sont insupportables ; la lumière la plus
discrète éblouit de façon cruelle, et, pour échapper

à tout bruit, les malades s'enferment, se bouchent les oreilles. Ils se couchent, vont se blottir au coin de leur demeure le plus sombre et le mieux abrité du monde extérieur. D'ailleurs, le vertige, des nausées, une sorte de mal de mer, souvent accompagné d'un ruissellement de chaleur dans les membres, une terrible lassitude rendent mal tolérable la station debout.

Enfin, au maximum d'intensité de la crise — et quelquefois plus vite — survient le second grand symptôme de la migraine : le vomissement, alimentaire si le malade n'est pas à jeun, bilieux, muqueux, acide et brûlant, si le patient a l'estomac vide. Là, quelquefois l'accès prend fin, comme si quelque substance toxique, cause du mal, était éliminée. Mais, bien souvent, il faut des séries de vomissements pour que le mieux se manifeste de manière évidente. Assez souvent, ces vomissements s'accompagnent de refroidissement des extrémités, d'épuisantes transpirations.

A la tombée du jour, le malade, écrasé, misérable, s'endort. Il se réveille le lendemain matin, brisé de courbatures, gardant encore, arrière-garde de l'accès, une douleur sourde dans la tête. Mais il a faim. Il mange, et c'est le premier bon repas qui achève de le guérir.

La crise, évanouie, est bien vite oubliée. Tout pareil au goutteux, son frère, le migraineux perd, avec une promptitude singulière, le souvenir des souffrances qu'il lui a fallu endurer : il ne se représente pas aisément que le mal pourra revenir, et néglige, comme s'il était à tout jamais guéri, les prescriptions hygiéniques formulées par son médecin.

Les accès reviennent pourtant, et quelquefois, chez les femmes surtout, vous comprenez à quelle occasion, — périodiquement.

Fréquente ou non, la migraine est longuement fidèle à ses habitués. « Celui qui en est atteint, écrit Brissaud, la supporte allégrement, car il est en bonne santé dans l'intervalle des accès ; puis tous deux vieillissent, la migraine et le migraineux ; la migraine s'use, revient moins souvent et avec moins de force. Il se peut qu'un vieillard, après avoir souffert d'accès de migraine pendant toute sa vie, en sorte complètement débarrassé. » Les femmes en sont habituellement libérées à la ménopause. On a vu la migraine guérir subitement à la suite d'un traumatisme, d'un émoi violent, d'un changement de climat, d'une fièvre typhoïde ou de quelque autre maladie infectieuse. Et le malheureux patient ne gagne pas toujours à cette guérison, car il arrive que l'ancien migraineux devienne hystérique, ou plus souvent asthmatique, calculeux (entendez par ce mot qu'il a des crises de coliques néphrétiques, hépatiques ou de lithiase intestinale).

Le pronostic n'est donc pas aussi complètement bénin qu'on a coutume de le dire. J'ai vu des migraineux, vieux avant l'âge, avec des cheveux prématurément gris, la peau ridée, tandis que leur système nerveux donnait des signes manifestes d'épuisement, de faiblesse irritable.

Je viens de faire, de la migraine vraie, une description assez sombre. Il est, bien entendu, des cas atténués, les malades n'ayant jamais que de fréquentes « pointes de migraine », comme ils disent. Mais il y a, par contre, la migraine « accompagnée », de troubles vaso-moteurs (migraine blanche et migraine rouge), de salivation, de transpirations localisées, de vingt symptômes, exceptionnels d'ailleurs, et que je ne m'attarderai pas à décrire par le menu. Je ne veux point parler ici non plus de cette migraine ophtalmique qui, par la singularité et l'importance de ses manifestations, est, à mon sens, une maladie spéciale.

Interrogés sur les causes et la nature intime de la migraine, la plupart des spécialistes répondent : « C'est une névrose qui volontiers se développe en terrain arthritique. » Elle est souvent héréditaire, et Möbius va jusqu'à dire que 90 p. 100 des migraineux ont un père ou une mère atteints du même mal. Möbius exagère un peu, n'en doutons pas. Il faut constater cependant que la migraine est une maladie précoce, qui survient ordinairement vers l'âge de la puberté. Brissaud prétendait même que l'on naît migraineux et que des enfants au berceau ont des manières de migraine (photophobie, lenteur du pouls, rougeur unilatérale de la face, vomissements). Beaucoup de migraineux comptent parmi leurs ascendants des hystériques, des neurasthé-

niques, des gens atteints du goitre exophtalmique,
et voire de l'épilepsie. « La migraine et la goutte
sont sœurs », disait Trousseau, et il est vrai que les
analyses d'urine des goutteux et des migraineux se
ressemblent souvent.

L'accès d'asthme a ceci de commun avec la crise
de migraine que l'un et l'autre semblent des paroxysmes amenés par quelque accumulation de
toxines dans l'organisme, et consistant essentiellement en un effort cruel pour se débarrasser de ces
toxines. Après l'accès d'asthme, après l'accès de
goutte, après l'attaque de migraine, le patient se
sent comme régénéré, comme délivré, et la thérapeutique antitoxique, associée au régime rationnel,
donne souvent des résultats qui nous portent à croire
qu'il s'agit bien là de maladies par auto-intoxication.

Quant aux causes provocatrices de l'accès, elles
varient pour chaque malade. Tel est pris de migraine
pour avoir respiré une certaine odeur, tel autre
parce qu'il a mangé tel aliment qu'il ne digère point ;
un troisième parce que le baromètre a baissé brusquement, et celui-ci pour avoir passé la soirée au
théâtre ou dans quelque salon mal aéré.

Les écarts de régime, le sommeil insuffisant, l'ir-
régularité des heures de repas, ont une influence
manifeste. La migraine est plus particulièrement
fréquente chez les constipés et les sédentaires
atteints de dyspepsie gastro-intestinale. Chez la
femme, le moment cataménial est une des causes
provocatrices les plus certaines ; la grossesse sup-

prime plutôt les crises qu'elle ne les provoque ; la ménopause met habituellement fin à la maladie, ou du moins l'atténue de façon très sensible. Enfin, bon nombre de migraineux ne savent pas à quoi attribuer la survenue de leurs accès, et ils disent communément : « Je n'avais pas eu de crise depuis quinze jours, il fallait bien m'attendre à en voir venir une. »

J'incline à penser, pour mon compte, que la plupart des nosographes, en établissant cette liste d'agents provocateurs de l'accès migraineux, s'en sont un peu trop aisément rapportés aux dires des malades, plutôt qu'à leur propre sens critique. Or, le malade a une tendance naturelle, bien humaine, à mettre le retour de sa crise au compte de quelque cause extérieure évidemment futile, alors qu'il serait plus judicieux de chercher en lui-même son motif véritable. De même, si l'on en croit les pères de l'Église, le pécheur accuse volontiers de ses fautes les sollicitations du monde extérieur, et ne voit pas que la tentation vient du dedans, bien plus que du dehors.

Oui, certes, le séjour en air confiné, quelque indigestion, une émotion brusque, le retour menstruel, sont de vraies causes déterminantes de l'accès, mais seulement pour ce motif que ce sont là des sources de perturbation des échanges nutritifs. C'est manifestement dans un vice de la nutrition qu'il faut chercher la cause plus profonde de la maladie migraineuse. Les migraineux sont habituellement constipés, et ils ont des urines rares, chargées.

d'urates et d'oxalates, de bile et d'indican. Et l'hygiène, qui lave l'organisme, qui accélère la nutrition, qui diminue la production des déchets nuisibles, qui vient en aide aux organes d'élimination, est la plus efficace.

On m'a appris, sur les bancs de l'école, et j'ai lu dans beaucoup de livres fort bien faits, que l'on ne guérit pas un migraineux de sa misère. Et bon nombre de médecins se bornent bonnement à la médication symptomatique. Ils ordonnent l'antipyrine, que le malade vomit souvent, et qu'alors on ne peut donner qu'en lavements, à forte dose. D'aucuns prescrivent le salicylate, le citrate de caféine, et voire la morphine, qui, donnée à un névropathe, risque fort de bien trop lui plaire ; on prescrit l'ergotine dans la migraine rouge, et les inhalations de nitrite d'amyle dans la migraine blanche. Expédients que tout cela ! Expédients précieux à coup sûr, de même que l'eau chloroformée et la potion de Rivière pour venir à bout des vomissements.

Mais le vrai médecin doit remonter aux causes, baser son traitement sur des données pathogéniques aussi précises que possible. Or, que dit la pathogénie ? De prime abord, des choses confuses et diverses. Brissaud invoque une névralgie diffuse des filets intracraniens du trijumeau ; Du Bois-Raymond, Eulenbourg, d'autres encore, une irritation primitive du grand sympathique, d'où les troubles vasomoteurs. Deyl nous offre une théorie anatomique : certaines causes capables de congestionner le cer-

veau amènent quelque gonflement de la tige pituitaire, laquelle comprime alors et irrite sa voisine,
la branche ophtalmique du nerf trijumeau : d'où la
douleur. Mais la migraine n'a précisément pas les
caractères spécifiques des névralgies, et Brown-
Séquard avait déjà souligné le point faible de la
théorie vaso-motrice.

D'ailleurs, ces états congestifs ou ces troubles
circulatoires, quoi donc les détermine?... Dans l'état
actuel de nos connaissances, il est raisonnable de
penser que ce sont des poisons, de ces poisons que
fabriquent sans cesse tous les organismes vivants,
et que les arthritiques ont coutume d'éliminer fort
mal.

Or, que font, chez les migraineux, le régime alimentaire et la thérapeutique dite éliminatrice? Peu
de chose, en vérité, si ce régime est vague, mal défini
ou incomplet. Il ne suffit point, en effet, de conseiller
la suppression des viandes faisandées, de la charcuterie ou des mets épicés, et d'ordonner du vin blanc
coupé d'eau, pour stériliser de ses microbes pathogènes un intestin à fermentations déréglées, pour
laver le rein ou soulager le foie dans sa tâche de
défenseur. Il faut, de toute nécessité, pratiquer ce
réensemencement de l'appareil digestif dont j'ai
trop souvent parlé à mes lecteurs pour qu'il soit bien
utile d'y insister cette fois encore. Cette méthode
donne des résultats incomparables, pour peu que les
malades consentent à en user avec précision et
quelque esprit de suite. Ici, comme pour l'accès

d'asthme et pour l'entérite muco-membraneuse, l'emploi judicieux de médicaments accélérateurs de l'élimination (caféine et théobromine), ou des agents accélérateurs de la nutrition (corps thyroïde, injections salines, etc.), constituent des adjuvants thérapeutiques d'autant plus précieux que le médecin sait les manier avec plus de souplesse et d'à-propos.

Il faut, au médecin d'arthritiques, plus qu'à tout autre, du doigter. Ces sortes de cures sont le triomphe du praticien plein d'années et d'expérience : il réussit habituellement là où échoue le jeune théoricien trop imbu de doctrines, encore tout féru des précisions... inhumaines pourrait-on dire, du laboratoire. Un savant manieur de cobayes et de lapins n'est pas du jour au lendemain un merveilleux médecin d'hommes. Ici, chaque malade est, pour son médecin, un guide quelquefois trompeur, quelquefois excellent, et les données livresques qui rendent présomptueux sont peut-être moins précieuses qu'un certain esprit de finesse et de discernement, une certaine habileté à saisir les secrètes analogies, qui constituent pour notre métier, le grand art.

CHAPITRE XIV

LA PEAU DES ARTHRITIQUES

Les arthritides : Bazin, Bouchard, Gaucher, Hallopeau et Leredde. — Les principales dermatoses de nature diathésique. — Auto-intoxication avec élimination des déchets par la surface cutanée. — Rôle du système nerveux et des glandes endocrines. — Les idées du Dr Jacquet, sur les arthritides en général et sur la calvitie précoce des arthritiques. — Les maladies pour pédicures : l'ongle incarné. — Régimes alimentaires du professeur Gaucher. — Autres régimes.

Étant donné un organisme au fonctionnement vicié, où les émonctoires normaux (intestin, rein, foie, appareil musculaire) ne remplissent que très imparfaitement leur rôle — alors que, précisément, par excès d'alimentation et manque d'exercice, il y a surabondance de déchets nuisibles — n'est-on pas naturellement conduit à penser que cet organisme, empruntant une voie nouvelle, devra chercher à éliminer ses toxines comme il pourra, par où il pourra, et notamment par la surface cutanée, que double un réseau de vaisseaux sanguins très important, et que criblent les orifices de glandes innombrables. Cette conception, qui n'est point, certes, la première venue, devait pourtant être une des premières à

venir. Nos pères, ayant constaté que les dermatoses
sont souvent plus accentuées là où la transpiration
se fait plus abondante, estimaient que, par les pores
de la peau, s'élimine le trop-plein des humeurs peccantes. Avec des mots à peine différents, la plupart
des spécialistes modernes, à l'exemple de leurs
aînés, professent que la peau est l'un des organes
qui prennent, aux manifestations de l'arthritisme,
la plus large part.

C'est Bazin, je crois bien, qui, le premier, usa,
pour désigner cette extériorisation de la diathèse, du
mot *arthritides* — vocable plus joli que le fait qu'il
exprime, et que le Dr de Grandmaison a récemment
tenté de remettre en usage. Cette part du tégument
externe dans l'ensemble des maladies arthritiques,
Lancereaux la fait si grande qu'il dit communément
herpétisme pour arthritisme. Dans ses *Maladies par
ralentissement de la nutrition*, Bouchard écrit : « Les
dermatoses ne sont pas rares chez les goutteux, chez
les rhumatisants, chez les migraineux : elles sont
extrêmement fréquentes chez les asthmatiques.
Parmi les dermatoses, je citerai en première ligne
l'eczéma que l'on rencontre dans les deux tiers des
cas, et après l'eczéma, l'urticaire. »

Dans une leçon clinique de l'hôpital Saint-Louis,
qu'il a récemment consacrée au régime alimentaire
dans les maladies cutanées diathésiques, le professeur Gaucher s'exprime ainsi : « La diathèse, ainsi
que je l'ai montré, est une intoxication chronique
par les matières extractives azotées. En effet, chez

tous les sujets atteints de dermatoses diathésiques, eczéma, psosiasis ou autres, on trouve une utilisation imparfaite de l'azote ingéré. L'analyse de l'urine montre constamment, chez tous ces malades, un abaissement du rapport azoturique [1] (rapport de l'urée à l'azote total, c'est-à-dire une diminution d'excrétion de l'urée et une augmentation des matières extractives azotées : leucine, tyrosine, créatine, créatinine, xanthine, hypoxanthine, etc.). Or, l'urée est une matière non toxique, dialysable, facile à éliminer ; au contraire, les matières extractives azotées sont toxiques, peu solubles, et par conséquent s'accumulent dans l'organisme. C'est cette accumulation qui produit l'auto-intoxication diathésique. L'observation a prouvé que les individus, dont la nutrition est ralentie, suivant la conception de M. Bouchard, ont un mauvais fonctionnement du tube digestif, et que chez eux les fermentations gastro-intestinales sont exagérées et anormales ; que notamment, l'estomac renferme en grande quantité des acides secondaires de fermentation. »

Les principales dermatoses diathésiques dans lesquelles on trouve un rapport azoturique faible, en même temps qu'une anomalie ou une exagération des fermentations digestives, sont, d'après M. Gaucher, l'eczéma, le lichen simple, le psoriasis, les séborrhées et les acnés, le prurigo et les prurits, l'urticaire. A cette liste on peut encore joindre les éry-

1. Voir, *Interprétation de l'analyse des urines*, chap. IV, page 46.

thèmes et éruptions diverses d'origine médicamenteuse ou alimentaire, particulièrement fréquentes chez les arthritiques. « De deux malades », disent MM. Hallopeau et Leredde, « de deux malades soumis au même traitement dans les mêmes conditions d'âge, de poids, de taille, de profession, le premier, asthmatique emphysémateux, fait une éruption médicamenteuse ; le second continue le traitement sans manifestations d'érythème. » Besnier — particulièrement en ce qui concerne le prurigo — et Brocq, parlant de l'eczéma, semblent admettre sans restrictions, la notion de terrain arthritique.

Dans une série de publications, peut-être point exemptes d'un certain parti pris, mais où fourmillent vraiment les observations ingénieuses, MM. Léopold Levi et Henri de Rothschild ont soutenu cette hypothèse que nombre de dermatoses — et spécialement celles qu'on a coutume de nommer arthritiques — ne sont que dystrophies, dues à quelque perturbation (excès ou insuffisance) dans le fonctionnement de ces glandes à secrétion interne qui président, pour une grosse part, à la régularisation des fonctions trophiques. J'ai vu, nous avons tous vu, certains cas de psoriasis ou d'eczéma rebelles à tous autres modes de traitement, manifestement améliorés par l'emploi du corps thyroïde ; nous avons vu aussi le même médicament, manié trop brutalement, absorbé à doses trop fortes, provoquer une recrudescence du mal ou une poussée éruptive nouvelle. Il m'a même été donné d'observer la survenue d'accidents graves dans le domaine de l'appareil circulatoire, au moment même où, sous l'influence de doses abusives de thyroïdine, un psoriasis rebelle et très ancien subissait une régression marquée. Et voilà qui renforce encore, d'arguments vigoureux, la doctrine classant un grand nombre de dermatoses parmi les maladies à nutrition pervertie.

Notez qu'il existe encore une théorie nerveuse des dermatoses, que cette doctrine a pour elle des arguments de premier ordre, symétrie parfois frappante dans la distribution des zones éruptives, influence manifeste des grands émois, de la fatigue, de l'énervement, de l'insomnie, des névralgies, des névrites (zona), des paralysies. Lancereaux voit à l'origine des troubles de la nutrition, une perturbation nerveuse, qu'il considère comme *le primum movens*, et que de fois les faits paraissent lui donner raison !

Parmi les dermatologues contemporains, il en est un de qui les idées sur ce point me paraissent tout à fait dignes de particulière attention : c'est le Dr Lucien Jacquet que je veux dire. Même quand il m'arrive de n'être pas tout à fait d'accord avec lui sur quelque question de doctrine, je goûte cependant sa façon de repenser à neuf les notions scientifiques que d'autres acceptent de confiance et par trop volontiers. Il est certain que ces temps-ci, on a donné par abus de l'analogie, une extension démesurée aux doctrines infectieuses. Parce que, dans un certain domaine, elles avaient jeté d'éblouissantes clartés, quelques esprits pressés, profitant de la vogue, généralisèrent avec une facilité pleine d'imprudence. Il n'y eut plus bientôt ni physique, ni mécanique, ni presque de chimie biologiques, mais seulement des microbes et des toxines, hypothétiques à vrai dire, mais volontiers admises comme probables. Le Dr Lucien Jacquet, pour avoir réagi contre cet abus, a bien mérité de quiconque a le goût de penser par soi-même.

*
* *

N'étant point grand expert en dermatologie, je lui ai demandé — pour l'édification de mes lecteurs — son avis sur deux questions assurément intéressantes.

1° Pensez-vous qu'il existe une catégorie de dermatoses diathésiques, d'arthritides cutanées?

2° Que faut-il croire de cette calvitie précoce qu'on a coutume de nommer arthritique?

Et voici d'abord sa réponse à la première question.

Existe-t-il des « arthritides »? et en particulier des *arthritides cutanées*. C'est possible mais non démontré. Pour l'affirmer il faudrait avoir défini l'arthritisme, ce qui n'est pas fait. Bouchard aboutit aux conclusions suivantes : la pathogénie des maladies arthritiques, si l'on excepte le diabète et dans une certaine mesure l'obésité, est conjecturale.

Ce qui paraît démontré c'est qu'il existe une relation familiale entre diverses maladies.

Quel est ce genre de relations ?

On admet à titre vague que l'auto-intoxication et plus particulièrement l'oxydation incomplète des matières azotées, joue un rôle dans ces relations. Mais cela même est mal établi. En ce qui a trait à la peau, on admet que l'élimination cutanée de certains principes excrémentitiels, insuffisamment élaborés, serait cause de toute une catégorie de dermatoses, qui seraient ainsi liées à l'arthritisme. Or, en dehors de quelques expériences très critiquables de Gigot-Suard, il n'y a rien ou presque rien.

Quoi qu'il en soit, on peut admettre, et on pressent confusément que l'auto-intoxication, ou l'arthritisme, défini par l'auto-intoxication, joue un grand rôle dans la nosologie et un certain rôle dans la nosologie cutanée.

Mais, à mon sens, on oublie beaucoup trop un mode pathogénique important, que je crois personnellement responsable d'une part de ce qui est attribué à l'arthritisme en dermatologie. Ce mode pathogénique c'est la *surirritation* fonctionnelle, la surfonction. On raisonne comme si la matière du fonctionnement organique et ses mutations faisaient tout ou presque tout et les organes de fonctionnement ou plutôt leur activité fonctionnelle ne faisaient rien ou presque rien.

Telle par exemple une machine où l'on envisagerait seulement le charbon consommé et la chaleur dégagée, mais jamais les rouages en jeu.

Or, pour un organe, fonctionner c'est irriter loca-

lement d'une part et projeter l'irritation à distance
en vertu de la synergie organique.

On peut envisager trois degrés dans le fonctionnement :

Un degré insuffisant,

Un degré optimum,

Un degré excessif.

En réalité, les organes se renvoient l'excitation,
comme des joueurs de paume se renvoient la balle :
il se crée ainsi un véritable circulus vitæ.

C'est l'appareil digestif que j'ai spécialement étudié
et j'aboutis à cette conclusion que dans les civilisa-
tions contemporaines, son excès fonctionnel engendre une part de ce que l'on attribue à l'arthritisme
envisagé en tant qu'intoxication, et notamment une
part de l'arthritisme cutané.

Voyons par exemple ce qui se passe dans l'indigestion. Après un repas plus que copieux, un individu se réveille brusquement au milieu de la nuit.
Il éprouve un malaise général avec anxiété, sueurs
froides, prurit. Il a des nausées. Il vomit : immédiatement il cesse de souffrir. Est-ce parce que les poisons ont cessé d'agir ? Non. L'élimination toxique
n'a rien à voir en cela, la quantité de poisons circulant n'a pas changé. C'est à l'excès fonctionnel
seul qu'on peut attribuer ce trouble qui cesse avec
la surfonction.

Or, à des degrés plus faibles, cette surirritation
fonctionnelle, ce surtravail digestif entre en jeu,

d'une manière très appréciable dans l'alimentation de nos contemporains.

J'ai tenté l'analyse minutieuse d'un de ses modes, en envisageant expérimentalement et cliniquement la *tachyphagie*.

Une série d'expériences animales et cliniques, en collaboration avec M. Debat, m'ont montré que, pour une *même masse alimentaire*, l'irritation de l'estomac lui-même et la projection de cette irritation aux autres organes est éminemment variable, suivant l'état de *division de cette masse*.

Il est évident qu'ici, la mutation nutritive et l'auto-intoxication n'ont rien à voir. Or la clinique enseigne que, sans rien changer à la qualité et à la quantité des aliments, ce seul fait de diminuer le travail digestif par la bradyphagie, diminue ou fait disparaître une série de dermatoses considérées comme des arthritides : prurit, eczéma, érythrose.

Mais il est clair que la tachyphagie n'est qu'un des modes du surtravail digestif et qu'il en est beaucoup d'autres. Il est clair aussi que le surtravail digestif n'est pas le seul à envisager, et qu'il en est autant que d'organes et de fonctions.

La conséquence pratique est qu'il faut savoir chercher les insuffisances fonctionnelles et les excès fonctionnels organiques et savoir les régler, que c'est très difficile et qu'il y faut l'effort pénétrant et sagace d'un très bon médecin.

*
* *

Interrogé sur la calvitie précoce qu'on a coutume de nommer arthritique, le Dr Lucien Jacquet a bien voulu m'envoyer la remarquable page de pathologie générale et spéciale que l'on va lire.

« Pour juger une théorie de la calvitie, comme pour toute théorie en général, il faut la confronter avec les faits. Elle ne vaut que par les faits qu'elle explique.

Or, voici les faits importants :

1° La calvitie n'est pas partout répandue : elle est systématisée : son domaine anatomique correspond à celui du nerf frontal externe, branche de l'ophtalmique ;

2° La calvitie débute par la tonsure au sinciput, et les golfes fronto-pariétaux. Notez que la calvitie respecte la barbe, qu'elle se montre surtout chez l'homme, où elle apparaît vers la vingtième année, soit à l'âge des examens, des concours, du surmenage intellectuel. Depuis quelques années, elle tend à se manifester chez les femmes aussi.

3° La calvitie évolue par crises, les paroxysmes correspondant à la période estivale. Elle succède souvent ou coexiste à une ambiance familiale de belles chevelures. Elle coïncide presque toujours avec des troubles de la sensibilité du cuir chevelu, avec de la séborrhée, de l'hyperhydrose, du prurit, du pityriasis, de l'hyperthermie.

En tant qu'ambiance clinique, elle coexiste avec des migraines, des troubles oculaires d'accommodation, et tout l'ensemble des maladies dites arthritiques.

Elle est souvent héréditaire. Elle est aggravée fréquemment par le poids (chapeaux lourds, faux cheveux, casque, shako), par la surirritation digestive (gros mangeurs, gros buveurs), par le travail intellectuel coïncidant avec le travail digestif, par les intoxications et les auto-intoxications.

Elle domine chez les intellectuels, dans les classes dirigeantes. Regardez le spectacle que présente l'orchestre, vu du balcon, à l'Opéra ou à la Comédie-Française... Exceptionnelle chez le paysan, elle est déjà moins rare chez l'ouvrier des grandes villes.

Notons encore que c'est une maladie de races occidentales, qui épargne les orientaux, et qu'elle augmente de fréquence au fur et à mesure des progrès de la civilisation.

Voilà les faits, et voici maintenant la théorie que j'en propose.

La calvitie dite arthritique, est produite par une surirritation fonctionnelle du cuir chevelu : cette surirritation est d'origine cérébrale (zone rolandique de l'écorce grise); elle aboutit au cuir chevelu par le frontal externe, rameau de la branche ophtalmique du nerf trijumeau. C'est une surirritation causée par la tension intellectuelle, par l'effort excessif, lequel entraîne d'abord la production pilaire intensive, puis le déséquilibre de la mue pilaire, enfin l'épuisement fonctionnel du système pileux.

Confrontons à présent les faits avec la théorie.

La zone limite de la calvitie est marquée par

l'union des branches temporales et frontales du nerf ophtalmique.

La barbe, innervée par des sources nerveuses diverses est respectée.

Seul, le cuir chevelu est exposé aux compressions.

La date de l'apparition se fait à l'âge de l'effort intellectuel maximum.

L'influence du passage au régiment (compression par le casque et le shako) est manifeste.

D'une manière générale, on observe que les dépilations sont plus fréquentes pendant la saison chaude, celle où la fonction du cuir chevelu tend à s'exagérer.

Fait remarquable, les troubles habituellement connexes, troubles de la vision, maladies arthritiques sont particulièrement fréquents chez les intellectuels. La plupart d'entre eux mènent une vie sédentaire ; ils sont volontiers gourmands et ils digèrent mal, d'où surirritation digestive et auto-intoxication. La rencontre d'une excitation d'origine interne et d'une excitation d'origine externe donnent au point de rencontre le maximum pathogène.

Si, maintenant, nous considérons le problème du point de vue de l'évolution ethnique, nous constatons que les chauves sont fréquents en Occident et rares en Orient. Il n'y a pas de chauves chez les Arabes, sauf chez les talebs qui sont des savants. Les eunuques ne sont pas chauves, et cela d'abord parce qu'ils sont des orientaux à l'esprit médiocrement actif, et secondairement parce qu'ils vivent en état d'hypofonctionnement orchitique.

Historiquement la calvitie se développe aux époques où s'accroît la tension intellectuelle. »

Et, le très distingué médecin de l'hôpital Saint-Antoine conclut ainsi.

« Une fois constituée, la calvitie arthritique qui résulte d'une névrite dégénérative des rameaux du frontal, est incurable.

Au début, il est possible de la modifier heureusement en modérant : 1° l'irritation centrale (modérer le travail intellectuel ou plutôt la surtension intellectuelle, le travail anxieux, énervé) ; 2° l'irritation extérieure en conflit avec elle ; 3° l'irritation viscérale par surmenage gastro-intestinal. Il convient, en outre, d'exalter la vitalité de la région atteinte par mobilisation et massage du cuir chevelu, par des lotions et des frictions excitantes. »

*
* *

J'avoue que, pour mon compte, je me sens extrêmement séduit par cette conception, intelligente, neuve ou tout au moins renouvelée, et qui s'adapte exactement aux faits.

Pourtant, reste encore à résoudre le problème que le Dr Jacquet n'aborde point, et qui se peut énoncer comme suit : étant donné deux jeunes gens, de même âge, de même force, subissant les mêmes sur-irritations cérébrales et digestives, portant le même casque ou le même shako, l'un gardera tous ses cheveux, l'autre deviendra chauve. Ce qui fait la différence, c'est — il faut bien l'admettre — une certaine prédisposition, héritée ou acquise, à tout un ensemble d'insuffisances fonctionnelles ou de maladies, à l'asthme, à la gravelle, aux hémorroïdes, à l'obésité, à la goutte, ou à la calvitie. Et cette prédisposition, indéniable, c'est, ce que nous nommons arthritisme, ralentissement de la nutrition, herpétisme, diathèse dystrophique héréditaire.

Que de choses, encore j'entrevois qu'il y aurait à dire concernant l'état du tégument externe chez l'arthritique. Dans aucun des ouvrages qui furent jusqu'ici, consacrés à l'arthritisme, je n'ai rencontré de chapitre où fussent étudiés les cors, durillons, œils de perdrix et autres menues misères dont la fréquence chez les arthritiques est, bien certainement extrême. Il en est de même de l'ongle incarné. Certaines personnes ont, à « faire » de l'onyxis une facilité singulière ; leurs ongles s'incarnent continuellement, et surtout dans la saison où ils font des excès de table, tout en menant une existence sédentaire. D'autres, lorsque le pédicure les opère, voient leurs cors s'effriter sous le couteau, non pas en lamelles cornées, mais en poudre fine et sableuse, et cela est si nettement marqué que le mot de lithiase cutanée peut être prononcé.

Une étude clinique, anatomo-pathologique et pathogénique de ces symptômes trop dédaignés devrait tenter un médecin. Tout ce que j'en puis dire, pour ma part, c'est que l'hygiène générale de l'arthritisme — sans compter l'hygiène locale et le traitement coutumier — ont une influence heureuse sur ces humbles manifestations de la diathèse. Là comme ailleurs les causes locales (chaussures trop serrées ou mal adaptées) n'agissent que quand il y a prédisposition, et il faut bien ranger les maladies à pédicures parmi les manifestations les plus communes de l'arthritisme chronique ou, si l'on veut, de la goutte diffuse

A toutes ces manifestations cutanées de la diathèse arthritique, il convient d'opposer d'abord un traitement local, et puis une diététique appropriée. Souvent puissante, la diététique suffit rarement à guérir. Si elle suffisait il ne subsisterait plus de dermatologistes, et nous autres, médecins de la nutrition, nous suffirions pleinement à la tâche. Or il existe, et Dieu merci, des dermatologistes. Voici le régime que l'un des plus éminents parmi ceux de France, le professeur Gaucher, recommande à son auditoire de l'hôpital Saint-Louis[1]. Je cite textuellement.

« Dans ces maladies il faut PROSCRIRE L'USAGE des aliments suivants :

Le bouillon de viande, non seulement de viande de bœuf, mais aussi et surtout de viande de veau, de poulet, etc., car les viandes des animaux jeunes

---

[1]. Clinique recueillie et publiée par le Dr Laufer, in *Journal de diététique et de bactériothérapie*, 15 février 1911.

renferment encore plus de matières extractives que les viandes d'animaux adultes.

Les sauces et les ragoûts qui sont toujours faits précisément avec des bouillons ou des jus de viandes ; les extraits de viande de toute fabrication et de toute nature, qui ne sont que des solutions toxiques de matières extractives et de potasse. Cela est tellement vrai que c'est du bouillon de viande ordinaire que Chevreul a extrait autrefois la créatine ; les poudres de viande, qui renferment les mêmes matières toxiques ; les poissons de toute espèce, à Paris et dans les grandes villes ; car la viande de poisson, ainsi que la montré M. A. Gautier, s'altère au bout de quelques heures, et tout le poisson qu'on consomme à Paris, pêché au moins depuis quarante-huit heures, est, au point de vue chimique, de la viande pourrie.

Il n'y a aucune raison de défendre le poisson de mer et de permettre le poisson d'eau douce : l'un et l'autre sont innocents à l'état frais, et l'un comme l'autre sont nuisibles quand ils ne sont pas frais. Le poisson de mer, frais, consommé au bord de la mer, quand il vient d'être pêché, n'est en aucune façon nuisible, et la preuve en est qu'il n'y a pas plus de dermatoses au bord de la mer que dans les autres régions.

Vous pouvez donc permettre à vos malades, quand ils sont au bord de la mer, de manger du poisson de mer, à condition toutefois que ce ne soit pas du poisson qui vienne des Halles de Paris, comme cela arrive plus souvent qu'on ne croit.

De même le poisson d'eau douce n'est inoffensif que s'il est consommé au bord des rivières où il est pêché ;

Le gibier pour plusieurs raisons ; d'abord parce qu'en lui-même il est une viande peu digestible ; ensuite parce qu'on a l'habitude de le manger faisandé, c'est-à-dire altéré, et enfin parce que le gibier est souvent *forcé* avant d'être tué, et que, de ce fait, il renferme déjà des matières toxiques ;

La charcuterie, et, par charcuterie, je n'entends pas la viande de porc, le porc frais n'est pas plus mauvais qu'une autre viande. Ce qui est mauvais, c'est la viande conservée, qu'elle soit de porc ou de bœuf ;

La triperie, et sous ce nom il faut comprendre non seulement les tripes, mais tous les viscères, c'est-à-dire le foie, les rognons, le riz de veau, la cervelle, et, en outre, le pied de veau, de cochon ou de mouton ;

Les matières grasses, sauf le beurre frais et l'huile végétale ;

Parmi les légumes : les choux, l'oseille, et les asperges ;

Tous les fromages et laits fermentés ;

Parmi les fruits : les fraises et les framboises sont à peu près les seuls défendus ;

Le vinaigre, qui doit être remplacé par du jus de citron ;

Les boissons alcooliques en trop grande quantité ; le thé et le café en excès.

Les aliments permis sont les suivants :

Le lait frais ; les œufs frais ;

Les viandes rôties, grillées ou braisées quelconques, qu'il s'agisse de viandes rouges ou blanches ; de même, je l'ai dit, le poisson *réellement* frais ; naturellement, les viandes ne doivent être prises qu'en quantités très modérées ;

Tous les légumes, sauf ceux qui ont été indiqués plus haut ;

Tous les fruits à l'exception des fraises et des framboises.

Le sel n'est pas nuisible ; au contraire, rien n'est plus illogique que le régime déchloruré dans les dermatoses diathésiques, car M. A. Gautier a montré que le rein ne pouvait éliminer les toxines qu'à la faveur du chlorure de sodium. Vous recommanderez donc aux malades atteints d'eczéma, de psoriasis, etc., de ne pas craindre de saler leurs aliments.

La boisson doit être composée de vin coupé d'eau, de bière ou de cidre, en quantité modérée ; par exemple un demi-litre de vin par jour. Naturellement l'alcool et les liqueurs sont interdits.

Le café ou le thé en petite quantité, par exemple une tasse par jour, sont permis, à condition d'être coupés d'un quart de lait. Il est important que les malades atteints de dermatoses diathésiques boivent beaucoup, soit de l'eau alcaline, soit de l'eau pure, pour activer l'élimination rénale. Il est également utile d'associer aux boissons de légers laxatifs, d'assurer l'élimination et le fonctionnement intestinal, et d'autre part, d'activer les fonctions de la peau ».

J'ai tenu à citer dans toute leur étendue ces prescriptions alimentaires du professeur Gaucher. Nul plus que lui n'a contribué à nous édifier sur l'origine gastro-intestinale de certaines dermatoses et sur l'utilité d'une diététique appropriée ; nul n'était donc mieux désigné pour nous dicter la conduite à tenir.

Pourtant, qu'il me soit permis d'insister tout particulièrement sur la recommandation si souvent et si justement répétée par le Dr Lucien Jacquet, au sujet des inconvénients de la tachyphagie. Certes, le choix des aliments est de la plus certaine importance. Mais il faut compter aussi pour quelque chose l'effet produit sur l'appareil digestif et sur le système nutritif tout entier par l'ingestion d'une masse considérable d'aliments mal divisés par la mastication. Avoir de mauvaises dents et mastiquer d'une façon distraite et forcément insuffisante, voilà certes une des plus fréquentes et des plus importantes causes de dyspepsie gastro-intestinale, de ralentissement de la nutrition, et finalement d'arthritides.

J'ai dit que le régime préconisé par le professeur Gaucher est excellent, rationnel, et mille fois recommandable. Il n'est pourtant pas le seul qui se puisse recommander. Depuis les recherches modernes sur la flore de la dernière partie du tube digestif et les ferments lactiques, nous sommes infiniment mieux renseignés que naguère sur les putréfactions intestinales, et nous avons appris à y remédier de manière souvent heureuse. Le régime strictement végétarien, poursuivi pendant quelques jours et bientôt remplacé par le régime mixte, donne souvent des résultats supérieurs et plus durables. Il semble que, au début du traitement, il y ait grand avantage à supprimer tous les aliments d'origine animale (lait, œufs, poisson et viande), en même temps que, grâce aux préparations lactiques, on acidifie l'intestin, tout en modifiant sa flore. Nombre d'arthritiques à dermatoses ne supportent ni le cidre, ni la bière, ni l'eau rougie : il semble, même, que l'alcool très dilué leur soit particulièrement nuisible. Certains voient leurs arthritides pâlir puis disparaître dès qu'on leur supprime le café ou le thé dont ils faisaient abus. D'autres, enfin, se trouvent bien d'user, non plus des préparations de ferments lactiques, mais de levures. C'est du moins ce que nous ont appris nos observations personnelles, dont le nombre commence à être considérable.

CHAPITRE XV

CATARRHES ET BRONCHITES

La doctrine diathésique et la doctrine infectieuse. — Bronchites aiguës et passage à l'état chronique. — Les enrhumés de la quarantaine. — Bronchite chronique et tuberculose. — Catarrhe et emphysème. — Évolution de l'emphysème pulmonaire. — Le régime des catarrheux. — Hygiène générale, hygiène respiratoire.

Avant l'ère pastorienne, quiconque parlait de bronchite chronique sous-entendait l'idée de diathèse. La vieille conception de Bazin, Germain Sée la battit en brèche et prétendit la démembrer. Il décrivit la bronchite spécifique, la scrofuleuse, l'herpétique, l'arthritique. Sa classification, on ne tarda guère à constater qu'elle ne reposait pas, elle non plus que d'autres, sur des bases inébranlables ; maintenant le mot de scrofule ne signifie plus guère qu'une variété du mal tuberculeux ; depuis Lancereaux, herpétisme et arthritisme ne font plus qu'un.

Un peu plus tard la notion moderne d'infection bactérienne vint donner un assaut plus rude à ces vieilles conceptions pathogéniques imprécises. On crut discerner que toute bronchite chronique ne peut être primitivement causée, puis maintenue que par l'action durable d'un microbe pathogène ; et il parut que l'idée de diathèse était à jamais abolie. Mais ce stade nouveau ne dura pas beaucoup plus que les autres. La doctrine infectieuse, trop absolue, n'expliquait de façon satisfaisante qu'une partie des faits. On observa qu'il fallait, pour que l'élément infectieux pût produire la maladie, un terrain propice, et celui-là précisément que désignait le vieux mot d'arthritisme ; que, chez les sujets prédisposés, les causes occasionnelles les plus actives ne déterminaient que des phénomènes fugaces et non chroniques. On constata que les bronchites persistantes s'amélioraient ou s'aggravaient sous l'influence de causes qui n'ont rien de microbien, et que leurs poussées pouvaient alterner avec des poussées d'eczéma, d'entérite, de goutte, de coliques hépatiques, d'hémorroïdes, de migraines.

Un temps, il fut à la mode de dire que toute bronchite aiguë est bien capable de passer à l'état de chronicité. Cela sembla neuf et commode. Mais on revint bientôt de ces affirmations aussi simplistes que catégoriques. Sans doute il est bien avéré que les atteintes antérieures aiguës affaiblissent petit à petit la résistance de la muqueuse respiratoire et constituent une cause prédisposante de premier rang. Oui. Mais on s'aperçut que certaines personnes, arthritiques précisément, étaient douées d'une facilité singulière, quasi invraisemblable, à contracter des rhumes. Ce sont des gens prodigieusement frileux, qui, sous les plus futiles prétextes, éternuent, attrapent un coryza, et puis un rhume de poitrine.

On ne les voit point évoluer à la manière des tuberculeux, vers la phtisie, mais vers la bronchite chronique, l'emphysème pulmonaire, et, pour finir, vers la dilatation mécanique du cœur droit. Cette facilité à s'enrhumer, héréditaire dans un grand nombre de familles, alternant ou coexistant avec les autres manifestations herpétiques ou goutteuses, c'est quelque chose d'évidemment, d'indiscutablement diathésique. Que la diathèse elle-même soit d'origine infectieuse, j'en tombe volontiers d'accord; j'ai dit à propos de l'arthritisme et de la tuberculose ce que je pense sur ce point. Mais quelle que soit son origine, la diathèse existe en tant que vice de la nutrition transmissible à la descendance.

J'ai vu la bronchite chronique succéder à une inflammation des voies aériennes supérieures et du nez notamment, avoir pour causes les végétations adénoïdes, des inhalations longtemps réitérées de gaz et de poussières irritants; il y a des bronchites déterminées par les iodures et les bromures, et je ne veux parler ici ni de celles de l'avarie, ni de celles de l'aspergillose. Mais les plus fréquentes de toutes, sont celles que l'on commence à observer, vers la cinquantaine, chez les herpétiques, les arthritiques, les goutteux et les graveleux. Examinez les crachats de ces malades, et vous y trouverez nombre de bacilles (streptocoques, pneumocoque de Talamon) qui n'ont point de signification pathogénique nettement spécifique. Le bacille de Koch en est absent; même après centrifugation on ne le trouve guère; mais injectez de ces crachats à des cobayes, et bien souvent vous les verrez mourir de tuberculose. La bronchite chronique est donc bien à sa place dans ce grand cadre de l'arthritisme ; et cette donnée dernière corrobore ce sentiment que nous avions déjà, que l'arthritisme et la tuberculose, encore que très dissemblables, sont unis par les liens pathogéniques les plus étroits.

La bronchite chronique type des arthritiques, c'est celle où le catarrhe est accompagné d'emphysème. L'emphysème, on le sait, est une lésion du tissu pulmonaire, consistant essentiellement en une dilatation permanente de l'alvéole, avec rupture et destruction partielle de ces fibres élastiques, qui permettent au poumon de revenir sur lui-même au second temps de la respiration, pour rejeter l'air inspiré et utilisé par le sang.

Cette maladie a généralement pour causes des phénomènes d'ordre mécanique : les inspirations forcées des asthmatiques, celles des malades atteints de quelque rétrécissement des voies respiratoires peuvent la provoquer, mais moins fréquemment, à coup sûr, que les efforts d'expiration de la toux, de l'éternuement qui se produisent au moment où les bronches sont remplies d'air, et à glotte fermée. L'emphysème des souffleurs de verre, celui des joueurs d'instruments à vent sont classiques.

Mais il faut bien admettre que ces causes, à moins d'être d'une violence extrême ou longuement réitérées, n'auraient point aisément raison de fibres élastiques parfaitement saines, et, si l'on peut dire, bien trempées ; elles ne produisent tout leur effet nuisible que chez les sujets prédisposés par l'arthritisme et possédant des fibres élastiques cassantes et de mauvaise trempe.

On a décrit, auprès de cet emphysème secondaire, à causes évidentes, un emphysème essentiel ou primitif, qui n'est pas absolument rare et qui montre quelle peut être, en pareille matière, l'importance du terrain arthritique. Certains emphysémateux ont, depuis l'enfance, des lésions et des symptômes ; chez eux toute cause paraît résider dans l'hérédité arthritique. D'autres ont le poumon emphysémateux et partout leurs fibres élastiques manifestent la même débilité congénitale ; ils ont un rein mal suspendu et qui flotte, un estomac et un intestin qui tombent, des orifices qui ferment mal et laissent passer des hernies, des parois vasculaires amollies, des artères en hypotension, des veines variqueuses. Partout, dans tous les organes, même friabilité misérable des fibres élastiques, stigmate de l'hérédité arthritique.

Nous avons dit que de très nombreux arguments nous inclinent à envisager l'arthritisme comme une manière d'infection, le plus souvent tuberculeuse et bénigne, ou, plus exactement comme la réaction victorieuse de l'organisme vis-à-vis d'un poison tuberculeux médiocrement virulent. Or, en fait d'emphysème, tout nous engage à soupçonner la tuberculose comme cause fondamentale. Alors qu'on fait des autopsies de tuberculeux on observe communément de l'emphysème autour des lésions anatomiques circonscrites ; on en rencontre aussi autour des lésions généralisées dans les cas de granulie, de tuberculose à marche aiguë. Autre fait plus significatif encore : chez certains sujets, heureusement nombreux, le mal tuberculeux n'évolue que malaisément ; il revêt cette forme dite fibreuse par opposition à la caséeuse, qui guérit, au lieu de marcher à la phtisie. Mais cette guérison a sa rançon, précisément sous forme d'emphysème pulmonaire, qui apparaît ici ainsi que le témoin et, peut-on dire, comme la signature de la guérison.

L'infection tuberculeuse étant peu virulente, ou bien l'organisme étant très vigoureusement doué pour réagir, le germe a mal poussé en ce terrain peu accueillant ; le tissu fibreux de réaction a partout étouffé l'élément bacillaire. Mais, — comme presque partout et toujours il arrive, et dans tous les domaines — la réaction est allée au delà du but. A cette lutte, couronnée par la victoire, le vainqueur s'est endommagé ; les fibres élastiques des poumons ont perdu leur souplesse ; elles sont devenues friables, cassantes comme verre ; elles se sont rompues. Une réaction de défense dépassant la mesure, amenant le développement abusif du tissu conjonctif, et, pour tout dire, la sclérose, n'est-ce pas là définition même de l'arthritisme, et ne voyons-nous pas l'emphysème nous en donner un très bel exemple de plus ?

Je ne serais aucunement surpris qu'on en vînt

quelque jour à démontrer que la bronchite chronique avec emphysème a constamment pour cause une tuberculose atténuée, vaincue. De toutes les suppositions qui viennent à l'esprit, celle-là est encore la plus vraisemblable pour quiconque étudie avec quelque soin ses malades, et, non content de réserver aux seuls phtisiques l'étiquette de tuberculeux, l'applique à tous ceux qui le méritent véritablement, et notamment à ces innombrables patients qui parviennent à étouffer le germe microbien, mais qui souffrent de leur trop complète victoire, et meurent, lentement, très vieux, d'avoir trop complètement réussi à emmurer et à tuer l'adversaire microbien.

L'évolution de l'emphysème pulmonaire?...

Un sujet âgé d'une quarantaine d'années, à l'âge où l'embonpoint commence à poindre sous le gilet, se sent plus las et de souffle plus court. Comme il a l'estomac distendu, sinon dilaté, c'est surtout aux heures de la digestion que, pour commencer, il ressent cette difficulté à courir après un tramway, à monter un étage. Même sentiment pénible de suffocation, et de congestion du visage, qu'il s'agisse de gravir un escalier ou de se courber pour lacer ses chaussures ; dans ces moments-là le cœur bat, les pommettes sont rouges, les yeux brillants, et la poitrine trop étroite.

Jadis, notre sujet était alerte et maigre : voilà qu'il prend du ventre, qu'il a des maux de reins. Depuis quelques années, il s'enrhume avec une facilité singulière : bronchites en hiver et rhume des

foins au printemps ne lui laissent plus guère de répit
que quelques semaines d'été. Ces rhumes, jadis passagers, en viennent à ne jamais guérir complètement; ils sont à certains moments plus violents, à d'autres plus atténués, mais ils sont toujours là, et les sibilances, les sifflements, les piaulements, les miaulements, la musique des bronches, qui chante pendant les accès de toux ou les efforts d'expiration, dans les moments de puissant rire, rares d'abord, deviennent peu à peu un symptôme de tous les jours. La nuit, il a quelquefois des réveils brusques où il suffoque, et comme de brefs accès d'asthme; le matin, au réveil, les bronches, encombrées durant le sommeil, se vident, comme elles peuvent, à grand fracas de toux et d'expectoration.

Cependant la santé générale n'en paraît guère atténuée. Notre malade travaille, va à ses affaires, mange bien, et c'est à peine si quelques phénomènes digestifs communs aux arthritiques viennent troubler sa quiétude.

Mais bientôt sa poitrine s'amplifie, son dos se bombe, son thorax prend les apparences d'un vaste et sonore tambour, vaste d'aspect, sonore à la percussion; le visage est plus coloré, les yeux sont plus brillants, les lèvres prennent la teinte violacée, la parole, faute de souffle, devient brève. Et cela peut durer longtemps, jusqu'au jour où la dilatation du cœur droit et l'insuffisance cardiaque peu à peu survenues, emportent le sujet, qui est devenu, pendant les dernières années, plus malade du cœur que du poumon.

La cruelle échéance, on la peut retarder, grâce à une hygiène avisée, et à quelques médicaments.

L'hygiène alimentaire est ici de la plus certaine importance. Les emphysémateux savent fort bien que le moindre écart de régime ne manque guère de produire une aggravation. Les emphysémateux comme les goutteux tolèrent mal l'usage habituel des mets épicés, des aliments gras, des sauces, du gibier faisandé, des vins, de l'alcool, du café et du thé pris à fortes doses ; la constipation leur est fâcheuse. Souvent leurs urines sont rares, et surtout aux moments de crise. L'alimentation pauvre en substances azotées d'origine animale (œufs, viande, poisson), riche en légumes, en pâtes et en fruits leur convient ; il faut leur conseiller de boire extrêmement peu aux repas, point du tout pendant la première partie de la digestion, assez abondamment dans les moments où l'estomac est vide, mais toujours par petites quantités à la fois. Pour eux aussi le régime peu chloruré est excellent ; les analyses que j'ai fait pratiquer de crachats de bronchite chronique m'ont révélé leur teneur habituellement très riche en chlorures. D'autre part, ces malades ont souvent un peu de congestion œdémateuse des deux bases qui disparaît quand on leur supprime une grande partie du sel de cuisine dont ils abusent volontiers.

Les exercices au grand air, la transpiration amenée par les mouvements de la gymnastique ou de l'escrime leur sont utiles comme si elles éliminaient des toxines pathogènes ; le travail musculaire pratiqué sagement constitue d'autre part un entraînement non seulement pour l'ensemble de l'économie, mais aussi pour le cœur lui-même qui, si l'on prend avec lui quelques ménagements, y puise une vigueur plus grande.

Il appartiendra au médecin de le surveiller attentivement, de l'ausculter à intervalles assez fréquents et de venir à son secours aux premiers signes de fléchissement. Il est ici l'organe essentiel de la défense, et c'est par lui, dans la grande majorité des cas, que succombent les emphysémateux.

C'est une question de savoir s'il existe, chez les arthritiques, une dyspnée, un essoufflement indépendant de l'emphysème pulmonaire. J'ai tendance à croire que oui, à admettre avec Huchard une dyspnée toxi-alimentaire, qui peut atteindre une assez grande intensité, et disparaître grâce au régime lacto ou hydro-végétarien. Cette dyspnée se différencie de celle de l'emphysème, non seulement par sa promptitude à céder sous l'influence du régime approprié, mais encore en ce qu'elle n'est pas progressive, et ne paraît liée à aucune lésion organique.

Pour en revenir aux arthritiques atteints de la bronchite chronique emphysémateuse, il faut leur dire encore que les exercices de gymnastique respiratoire avec expiration méthodiquement forcée, les appareils à air comprimé de Woldenburg et de Maurice Dupont (inspiration dans l'air comprimé, expiration dans l'air raréfié ou à l'air libre) rendent de grands services, s'ils sont exécutés sous la direction d'hommes compétents. Quant au traitement médicamenteux, — cures longues, alternées (avec des intervalles de répit), d'iodure et d'arsenic, relèvement du cœur à l'aide de la strychnine, de la caféine, de la spartéine, — il appartient seulement au médecin traitant de l'ordonner et de le diriger.

CHAPITRE XVI

LE RHUME DES FOINS

Fréquence du catarrhe des foins. — Les cas frustes. — Le malade et la maladie. — Le début. — Les crises. — La saison de la *hay fever*. — Le rhume des foins et l'emphysème pulmonaire. — Hypothèses pour expliquer la rhinobronchite spasmodique d'été. — Les idées du Dr Pierre Bonnier.

Voici encore une de ces misères étranges, malaisées à comprendre et point commodes à traiter, dont se plaignent les arthritiques nerveux. Certains auteurs écrivent que, fréquent aux pays anglo-saxons, où il fut baptisé du nom de *hay fever*, ce mal est, chez nous, assez rare. Je ne partage point ce sentiment; depuis une quinzaine d'années, que je m'attache plus spécialement à l'étude des manifestations du neuro-arthritisme, j'en ai pu recueillir, dans la clientèle bourgeoise, — car c'est un mal que l'on n'observe guère à l'hôpital — trente sept observations. C'est donc une misère assez répandue, et plus encore qu'il ne semble au premier abord, beaucoup de cas atténués ou frustes devant passer inaperçus. Dans nombre de familles on se garderait bien d'appeler un médecin pour quelques éternuements et un rhume de cerveau sans grosse fièvre.

Plus d'un, l'hiver venu, oublie le singulier coryza dont il souffrit l'été passé ; et, quand revient la saison chaude, lorsque réapparaît la maladie qui était sortie de l'esprit, il faut qu'elle s'affirme avec toute sa singularité pour que le patient fasse un rapprochement avec le même rhume survenu l'an passé vers le même moment, et qu'il prononce le mot, — d'ailleurs impropre, — de rhume des foins.

C'est une maladie de la maturité commençante, ou du moins c'est ainsi que je l'ai vue le plus fréquemment survenir. Un citadin[1], de qui l'enfance fut malingre et menacée, voire effleurée par la tuberculose, qui fut, vers la vingtième année, rêveur sentimental et d'esprit un peu apathique, qui fit, vers la trentaine, une crise de neurasthénie — d'ailleurs de souche nettement arthritique, commence, aux approches de la quarantaine, à prendre du ventre, à s'essouffler, cependant que ses digestions se font lourdes, lentes, pénibles, que les hémorroïdes apparaissent, que la constipation devient une habitude, que l'esprit se révèle moins net, la mémoire moins prompte, la décision moins sûre. Depuis l'enfance, il a des articulations qui craquent, une peau délicate, sujette aux poussées d'urticaire, et, parfois d'eczéma.

1. C'est une chose étrange que cette maladie, qui se contracte aux champs, épargne on peut dire toujours les campagnards : on dirait que les paysans ont perdu, par accoutumance, toute sensibilité aux poussières irritantes : tandis que l'habitant des villes, pour peu qu'il soit prédisposé, se voit pris dès sa première sortie à la campagne, dès son premier contact avec les poudres végétales irritantes que transporte le vent au moment de la floraison.

Et voilà que, par un soir de printemps, après un dîner en ville un peu plus copieux, ou bien après une sortie en voiture, à la campagne, notre homme est pris de vifs et tenaces picotements dans les yeux ; la conjonctive s'injecte et le chatouillement augmente, contraignant le pauvre homme à se frotter les yeux, encore qu'il sente bien que n'en peut résulter aucun soulagement durable. Puis ce chatouillement gagne la muqueuse du nez ; le plus souvent, il se localise en un point, léger d'abord, puis assez vif pour déterminer un éternuement, et puis une série formidable d'éternuements, cependant que le nez, pris d'un coryza subitement intense, mouille en une heure cinq mouchoirs. En même temps les larmes coulent sur les joues et une douleur sourde s'installe au niveau des sourcils. La vive lumière est malaisément supportée. Dix fois dans la journée, cette crise revient, aboutissant à une phase d'accalmie de plus ou moins longue durée, et puis reprenant par des éternuements interminables. La chaleur, la lumière ardente, la grande sécheresse, la poussière d'une salle de théâtre ou d'une salle de bal augmentent l'intensité du phénomène. Vienne le temps d'orage, et le rhume gagne encore en folle intensité. La pluie rafraîchissante et qui fait tomber les poussières, lave l'air respirable. Alors c'est la détente ; elle paraît délicieuse. En quelques minutes, le malheureux, littéralement abêti par cette congestion de la tête, du nez et des yeux, parfois aussi du larynx qui est comme mis à vif, et des bronches, catarrheuses, sibilantes, et de la poitrine oppressée, — le malheureux sent ses yeux se rafraîchir, son nez se sécher peu à peu, cependant que sa respiration devient plus ample, plus libre, plus heureuse. Joie de courte durée, car dès les jours suivants, pour une promenade au grand air, pour un bon dîner, pour un verre de champagne, pour une poussière dans l'œil ou sans motif appréciable, la crise revient, pitoyable et ridicule en même temps, horriblement gênante, abrutissante, et sans gravité cependant.

La saison du rhume des foins est, pour presque tous les malades, en Europe du moins, la même. Elle commence régulièrement du 20 au 30 mai [1], en plein joyeux printemps, au moment où l'arthritique, fatigué des rigueurs de l'hiver, commence à se réjouir, dans son cœur, d'une atmosphère plus clémente à l'épiderme, qu'il a frileux. Il vient, depuis quelques jours seulement, de laisser les gilets et les caleçons de lainage ; il a bien supporté, sans s'enrhumer, la transition. Il est ravi. Et voilà que subitement, son nez, qui n'usait jamais du mouchoir, se met à couler en fontaine, si bien que notre homme ne peut plus sortir que les poches bourrées de mouchoirs, et que, chez lui, sur chaque meuble, sèche un carré de linge blanc en une fois inondé jusqu'aux bords.

La plupart des malades qu'il m'a été donné d'observer ont des accès dans le laps qui s'écoule entre

1. En Amérique, l'époque du rhume spasmodique périodique n'est pas la même : il éclate avec une remarquable exacti-

le 20 mai et la fin de juillet, après quoi tout rentre dans l'ordre. Leurs yeux, leur nez, leurs bronches exaspérés reprennent le calme normal. Le rhume des foins a duré trois mois, et puis il a disparu pour neuf mois, ne laissant après lui absolument aucune trace — au moins pour la première fois. Car je ne partage pas exactement le parfait optimisme de la plupart de mes confrères qui ont traité de la question, et qui considèrent le rhume des foins comme une maladie parfaitement bénigne, ne laissant après elle qu'un très fugace souvenir.

Voici ce que j'ai, pour mon compte, bien souvent constaté chez les sujets qu'il m'a été donné de suivre.

Au bout de cinq ou six années ou plus encore d'évolution régulière, revenant à chaque printemps avec une grande monotonie, pour disparaître au plus fort de l'été, le rhume dit des foins perd de son importance. Il va diminuant d'intensité d'année en année, ne donnant plus que de vagues ébauches à peine reconnaissables pour un vieux routier très averti, malade ou médecin.

Oui. Mais bon nombre de ces malades deviennent des emphysémateux. La bronchite chronique, bien

tude au milieu d'août et dure jusqu'à l'automne. Tandis qu'en Europe on a coutume d'incriminer, comme cause déterminante, le pollen des graminées, en Amérique on accuse, avec beaucoup de vraisemblance, le pollen de l'absinthe ou armoise pontique, plante que l'on rencontre en bordure de tous les chemins, et qui fleurit du 12 au 15 août. Ce sont les travaux de Marsh qui ont bien mis ce fait en lumière.

légère d'abord, et puis de plus en plus intense, à demeure toute l'année, tend à remplacer le rhume d'été. Comment se fait cette transformation ? Sans doute la bronchite emphysémateuse et le rhume des foins sont de même famille, et l'un et l'autre cousins germains en arthritisme. Mais, il y a, je pense, entre eux, un lien plus étroit. On sait que l'emphysème pulmonaire est la dilatation exagérée des tissus pulmonaires par l'air, avec éclatement des alvéoles et rupture des fibres élastiques qui permettent à ces alvéoles de revenir sur elles-mêmes pour chasser l'air au second temps de la respiration. Les grands efforts, glotte fermée, la toux fréquente, par un mécanisme qui se conçoit aisément, contribuent à cette rupture de l'alvéole.

Les gens atteints du rhume des foins ne toussent guère, mais ils éternuent avec une fréquence et une violence parfois invraisemblables. Or, l'éternuement se fait aussi glotte fermée : certaines personnes surtout ont pris coutume d'éternuer en dedans, si j'ose dire, j'entends en maintenant dans leur arbre respiratoire, grâce a la clôture de la glotte, une colonne d'air à pression très forte, et qui, cherchant à s'échapper, distend les alvéoles pulmonaires, casse les fibres élastiques et use les parois alvéolaires. A pareille fréquence et à pareille intensité, l'éternuement n'est pas inoffensif. Il prépare pour l'avenir le fâcheux emphysème.

Demandons-nous maintenant par quel mécanisme se produit ce singulier rhume des foins à allures si bizarrement spasmodiques, et quelles sont ses conditions de production.

Nous n'avons guère à ce sujet que des hypothèses à fournir, mais quelques-unes ingénieuses, et qui valent qu'on les propose.

Nous avons la théorie météorologique, la première investie, celle que proposa Bostock en 1819 en même temps qu'il donnait du catarrhe d'été la première description bien faite ; celle du pollen, que publia et soutint Ellioston en 1831, et qui lui fut suggérée par un de ses malades. Blackley, Morell-Mackensie l'ont défendue depuis avec des arguments très forts, et il demeure aujourd'hui tout à fait vraisemblable que sur un organisme doué d'une certaine irritabilité réflexe, le pollen des graminées en Europe, celui de l'armoise pontique aux États-Unis, ont une influence marquée.

En 1862, Daly, de Pittsburg, proposa la théorie nasale : des lésions préalables du nez seraient indispensables à la survenue du rhume des foins. La plupart des spécialistes modernes — entre autres J. Garel (de Lyon) qui a consacré à cette singulière maladie un excellent petit ouvrage, — estiment que les lésions nasales ne sont pas nécessaires, et que la condition *sine qua non* est seulement une hyperesthésie spéciale de la muqueuse pituitaire, avec ou sans grosses lésions.

Le grand Helmholtz, qui souffrait cruellement de la hay fever, émit, en 1869, l'hypothèse d'une théorie microbienne qui, depuis lors, n'a guère gagné de terrain.

En France, Parrot, Desnos, Trousseau, Guéneau de Mussy, dans deux cliniques illustres, Boudet, Mollière, J. Tissier, Renaut (de Lyon), Leflaive, Lermoyez, Joal, parlèrent, avec beaucoup de sens, de diathèse neuro-arthritique, terrain indispensable à l'éclosion de la maladie.

Dans le petit volume que je signalais tout à l'heure, le Dr J. Garel, médecin des hôpitaux de Lyon, après avoir énuméré et discuté toutes ces théories, se prononce avec beaucoup de sagesse pour une doctrine éclectique. Trois conditions lui paraissent indispensables pour que le catarrhe des foins se manifeste, à savoir : le tempérament neuro-arthritique ; une hyperexcitabilité particulière de la muqueuse nasale ; et enfin une cause irritante extérieure, pollen des graminées, des roses (roses-cold), de l'absinthe pontique, etc.

Et voici maintenant la manière de voir du Dr Pierre Bonnier, qui a fort intelligemment étudié la question.

Remarquons tout d'abord, dit-il, ce caractère intéressant. Une muqueuse, la muqueuse oculo-nasale, plutôt exagérément sèche pendant neuf mois de l'an, voit au contraire, pendant trois autres mois, ses réactions de défense croître avec une violence démesurée et le déclanchement de ses réflexes (éternuement, sécrétion séreuse), se faire avec une aisance inouïe, sous les plus futiles prétextes. Longues périodes d'inertie et puis hyperfonctionnement excessif, voilà ce dont la manière d'être des neuro-arthritiques donne plus d'un exemple. « Déséquilibration bulbaire, » dit M. Pierre Bonnier, qui compare celte crise saisonnière à l'accès de goutte, « solution critique d'une diathèse qui, le reste du temps, affecte des tendances tout opposées. En thèse générale, le malade est, en dehors de sa crise, tout le contraire d'un asthmatique. »

Citons encore M. Pierre Bonnier.

« Il existe aussi, écrit-il, une forme inverse, c'est-à-dire que l'on observe certains malades qui, toute l'année, larmoient, toussent, éternuent, mouchent et crachent précisément d'une façon presque habituelle, et qui, au moment où d'autres prennent leur crise saisonnière, semblent, au contraire, avoir la muqueuse respiratoire à sec, sans sécrétion, insensible aux irritations qui provoquent la toux et l'éternuement. Cette sécheresse provoque une dysphonie particulière, observable surtout chez les professionnels de la voix, qu'on a appelée rhino-laryngite sèche. »

Dans la rhino-laryngite sèche qui est rare ou dans le rhume-asthme à sécrétions abondantes, qui est la règle, la cause centrale serait au bulbe rachidien. La cause périphérique est plus aisément accessible. C'est le point de départ des réflexes de défense du nez. Il est situé tout à fait à la partie antérieure, accessible à toute offense, de la muqueuse nasale. Soit à la tête du cornet, soit au point où la muqueuse du lobule du nez s'accole à celle de la cloison, les deux parois s'irritant réciproquement. L'attouchement, à l'aide d'un stylet, d'un de ces points, provoque immédiatement la toux, l'éternuement, le larmoiement ou l'écoulement d'eau par le nez; souvent le tout ensemble. C'est un indice qui nous éclaire un peu sur la nature du mal et aussi sur le mode de traitement le plus rationnel. Nous y reviendrons tout à l'heure.

Quelle hygiène doivent suivre, à la saison qui leur est malheureuse, les gens enclins à l'asthme ou au rhume d'été? Tous les moyens ne réussissent pas également aux mêmes malades, et il convient d'étudier, comme vous pensez, d'un peu près son sujet avant de lui prescrire une direction. Voici pourtant ce qui, le plus souvent, m'a le mieux réussi.

Le voyage en haute mer est presque toujours souverain ; mais combien peu de gens qui puissent recourir à un pareil moyen. Le séjour au bord de la mer apporte habituellement un soulagement marqué, surtout si le pays est sablonneux et peu fertile. Il faut s'attendre à une rechute en cas d'incursion dans l'intérieur des terres.

Le voyage en chemin de fer est particulièrement nuisible, surtout quand il est très rapide, que le temps est très chaud, et l'air saturé de poussières.

Pour ceux qui doivent rester attachés à leur tâche quotidienne, voici quelques recommandations habituellement secourables.

Chaque fois que le patient sortira, il portera un chapeau à larges bords, des verres fumés pour préserver ses yeux de la grande lumière, et convexes pour les garantir le plus possible de l'injure de la poussière.

Au moyen d'un pinceau ou mieux d'un pulvérisateur, il recouvrira toute l'étendue de sa muqueuse pituitaire d'une couche d'huile de vaseline, laquelle, faisant vernis, empêchera les poussières irritantes de venir au contact du point sensible. C'est là un petit moyen sans prétention, mais qui rend de sérieux services au malheureux supplicié par cette absurde maladie.

Rentré au logis, il baignera ses yeux dans un peu d'eau bouillie boratée à 1 p. 100. Ce faisant, il enlèvera de la surface de l'œil les poussières polleniques ou autres qui tombant dans le nez par le chemin du canal lacrymal, y causeraient vraisemblablement une crise, en venant chatouiller le point particulièrement sensible de la muqueuse pituitaire.

De légers attouchements du nez à la stovaïne, un gargarisme cocaïné complètent cette utile toilette de l'œil, du nez et du larynx, et qui ne doit être négligée en aucun de ces trois points.

Contre l'intolérable hydrorrhée qui fait mouiller vingt mouchoirs en un jour, j'ai fait essai du régime déchloruré qui m'a donné chez six personnes, un résultat heureux. Mais j'accorde que ce régime est assez malcommode pour que peu de malades consentent à s'y soumettre pendant toute la durée de la saison fâcheuse ; et j'en viens aux procédés de traitement local. En vérité, je n'en connais qu'un qui soit assez fréquemment efficace. C'est celui du

Dᴿ Pierre Bonnier. Je cite les propres termes dont il use pour exposer sa méthode, à l'article *Asthme* de la *Nouvelle Pratique médico-chirurgicale*.

« Il faut rechercher au stylet les points de la muqueuse nasale qui déterminent toux, larmoiement, éternuement ou hydrorrhée, et détruire ces points au galvano-cautère, avec ou sans cocaïne. Si le filet nerveux, point de départ du réflexe nasal, n'est qu'irrité par l'intervention, la crise s'accroît immédiatement ; elle cesse subitement quand il est détruit, et il faut prévenir le patient de cette double éventualité, qui expose souvent à revenir sur l'intervention jusqu'à solution complète. »

Le Dᴿ Bonnier fait remarquer que, si beaucoup de spécialistes ne guérissent point leurs malades, c'est qu'ils s'attachent à réparer les malformations nasales, au lieu de simplement cautériser pour les détruire les tout petits points asthmogènes. Ils font aussi des cautérisations trop fortes. Voici son procédé à lui :

« Sans cocaïne, de façon à ne modifier ni l'épaisseur, ni la susceptibilité de la muqueuse, on va chercher à la pointe du galvano-cautère, sous la paroi externe du nez, à droite et à gauche de la cloison, un point particulièrement sensible, dont l'attouchement peut provoquer une réaction légère, à forme de soupir saccadé avec larmoiement, toux ou éternuement. La contraction même de la paupière indique combien le malade redoute cet attouchement. Ce point trouvé, on fait passer le courant, et l'on cautérise très légèrement. En cas d'insuccès on recommence à plusieurs reprises. Mais on peut réussir en une séance. »

J'en puis témoigner pour l'avoir vu : cette thérapeutique par cautérisations superficielles des points sensibles de la muqueuse nasale donne souvent des résultats que raisonnablement on n'eût point osé espérer, et qui ne sont pas moins hors de conteste.

Le traitement général, qui est celui du neuro-arthritisme, aide aussi, semble-t-il, à l'apaisement de ces singuliers paroxysmes.

CHAPITRE XVII

LES LITHIASES

Les différentes lithiases. — Comment se forment les calculs.
— Le noyau des calculs biliaires est souvent formé de bacilles. — Le rôle du terrain prédisposant. — Le médecin
doit savoir prévoir et prévenir la colique hépatique et la
néphrétique. — L'analyse révélatrice. — Signes prémonitoires. — Comment se préserver des formations calculeuses.
— Hygiène alimentaire rationnelle et pratiquement efficace.
— Désinfection de l'intestin.

Est-il besoin de dire qu'on nomme « lithiase »,
d'un mot grec qui veut dire pierre, une affection caractérisée par la formation de graviers ou de « calculs » dans un viscère ? Nombre de nos organes sont
susceptibles de fabriquer ainsi du sable fin ou de
petits rochers. Il existe une lithiase biliaire qui
donne naissance aux coliques hépatiques, une
lithiase rénale qui produit la colique néphrétique,
une lithiase des bronches, de l'intestin, de l'appendice (décrite par Dieulafoy), du pancréas, des glandes
salivaires.

Certains organismes paraissent plus particulièrement prédisposés à ces formations sableuses ou calculeuses ; et ce sont ceux, précisément, qui sont
coutumiers de l'obésité, de la migraine, de la goutte,

de l'entéro-colite, de l'asthme, de l'emphysème, des craquements articulaires. Ce sont les organismes à nutrition ralentie, ceux qu'il faut bien nommer les arthritiques.

Gardons-nous, cependant, des explications trop simplistes. Elles sont rarement exactes, la nature procédant volontiers par voies multiples et complexes. Un de mes malades, d'ailleurs extrêmement intelligent et cultivé, m'expliquait la genèse de ses coliques néphrétiques d'une façon bien simple : « Gros mangeur, faisant peu d'exercice, me disait-il, je conçois aisément que mes humeurs, la bile, ou bien l'urine, soient épaisses, coulent avec peine, que les sels de chaux ou de magnésie qu'elles contiennent se déposent et s'agglomèrent à la longue. » Et il lui paraissait tout à fait naturel et simple de traiter ces affections à humeurs épaissies par le lavage et la dilution du sang et des diverses sécrétions, au moyen des cures hydro-minérales à Vichy, à Vittel, à Contrexéville, à Martigny, à Évian ou à Thonon.

Ce n'est pas tout à fait cela. Certes les calculs sont formés par la concentration et la précipitation des substances chimiques faisant partie intégrante du liquide sécrété par la glande en question. C'est ainsi que les calculs biliaires sont faits principalement de cholestérine, et que les calculs urinaires sont faits de phosphates, d'urates ou d'oxalates. Oui, certes, mais la condition principale de cette concentration et de cette précipitation de substances solides, c'est un peu d'inflammation. Cela est vrai du moins pour ce qui est de la lithiase du foie. Un peu de cholécystite, un peu d'inflammation de la vésicule du fiel est une excellente condition prédisposante. Or, dans la bile, milieu alcalin et par conséquent favorable au développement des mauvais microbes de l'intestin, vivent et prospèrent le coli-bacille et le bacille typhique. Beaucoup de personnes guéries de la fièvre typhoïde gardent encore, dans leur vésicule, du bacille d'Eberth, venu là par les voies biliaires. Or, — ceci est fort important et fort curieux, — il est particulièrement fréquent de constater la colique hépatique chez des personnes atteintes jadis ou naguère de typhoïde; en outre, quand on prend un calcul biliaire et qu'on le coupe par le milieu, on constate qu'il s'est constitué autour d'un noyau central composé de substances épithéliales, mêlées à des microbes, bacille d'Eberth ou coli-bacille.

Aussi comprend-on qu'il y ait des partisans nombreux et zélés d'une doctrine attribuant à l'inflammation la genèse des calculs biliaires, et faisant de la colique hépatique une maladie de nature primitivement microbienne. Mais comme Hanot, Chauffard et plus récemment Linossier l'ont montré, ici, le microbe joue un rôle moins important sans doute que le terrain.

Hanot, qui fut un maître admirable en fait de maladies du foie, disait à ce propos : « La lithiase biliaire résulterait donc, en dernière analyse, du mode de pénétration des micro-organismes dans les voies biliaires, de leur plus ou moins grand nombre, et surtout, peut-être, de la constitution du mucus déposant plus ou moins facilement. Si cette dernière hypothèse exprimait la réalité, le terrain l'emporterait encore sur la graine : la lithiase biliaire ne serait plus un phénomène accidentel, contingent, mais resterait l'expression d'un état préalable de l'organisme, d'une modification héréditaire ou congénitale, d'une diathèse. » Et M. Dieulafoy estime lui aussi que, très souvent, l'état diathésique, l'influence arthritique domine la pathogénie de la lithiase. Il dit encore : « En effet, la lithiase est souvent due aux états diathésiques qui font partie du groupe des maladies arthritiques : migraine, goutte, lithiase urinaire, obésité, asthme, diabète, eczéma, si bien étudiées par Bouchard dans son ouvrage sur les maladies par ralentissement de la nutrition. La lithiase urinaire entretient avec la lithiase hépatique des rapports étroits, et ces deux manifestations éclatent successivement chez un individu, ou bien existent simultanément dans une même famille où elles sont héréditaires. Les lithiases rénale, hépatique, intestinale et appendiculaire, font partie de la même famille pathologique. Après les causes diathésiques, viennent les causes microbiennes, et d'autres causes encore, telle que la grossesse qui joue dans la fréquence de la colique hépatique chez la femme, un rôle d'une si manifeste importance. »

De toutes ces variétés de la diathèse calculeuse, je ne puis ni ne veux donner ici de description clinique.

Mes lecteurs n'ont que faire d'un exposé symptomatique de la colique hépatique, de la colique néphrétique, ni des douleurs intestinales coïncidant avec la présence du sable dans les garde-robes. Ce qu'il m'appartenait de leur dire, c'est d'abord que nous sommes toujours en droit de ranger les lithiases au nombre des maladies arthritiques, et c'est ensuite quelle hygiène préventive il convient d'adopter.

« Mais, dira-t-on, à quoi, je vous prie, connaîtrai-je que je suis menacé de lithiase intestinale ou rénale? Le nombre des arthritiques est formidable ; le nombre des cas de coliques hépatiques ou néphrétiques est beaucoup moindre. Je suis arthritique, comment saurai-je si je dois veiller plus particulièrement au bon état de mes voies biliaires ou de mes reins? »

A cette question judicieuse, voici, je crois, comment on peut répondre : arthritique avéré, vous avez consulté un homme du métier, qui a pris à charge la responsabilité de votre hygiène, et vous a promis de veiller à ce que votre nutrition ne soit point par trop retardante. Il a, à sa disposition, plusieurs moyens de se renseigner ; au premier rang, plaçons l'analyse des urines, dont nous avons assez longuement parlé dans un de nos chapitres précédents.

En matière de lithiase, le premier signe qui devrait solliciter l'attention, c'est la rareté du liquide émis en vingt-quatre heures, et sa densité excessive. L'urine rare, épaisse, boueuse, qui macule le fond du vase et laisse une trace durable — si c'est, non pas un phénomène transitoire, mais bien un état fréquent — est un symptôme avertisseur qui vaut qu'on lui prête attention.

Donc, faites faire une analyse : elle recélera bile en excès, présence d'urobiline, présence d'indican en quantité considérable, excès d'acide urique par rapport à l'urée. Et cela nous donnera à penser que le foie souffre, qu'il a peine à suffire à ses tâches multiples, que l'estomac et l'intestin lui envoient plus de poisons qu'il ne peut en détruire, et que le régime alimentaire est à modifier.

Ou bien l'analyse nous montrera de nombreux cristaux d'urate de soude, de phosphate ammoniaco-magnésien, de nombreux cristaux d'oxalate de chaux, isolés ou même en amas, ce qui indique un commencement d'agglomération, une tendance à la formation des calculs urinaires. Et c'est surtout aux reins qu'il importera de veiller.

Pour qui observe bien, il est assez fréquent de constater des signes prémonitoires de coliques hépatiques ou néphrétiques. Certaines personnes, enclines à se surveiller de très près, accusent quelquefois de petites douleurs siégeant au niveau de la vésicule biliaire, de petites coliques sourdes, accompagnées d'un peu de jaunissement du teint, d'une décoloration des fèces, d'une surcoloration des urines. Ces phénomènes, qui n'ont pas grande intensité et qui ne durent guère, ont cependant une importance : ils signifient que la bile a perdu de sa fluidité, qu'elle a pris la consistance d'une boue épaisse, formant des bouchons à demi consistants, lesquels ne passent pas sans peine dans le canal cholédoque. Ces bouchons qui, pour le moment, ne sont ni très gros ni très denses, deviendront sous peu des calculs, si l'on n'y prend garde.

Et de même, certains de nos malades, arthritiques neurasthéniques, sont pris à certains jours de maux de reins ou plus exactement de douleurs lombaires assez fortes, comparables à un léger rongement de la colonne vertébrale ou des régions qui, de droite et de gauche, l'avoisinent immédiatement. La plupart des neurologistes considèrent ces douleurs comme imaginaires, ou tout au moins comme dénuées de réalité objective constatable. Je ne partage pas sur ce point leur avis. Je crois que ces malades souffrent, non pas en tant que névropathes, mais en tant qu'arthritiques, que ces douleurs sont causées par le passage hors du rein, dans le bassinet et l'uretère, d'un sable composé de cristaux d'acide urique et surtout d'oxalate de chaux, plus aigus et plus irritants que les autres. L'analyse d'urine révèle, en effet, qu'il y a dans ces moments-là comme une décharge de petits calculs. Et sans doute cette décharge spontanée, encore que douloureuse un peu, n'est point fâcheuse, puisqu'elle marque un heureux effort de l'organisme pour se libérer de corps étrangers nuisibles ; mais elle doit donner à réfléchir, parce qu'elle signifie que cet organisme a une prédisposition particulière à fabriquer des pierres menues ou grosses, menues pour commencer et puis qui s'agglomèrent pour en faire de grosses.

Ces malades, quand on les envoie faire une cure de lavage à Vittel, à Contrexéville, à Martigny, à Capvern, à Évian, à Thonon, souffrent habituellement pendant les premiers jours de ces mêmes douleurs lombaires, et cela parce que les trombes d'eau qui irriguent le rein, le lavent et le débarrassent, détachent les petits graviers et les contraignent à cheminer au long de l'uretère, ce qu'ils font avec peine et en écorchant les parois au passage.

Nous examinerons, tout à l'heure, les moyens prophylactiques dont nous disposons pour éviter la formation de gros et dangereux calculs dans le rein ou le foie. Je rappellerai les recherches qui ont été poursuivies en France et à l'étranger, dans le but de connaître les aliments les plus capables de donner la gravelle ou la lithiase biliaire. Nous possédons à ce sujet des documents assez nombreux, et précieux sans doute, encore que tous les savants occupés de chimie biologique ne soient pas en accord constant, et que, d'autre part, les données de la médecine clinique ne coïncident pas toujours exactement avec celles du laboratoire. Mais nous avons pour nous guider, des renseignements pathogéniques assez précis pour communiquer à notre hygiène préventive quelque fermeté. Nous savons, d'une part, que la diathèse arthritique favorise singulièrement la production des calculs dans la vésicule biliaire ou le rein. Nous savons, d'autre part, que les agents microbiens et notamment le coli-bacille et le bacille de la typhoïde, pénètrent aisément (venus de l'intestin) dans la vésicule biliaire, y prospèrent et y servent volontiers de noyau à des formations calculeuses.

De là deux sortes d'indications qui, l'expérience le prouve, fournissent les meilleurs éléments d'une hygiène préservatrice véritablement efficace.

*
* *

Nos connaissances actuelles en hygiène nous permettent-elles de donner à nos arthritiques menacés de lithiase le moyen de ne point avoir de coliques hépatiques ou de coliques néphrétiques ? Je crois, en vérité, que oui. Ceux d'entre nous qui suivent leurs patients avec assez de soin pour voir venir de loin les localisations de la diathèse ou ses complications, peuvent beaucoup, n'en doutons pas. Grâce à de fort belles recherches poursuivies au laboratoire et, d'autre part, au chevet des malades, nous savons maintenant avec une certaine précision quels aliments il convient d'éviter comme plus particulièrement capables d'aider à la formation des calculs de cholestérine dans la vésicule biliaire, et des agglomérats d'urates ou d'oxalates dans le rein ou le bassinet. Quand la clinique et le laboratoire ne seront pas exactement d'accord, ce qui arrive, nous donnerons, si vous le voulez bien, créance à la clinique alors qu'elle nous dira : « Cet aliment, théoriquement

décrié, paraît dans la pratique, inoffensif; nous ne
le proscrirons donc pas. »

A ceux de nos lecteurs que cette question intéres-
serait plus particulièrement, je ne saurais trop
recommander l'ouvrage magistral du professeur
Armand Gautier *L'Alimentation et les Régimes*,
celui du Dr Martinet *Les Aliments usuels*, celui
de MM. Paul Le Gendre et Martinet *Les Régimes
usuels*, l'œuvre du professeur Maurel (de Toulouse),
celle de Linossier, celle du Dr Marcel Labbé, à quoi
je fais quelques emprunts.

Si l'on veut — dit le D^r Le Gendre — apprécier la
part qui revient au régime alimentaire dans le traitement de la lithiase biliaire, il faut rappeler que deux
influences pathogéniques s'associent pour la produire : une prédisposition héréditaire ou acquise,
l'arthritisme, ralentissement de la nutrition qui
engendre un état des humeurs de nature à favoriser
la concentration, la précipitation de la bile en calculs,
et une infection des voies biliaires qui se fait par le
sang ou par la route intestinale, et qui devient la
cause prochaine de la formation des calculs.

Première conclusion pratique : il importe de diminuer autant que possible l'état arthritique et cette
tendance des humeurs dont nous venons de parler.
Seconde conclusion pratique : il faut tenter de réduire
au minimum ces états infectieux qui, par la circulation sanguine ou par l'intestin, peuvent déterminer
ces états inflammatoires des voies biliaires, si favorables à la formation des calculs de cholestérine.

Cela n'est pas au-dessus de nos forces, puisque nous connaissons, d'une part, les règles qui président à l'hygiène générale des arthritiques, et, d'autre part, de puissants moyens de ramener à la normale la flore intestinale viciée.

Enfin, il est fâcheux que la bile s'attarde trop longtemps dans la vésicule ; plus elle y séjourne au repos, plus il lui est loisible de précipiter, de déposer, et de former des agglomérations solides. On sait que la bile se déverse, périodiquement, dans cette partie de l'intestin grêle qu'on appelle duodénum. C'est par cet abouchement que se fait, bien souvent, l'infection des voies biliaires, les microbes pathogènes pouvant assez aisément remonter de l'intestin vers la vésicule du fiel ; plus la bile coule abondante et fréquente de haut en bas vers l'intestin, et moins cette ascension des bactéries intestinales est possible. Il est donc extrêmement utile que la bile séjourne peu dans la vésicule, et qu'elle s'écoule en grande quantité et fréquemment vers l'intestin.

Or, nous savons que le repas s'accompagne toujours d'écoulement de bile dans l'intestin. Aussi la plupart des hygiénistes conseillent-ils aux prédisposés quatre repas par jour, quatre repas à heures bien fixées, aucun de ces repas n'étant très abondant.

C'est surtout pendant la nuit que la bile a des chances de s'accumuler et de séjourner trop longtemps dans la vésicule. C'est pour ce motif que le Dr Linossier est conduit à conseiller un repas léger

très avant dans la soirée. Rien de plus rationnel.
Gardons-nous pourtant d'en conclure que les personnes accoutumées à souper chaque nuit sont, plus
que d'autres, à l'abri de la colique hépatique. Mieux
vaut encore ne point souper que de se gorger, tous
les minuit, de viandes froides, d'écrevisses, de foie
gras, de truffes et de vins de Champagne. Ce sont
des aliments très aptes à accélérer la sécrétion
biliaire, mais ce sont aussi des aliments de digestion
malaisée et fort capables d'accroître la richesse en
mauvais microbes de la flore intestinale. Et cela me
paraît être dans l'espèce, de la plus haute importance
pratique.

Jadis, on proscrivait les œufs et plus spécialement
les jaunes d'œufs, substance riche en cholestérine.
Maintenant il est démontré que le fait d'absorber
des jaunes d'œufs n'augmente pas de manière sensible la teneur de la bile en cholestérine, ni sa coagu-
labilité. Soit. Pourtant, j'estime que pratiquement
les œufs ne sont pas très recommandables aux arthritiques menacés de colique hépatique : d'abord parce
que c'est un aliment très gras, ensuite parce que
c'est un aliment aisément putrescible et volontiers
toxique. Certains dyspeptiques, particulièrement
sensibles du foie, ne digèrent jamais les œufs, même
très frais, et reconnaissent à certains troubles digestifs, qu'on leur en a fait manger, même dissimulés
et méconnaissables dans les mets.

Les acides gras (l'acétique et le butirique) ne
valent rien aux candidats à la lithiase hépatique ; il

importe de ne leur donner que très peu de friture, de beurre noir, de sauces, de charcuterie. Au vinaigre, ils devront préférer le citron. Il convient de leur interdire les poissons gras et lourds, les viandes saignantes, le gibier faisandé, les conserves alimentaires imparfaitement préparées, et tous les aliments, dont nous donnons un peu plus loin la liste, qui, par leur richesse en acide oxalique ou en éléments générateurs d'urates, sont particulièrement nuisibles aux arthritiques.

Le pain peu cuit, la mie de pain surtout, parce qu'elle provoque des fermentations acétiques, est un mauvais aliment pour les malades qui nous occupent.

Le lait, que d'aucuns recommandent, est, en vérité, bien trop gras pour qu'on le tolère aisément. Il n'est vraiment utilisable qu'au moment des coliques, pour combattre l'ictère ; encore ne doit-il être employé que selon le procédé du professeur Gilbert, je veux dire très écrémé ou bien encore dilué d'un bon tiers de quelque eau alcaline (Vichy ou Vals). Très peu de beurre, et du beurre pas cuit. En fait de fromages, proscrivez sans merci tous les fromages faits ; seuls les fromages blancs frais, les fromages à la crème, les crèmes crues sont tolérés sans peine.

En fait de boisson, beaucoup de restrictions s'imposent. L'alcool ne vaut rien, et les vins acides non plus. Le thé n'est tolérable qu'extrêmement léger et à peine infusé, car c'est un aliment fort riche en acide oxalique ; le cacao, le chocolat sont très nuisibles aux lithiasiques. Le meilleur breuvage pour

eux, comme pour tous les arthritiques, c'est l'eau,
l'eau peu calcaire, bicarbonatée, ou toute simple et
aussi peu minéralisée que possible. Les lithiasiques
doivent boire très peu au moment du repas et pendant la digestion, et cela pour avoir le bénéfice du
régime sec, qui laisse au suc gastrique toute sa
puissance digestive et permet le passage dans l'intestin d'un bol alimentaire vigoureusement attaqué.
Or, il est d'extrême importance que l'estomac et
l'intestin fonctionnent de façon normale pour que le
foie puisse remplir en paix ses fonctions si multiples
et si délicates ; et j'estime que la plupart des spécialistes modernes n'insistent pas assez sur ce point, à
mon sens, d'une capitale importance.

Par contre, il faut absolument que des boissons
inoffensives soient absorbées en quantité suffisante
— 1.000 à 1.200 grammes par vingt-quatre heures
— dans les moments où l'estomac est vide. Rapidement versées dans l'intestin, et puis absorbées, elles
provoquent un véritable et très utile lavage du sang,
et, par suite, des glandes. Le rein en a, bien entendu,
la plus grande part et la plus directe ; mais croyez
que le foie en tire un réel bénéfice et les voies biliaires
aussi ; la bile, plus fluide, coagule moins aisément
en cristaux de cholestérine.

A un moment fâcheux de notre histoire, il fut de
mode de prescrire, à la légère, le régime sec, le véritable régime sec, celui qui consiste à ne boire à peu
près rien de tout le jour ; il en résulta une multipli-
cation singulière des cas de coliques néphrétiques

et de coliques hépatiques chez des malheureux qui,
pour maigrir ou pour guérir leurs états dyspeptiques,
supprimaient les boissons. Les arthritiques, et plus
spécialement les candidats aux maladies lithiasiques,
doivent boire très peu au cours de leur repas, pas
du tout au cours de la digestion stomacale, et très
abondamment aux heures où l'estomac est vide.
Cette méthode, que j'emploie depuis bien des années,
n'a point cessé de me donner des résultats de premier
ordre. C'est à mes yeux une vérité utile et si générale que je n'hésite point à la ressasser à presque
tous les chapitres de cet ouvrage.

Voici, maintenant, un très intéressant tableau que
j'emprunte au beau volume du professeur Armand
Gautier [1] sur les régimes. Il montre quels aliments
sont particulièrement riches en acide oxalique, ceux-
ci sont particulièrement nuisibles aux lithiasiques des
reins. Les chiffres ci-après, obtenus presque tous par
les recherches de Esbach, de Cipolina ou de Alba-
hary, indiquent la richesse des aliments usuels en
acide oxalique, par kilogramme de substance fraîche.
Pour le thé, on calcule, pour un kilogramme de thé
sec, la quantité d'acide oxalique passant dans une
infusion à l'eau bouillante, de cinq minutes de durée.
Le thé infusé plus longtemps contient, bien entendu,
plus d'acide oxalique.

1. Armand Gautier. *L'alimentation et les régimes chez
l'homme sain et chez les malades.* 2ᵉ édit., Paris Masson, 1904.

	grammes		grammes
Cacao	3,52 à 4,50	Escarole	0,02
Chocolat	0,90	Mâche	0,02
Thé noir	2 à 3,75	Cresson	Traces
Infusion de thé	2,06	Laitue	0,00
Poivre	3,25	Radis	Traces
Café (infusion)	0,13	Concombre	0,25
Oseille	2,74 à 3,63	Asperges	0,44
Épinards	1,91 à 3,17	Tomates	0,05
Rhubarbe en branche	2,47	Carottes	0,03
Haricots verts	0,21	Cerfeuil	0,035
Haricots blancs	0,31	Figues sèches	0,27
Fève de marais	0,28	Cerises	0,025
Pain blanc	0,13	Groseilles	0,13
Croûte de pain	0,13	Pruneaux	0,12
Mie de pain	0,27	Prunes	0,07
Choux de Bruxelles	0,02	Framboises	0,06
Choux-fleurs	0,00	Oranges	0,03
Fèves	0,16	Citrons	0,03
Pommes de terre	0,05	Fraises	0,01
Farine de sarrasin	0,17	Pommes	0,01
Seigle	0,00	Raisins, poires, pêches	Traces
Lentilles	0,00	Vin rouge	0,00
Petits pois	0,00	Lait	0,00
Pois chiches	0,42	Foie	0,01
Chou-rave	0,31	Chair	Traces
Betterave	0,39	Ris de veau	0,25
Chicorée	0,10		

Ces données de laboratoire sont excellentes et, certes, instructives. Elles nous apprennent que le chocolat, le thé, le café, les haricots verts, l'oseille, les épinards, le poivre, la rhubarbe, le ris de veau ne sont point, pour les lithiasiques, des aliments recommandables. Et il faut les en croire. « La tomate, dit le professeur Armand Gautier, proscrite à tort par la plupart des praticiens, ne contient, on le voit, presque pas d'oxalate et ne donne jamais d'acide urique dans l'économie, comme je m'en suis assuré. Elle doit être classée avec les fruits, qu'on peut au contraire conseiller aux uratiques, s'ils la digèrent bien. »

Heureuse restriction contenue dans ces derniers mots ! Nombre d'arthritiques sont des dyspeptiques, et les candidats à la lithiase le sont à peu près tous. Ainsi beaucoup d'entre eux ne digèrent ni la tomate, ni les salades crues, ni les fruits crus, pourtant pauvres en oxalates. Or, il est sage de ne point leur conseiller les aliments de digestion malaisée et cette considération ne peut être ici négligée.

Dans la pratique de la vie, un arthritique lithiasique pourra, de temps à autre, manger sans inconvénients un peu de ris de veau ou un plat d'épinards ; il est probable qu'il ne pourra point manger impunément, de façon fréquente, des tomates ou de la sauce à la tomate, si son estomac ne la tolère que très péniblement, et que le foie réagira douloureusement à toute digestion stomacale par trop laborieuse.

Pour ma part, tout en tenant le plus grand compte de ces précieuses données de la chimie alimentaire, je règle habituellement comme suit l'hygiène de mes malades enclins aux coliques hépatiques ou néphrétiques, hors les moments de crise.

1° Réensemencement de l'intestin au moyen du ferment lactique, pour éviter l'infection de la vésicule par l'intestin ;

2° Boissons abondantes : un litre d'eau pure non

calcaire, hypominérale, additionnée de lactose pour favoriser la diurèse et le pullulement du ferment lactique dans l'intestin. Ce litre sera bu par petites quantités à la fois.

Au premier déjeuner (ni thé, ni chocolat, ni cacao, ni café au lait) :

Un potage maigre :

Ou bien des fruits, du miel, des confitures.

Au repas de midi :

Un plat de viande (maigre) grillée ou rôtie, bien cuite (100 grammes) ;

Un légume vert, abondant ;

Un fromage blanc frais.

Au repas du soir :

Un potage maigre (épais) ;

Un plat de farineux ;

Un légume frais ou une salade cuite ;

Des fruits.

A chacun des principaux repas, 60 à 80 grammes de pain grillé.

Il importe que les malades mangent très lentement et mastiquent avec grand soin.

Parmi les aliments les plus évidemment nuisibles, citons : les extraits de viande, les potages très dilués, les poissons lourds et gras ; les aliments gélatineux, tête de veau, ou bien encore les ris de veau, les abats ; la charcuterie et plus spécialement encore le boudin ; le foie gras, le gibier, les volailles indigestes (canard, oie, pintade) ; les mollusques ; les crustacés ; l'oseille, les épinards, la betterave, la choucroute,

les tripes, les champignons ; les groseilles acides,
les nèfles, les coings, les figues sèches, les pâtisseries
grasses, les crèmes, pâtisseries au chocolat ou au
café ; le poivre, la moutarde, les piments ; les vins
sucrés, le bourgogne, le champagne, les bières alcoolisées, les liqueurs.

Il convient d'ajouter à ces règles alimentaires
toutes les prescriptions d'hygiène générale qui conviennent aux arthritiques. L'exercice physique au
grand air est un des meilleurs moyens de détruire
l'acide oxalique. Il doit figurer au premier rang des
moyens prophylactiques à préconiser.

CHAPITRE XVIII

LE REIN MOBILE

Fréquence extrême de cette affection. — C'est une maladie rare chez l'homme, très ordinaire chez la femme. — Le corset. — La grossesse et l'affaiblissement de la musculature de l'abdomen. — Conditions particulières à la femme. — Dispositions anatomiques. — Le rein mobile n'est que l'un des symptômes d'une maladie beaucoup plus générale. — Variations dans la position du rein ectopié. — Rein mobile et appendicite chronique. — Soins médicaux, ou intervention chirurgicale ?

C'est un mal répandu. Lorsque, dans un salon, cinq ou six dames réunies se font des confidences touchant leurs intimes misères, il est habituel qu'une au moins d'entre elles s'écrie, avec je ne sais quel accent de douloureuse fierté :

— Ma chère, j'ai un rein flottant, c'est une chose abominable... Le rein droit, oui, bien entendu !... Mon médecin qui le palpe aisément, le pince entre ses doigts et le lance par glissement comme un noyau de pêche, prétend qu'à certains jours il descend jusqu'au bas du ventre. C'est de là que viennent mes moments de neurasthénie...

Je disais tout à l'heure affection fréquente. Si l'on compte les cas d'ectopie rénale qui ne se traduisent par aucun symptôme pénible — il y en a beaucoup — mais que révèle le palper abdominal pratiqué avec soin, on peut dire qu'à peu près un tiers des femmes en est atteinte : 22 p. 100, dit Glénard ; 28, selon Mathieu ; 46, d'après Verhooger. J'ai, depuis bien longtemps, pris coutume de la rechercher chez toutes les malades qui se présentent à mon examen, et mes observations personnelles me conduisent au chiffre de 42 p. 100 ; mais il est bon de faire remarquer que, parmi les sujets que j'ai coutume de voir, les asthéniques, et par conséquent les ptosiques[1] sont en majorité, et cela fausse évidemment les proportions.

Sur cent personnes ayant un rein mal suspendu, comptez à peine quatre ou cinq hommes. Ce n'est point une affection de la vieillesse, mais bien plutôt de l'adolescence à la trentaine, et jusqu'à quarante ans.

Chez la femme, le rein qui bouge est, 90 fois pour 100, celui du côté droit : deux fois, j'ai observé la chute du droit et du gauche. Chez l'homme, il semble que le gauche soit plus mobilisable.

Parmi les causes habituellement invoquées, il faut citer l'amaigrissement rapide, la grossesse, les efforts réitérés, certaines chutes sur les ischions et les pieds, les traumatismes les plus divers. Glénard

---

1. On appelle ptosiques les personnes atteintes d'une ptose, d'une chute ou descente d'organe, qu'il s'agisse de l'estomac, du foie, du rein, de l'utérus ou du paquet intestinal.

estime que le rein mobile est infiniment plus fréquent chez les femmes qui ont été mères : 60 p. 100, nous dit-il. D'autre part, le même auteur tend à faire de ce qu'il nomme très justement la « néphroptose », un des épisodes de la maladie plus générale qu'il a décrite sous le nom d'entéroptose. Or, M. Godard Danhieux, dans un mémoire très soigné, que publia, en 1899, *la Polyclinique* de Bruxelles, conclut de nombreuses statistiques :

1° Il faut chercher en dehors de la grossesse et de l'âge pour expliquer la production du rein mobile, à quelque degré que ce soit ;

2° Les causes du rein mobile sont le plus souvent indépendantes de celles qui produisent l'entéroptose pour laquelle l'âge, et surtout la grossesse jouent le principal rôle.

Cette opinion me paraît, à son tour, excessive. Je crois, pour mon compte, que la grossesse et l'accouchement ne sont point étrangers à la production de l'ectopie rénale, surtout quand il s'agit de primipares ayant passé la première jeunesse, ou bien de malades atteintes de certaine friabilité spéciale, congénitale, du tissu fibreux. Nous reviendrons sur ce point important.

On incrimine le corset. Certes, le corset d'il y a vingt ans, qui comprimait la taille et tendait à pousser en bas tous les organes situés au-dessous du diaphragme, a dû jouer un fâcheux rôle — accessoire pourtant. Depuis l'emploi des corsets excellents, partout adoptés maintenant, à la suite des publications de Glénard et des ingénieuses applications pratiques du Dr Gaches-Sarraute, le même inconvénient ne se constate guère; la pression du corset se faisant non plus à la taille, mais sur les hanches. Eh bien ! le nombre des reins mobiles n'a pas sensiblement diminué chez nos Parisiennes.

Dans son excellente monographie *de la collection des actualités médicales*, le professeur agrégé Félix Legueu apporte, à l'appui de la même thèse, un assez vigoureux argument : « Les femmes arabes n'ont pas de corset, il en est tout de même parmi elles qui ont un rein mobile. Sur cent femmes qui ne portent ni corset ni ceinture, il y en a 43 (d'après Trékaki) qui ont un rein mobile. »

L'affaiblissement de la musculature de l'abdomen me paraît être un facteur de plus grosse importance. On cite un peu partout les curieuses expériences de Delitzine et de Volkoff : elles consistent à remplir la cavité abdominale de liquide, que l'on évacue ensuite brusquement : la mobilisation des reins est la conséquence habituelle de cette dépression subite. L'accouchement, — décompression rapide après neuf mois de refoulement progressif — doit agir dans le même sens ; et pareillement, l'amaigrissement rapide, fréquent chez certaines névropathes, ou bien encore la suppression d'une tumeur volumineuse.

Autre cause, à quoi je m'étonne que l'on ne songe guère. On s'accorde assez généralement à dire que le réservoir vésical est, chez la femme, plus tolérant et plus dilatable que chez l'homme ; esclave, plus que nous, des bienséances, la femme est appelée journellement à garder plus longtemps que l'homme, le contenu de sa vessie. On a contesté que, chez elle, cet organe fût plus spacieux que chez nous. Les expériences de Genouville, rappelées par M. Testut dans son *Traité d'anatomie humaine*, donnent à croire décidément que la vessie de la femme se laisse plus facilement distendre, et qu'au moment où naît le besoin d'expulsion, elle renferme une quantité de liquide plus importante. Or, distendue par une rétention volontaire de plusieurs heures, la vessie constitue une assez volumineuse tumeur, maintenant refoulés les organes de l'abdomen ; or, chaque fois qu'après une longue attente, le réservoir vésical se vide, c'est exactement comme si une tumeur assez volumineuse était extraite de la cavité abdominale. Et l'on peut croire raisonnablement que la répétition fréquente de ce refoulement, suivi d'une brusque décompression, doit avoir une assez fâcheuse influence sur la statique d'un organe, vraiment assez mal défendu par la nature contre les assauts de cette sorte, et même contre l'action constante des simples lois de la pesanteur.

Dans le petit ouvrage à quoi je faisais allusion, tout à l'heure, le Dr Legueu étudie, pour commencer, les éléments de fixité du rein : les vaisseaux qui lui servent de pédicule ne le soutiennent en aucune manière ; le péritoine n'a pas la plus petite action. Un feuillet aponévrotique fibreux appelé *fascia périrénal* forme à l'organe une manière de loge qui, de partout, le maintient efficacement, sauf en bas et en dedans, et c'est précisément par là que le rein tend à s'évader. Notez que la capsule surrénale est parfaitement fixée et que jamais elle ne tend à suivre son voisin dans ses pérégrinations. La graisse abondante qui entoure le rein n'est que tissu de remplissage et non de fixité.

La fixité du rein est donc essentiellement précaire. Cet organe, mobile à l'état normal (mais d'une mobilité contenue) sous l'influence des mouvements respiratoires, ne demande qu'à s'échapper de sa loge, si bien que le même Dr Legueu a pu dire que « la maladie dite rein mobile n'est que l'exagération de l'état normal ».

Et cependant, elle ne se produit pas chez tout le monde, même alors que l'on voit accumulées toutes les causes vraisemblables, y compris les traumatismes dont l'importance déterminante ne me paraît pas niable. On a dit que le rein mobile est une maladie héréditaire et qu'il y faut quelque prédisposition congénitale. Albarran en fait une façon d'anomalie héréditaire. Legueu dit excellemment que ce n'est pas une maladie locale, que sa cause est plus haute, plus lointaine, plus indirecte. « Le rein mobile n'est que la manifestation locale d'une maladie générale, qui consiste en un trouble de nutrition des systèmes fibreux, musculaires et nerveux et dont les manifestations se répandent, se dispersent de divers côtés dans l'organisme... Cette maladie est congénitale ou acquise. Congénitale, en ce sens que les enfants arrivent avec les lésions nécessaires. Acquise, elle se développe tôt ou tard, et elle s'accroît avec l'âge, et les diverses manifestations de cette maladie s'ajoutent les unes aux autres. Les hernies, les varices, les éventrations, l'entéroptose sont les diverses manifestations successives et combinées de cette maladie ».

Je pense, à quelques nuances près, la même chose. Exactement, voici :

Le rein mobile est une des manifestations les plus caractéristiques de l'arthritisme. Cette diathèse a pour marques principales, une extrême friabilité des fibres élastiques, une diminution marquée de la tonicité musculaire, un ralentissement des échanges nutritifs. Habituellement, elle s'accompagne d'un manque de tonicité dans les fibres du myocarde et dans l'ensemble du système circulatoire. Toutes les personnes qui portent un rein flottant n'ont certes pas fatalement d'entéroptose nettement définie ; mais à peu près toutes vous ont de l'hypotension artérielle marquée, une tendance plus ou moins accentuée à la neurasthénie dépressive avec exacerbations en feu de paille, à la neurasthénie à hypotension. Il y a plus. La plupart des malades atteints de néphroptose ont encore un estomac hypotonique et hypopeptique, dilaté et ptosique, de l'atonie intestinale — qui quelquefois est due à la compression mécanique par le rein abaissé et venant couder l'intestin — qui plus souvent dépend de l'état général des glandes et des tissus musculaires. Comme il s'agit presque toujours des femmes, il est fréquent de constater aussi la métroptose.

Il y a plus encore. Un médecin attentif, s'il prend la peine d'examiner l'organisme entier d'un sujet atteint depuis longtemps de rein mobile, observera tout ou partie du vaste ensemble symptomatique, dont je donne ci-contre le résumé en tableau synoptique.

On voit qu'à mon avis, il s'agit bien d'une maladie tout à fait générale, aussi générale, ou presque, que l'arthritisme. Or, tout cet ensemble ne me paraît point dépendre de la série longuement enchaînée de symptômes qui, pour mon excellent ami M. Glénard, constitue le syndrome entéroptose. Il relève bien plutôt d'une cause première, d'un trouble profond de la nutrition, du neuro-arthritisme à hypotension, de la névrose hypotonique, congénitale ou acquise, telle que je me suis efforcé de la décrire dans mes *Grands Symptômes neurasthéniques*. Quant à l'état mental névropathique, qu'il est si fréquent d'observer chez les sujets atteints de néphroptose, je le considère non point comme primitif, mais bien comme secondaire. Il est le reflet dans l'esprit de la fatigue générale, de l'atonie musculaire, de l'hypofonctionnement glandulaire ; il est la somme, faite par l'intellect, de toutes les insuffisances fonctionnelles, et de toutes les insécurités qu'elles comportent. Seulement, quand cet état mental, secondaire, d'origine somatique, dure depuis longtemps, il finit par se constituer une réalité propre, indépendante de sa cause ; si bien que.

	ORGANES ATTEINTS	SYMPTÔMES SOMATIQUES	ÉTAT MENTAL
HYPOTONICITÉ DES MUSCLES — A FIBRES STRIÉES	du visage	Traits tombants, air d'hébétude, de tristesse, d'inertie.	Atténuation de la mémoire, de la lucidité, de la volonté; déchéance globale de la personnalité; tendance à la crainte, à l'humilité, à l'indécision, à la paresse, à l'apathie indifférente; crises d'énervement en feu de paille, spasmes psychologiques analogues aux spasmes musculaires si fréquents chez les névropathes atoniques.
	de la respiration	Diminution de la capacité respiratoire (spiromètre).	
	du larynx	Voix faible, voilée ou cassée.	
	des membres supérieurs.	Maladresse, inaptitude à maintenir les bras levés.	
	des membres inférieurs .	Fatigue, titubation, instabilité, besoin irrésistible de s'asseoir, de se coucher.	
	des parois abdominales .	Prédisposition à l'entéroptose, aux hernies.	
	de l'accommodation . . .	Asthénopie accommodative.	
A FIBRES LISSES	DILATATION, RELACHEMENT OU PTOSES		
	de l'estomac	Dyspepsie atonique, retard de la digestion stomacale et du passage dans l'intestin.	
	de l'intestin	Constipation, entéro-colite.	
	de l'utérus	Abaissement avec ses conséquences.	
	des parois rectales, vaginales, de la vessie. . .	Rectocèle, cystocèle.	
	du crémaster.	Ptose locale.	
	du cœur	Hypotension artérielle par mollesse de l'impulsion myocardique.	
	des artères.	Hypotension, teint terreux, hydrémie et hypoglobulie apparente.	
	du système veineux . .	Varices, varicocèle, hémorroïdes.	
HYPOSÉCRÉTION GLANDULAIRE	gastrique.	Hyperchlorhydrie, acidité de fermentation.	
	pancréatique.	Insuffisance de la digestion pancréatique, entre toutes importante.	
	hépatique	Insuffisance biliaire, insuffisance de la fonction antitoxique.	
	salivaire.	Sécheresse de la bouche.	
	cutanée	Sécheresse de la peau : tendance aux dermatoses sèches.	
	orchitique	Insuffisance spéciale, déminéralisation du liquide orchitique, anesthésie spéciale.	
	thyroïdienne et autres glandes endocrines . .	Ralentissement des mutations nutritives.	
EXTRÊME FRIABILITÉ DES FIBRES ÉLASTIQUES		Emphysème pulmonaire, varices, etc.	
MODIFICATIONS APPORTÉES A LA NUTRITION		Diminution de l'activité de réduction du sang rouge en sang noir. (MÉTHODE D'HÉNOCQUE) Abaissement souvent très appréciable de la température centrale. Excès urique par rapport à l'urée. Abaissement du coefficient d'utilisation azotée. Oxalurie. Cholémie.	

quand la fixation du rein a été opérée, quand le traitement général a porté remède à l'épuisement nerveux, à l'hypotonicité musculaire, aux insuffisances glandulaires, l'état mental neurasthénique peut persister encore; il doit alors être soigné pour lui-même, par les moyens dont dispose la psychothérapie.

Il est un point sur quoi n'insistent pas assez, à mon avis, les médecins et les chirurgiens qui, ces années dernières, ont consacré à l'ectopie rénale, des monographies, par ailleurs excellentes. Je veux parler des variations quotidiennes dans la situation du rein ectopié.

On admet généralement trois degrés d'ectopie rénale : premier degré, quand, au palper, on perçoit seulement l'extrémité inférieure de l'organe débordant sous le foie; second degré, quand la main de l'explorateur peut atteindre le pôle supérieur du haricot rénal; troisième degré (rein flottant) quand le rein, très bas déplacé, tombe au fond de la fosse lombaire, et que la main perçoit ses contours caractéristiques ou son glissement bien spécial au-dessous du niveau de l'ombilic.

Soit, mais ce qu'on ne dit pas assez, c'est que le rein ectopié n'est pas, chez le même malade, constamment à la même place. Ces variations journalières dépendent non pas de la position du sujet, mais de l'état momentané de sa tonicité générale. Expliquons-nous.

Quand une malade atteinte de rein flottant très bas se tient debout, l'organe, obéissant à la pesanteur,

donne le maximum de ptose ; quand la même malade
se tient couchée pendant quelques heures, il arrive
que le même rein, délivré des lois de la pesanteur,
reprenne, ou peu s'en faut, la position normale.
Mais quand on a, dans son entourage immédiat, un
sujet atteint d'ectopie rénale extrêmement marquée,
on constate que, selon les jours, le rein occupe,
même quand le malade est debout, une position
tantôt élevée et tantôt basse dans la cavité abdominale. Cette exploration debout n'est possible que
chez quelques personnes très maigres et à paroi très
relâchée.

Or, le rein apparaît relevé toutes les fois que le
sujet, réconforté pour une cause d'ordre physique
ou moral, par une nouvelle heureuse ou par une
médication efficace, est en état de tonicité normale
ou d'hypertonicité légère : le rein est effondré, quand
la tension artérielle est abaissée, et le système nerveux très déprimé. Ces variations de la position du
rein, sous la dépendance des événements, du traite-
-ment, d'un orage qui menace ou de la pluie qui
tombe sont extrêmement curieuses à observer. Elles
mériteraient une étude plus détaillée que la brève
esquisse que voici. Elles montrent à quel point il est
vrai de dire que le rein mobile n'est qu'un des épisodes d'une maladie générale de la tonicité et de la
nutrition.

Tous les auteurs se demandent à l'envi si, chez les
malades qui nous occupent, la neurasthénie est cause
ou effet du rein mobile. A mon avis, ni l'un ni

l'autre. La maladie générale dont nous venons de parler engendre en même temps que la neurasthénie les autres asthénies et les autres ptoses. Ces maladies, nées de la même souche, sont sœurs. Seulement, elles retentissent douloureusement l'une sur l'autre, et il est bien certain que pour un neurasthénique la présence d'un organe aussi déséquilibré et qui gêne les autres, qui tiraille sur les attaches de son pédicule nerveux, est une condition déplorable. Qui veut guérir un neurasthénique néphroptosique doit tout d'abord soigner le rein flottant.

Ce n'est certainement pas ici le lieu de dire comment il convient d'explorer l'abdomen soit par la méthode du ballottement rénal de Guyon, soit au moyen du palper néphroleptique, du procédé du pouce de Glénard, soit encore en plaçant le malade, à la manière d'Israël, dans le décubitus latéral gauche, les jambes fléchies de telle sorte que la paroi abdominale soit relâchée au maximum. Le diagnostic du rein flottant est affaire à nous médecins.

Pourtant, il est un point sur lequel je demande à mon lecteur la permission de m'arrêter une minute, parce qu'il est, pratiquement, d'un intérêt extrême. Il s'agit du diagnostic du rein mobile et de l'appendicite chronique. Il est souvent très malaisé. Les malades eux-mêmes prennent fréquemment la douleur qu'il ressentent dans le côté droit du ventre pour de l'appendicite ; les troubles digestifs qui dominent la scène : tympanisme, vomissements, constipation opiniâtre, entérocolite muco-membraneuse, donnent souvent le change au médecin lui-même. Les chirurgiens américains, et parmi eux, Edebohls, Ross, Watson, Beck soutiennent volontiers cette thèse que l'appendicite est ici causée par le rein mobile : « le rein droit, en se mobilisant, déplace le duodénum et la tête du pancréas : il comprime ainsi la veine mésentérique supérieure, d'où des troubles dans la circulation en retour de l'appendice, qui se congestionne d'abord, pour s'enflammer ensuite. »

M. Legueu n'accepte pas cette façon de voir, et il a mille fois raison. Certes, le rein mobile d'une part, l'appendicite de l'autre sont des maladies trop fréquentes pour qu'il ne leur arrive pas tous les jours de se rencontrer chez le même sujet. D'autre part, je suis convaincu, et de plus en plus, que certains cas de rein mobile donnent un ensemble de signes très semblables à ceux de l'appendicite chronique. Et, de même, le fracas symptomatique de la complication la plus habituelle, l'hydronéphrose [1], fait croire à une crise d'appendicite aiguë. La rareté des urines pendant les heures qui précèdent l'accès, la rétention quasi absolue pendant la crise, la débâcle d'urines claires alors qu'elle prend fin, sont des signes à observer parce qu'ils inclinent fortement au diagnostic rein mobile. Autre bon signe. Les

____

1. Il faut entendre par hydronéphrose la dilatation du bassinet et du rein par de l'urine non infectée ; cette accumulation se produit en cas de coudure de l'uretère.

attaques d'appendicite ont lieu souvent de nuit ; les malades sont pris au lit, et le décubitus dorsal ne leur apporte point d'amélioration immédiate ; les crises douloureuses du rein mobile ou les accès plus violents d'hydronéphrose sont habituellement consécutifs à des fatigues, à de longues stations debout, à une marche exagérément prolongée ; presque toujours la position horizontale, la mise au lit, le réchauffement par des récipients remplis d'eau bouillante suffisent à calmer la douleur, l'état nauséeux et l'anxiété causés par la coudure de l'uretère. L'état de la température et du pouls renseigne aussi utilement, encore que, chez certains sujets au rein infecté, il y ait de la fièvre intense au moment des crises d'hydronéphrose.

Une malade atteinte de néphroptose au second ou au troisième degré, et qui en souffre, et de qui le système nerveux est très fortement ébranlé doit-elle avoir recours aux moyens médicaux ou à l'intervention chirurgicale ? Voilà une dernière question qu'il importe de se poser avec quelque précision, certains malades ayant des méthodes sanglantes une terreur exagérée, d'autres manifestant au contraire pour la chirurgie un goût presque pervers.

Dans les cas peu accentués, avec symptomatologie bénigne, presque nulle, il ne peut être honnêtement question d'intervention.

Dans les cas où la douleur est extrêmement vive, et bien assurément dépendante du rein (et non du foie, de l'intestin, de l'appendice), dans les cas où les troubles dyspeptiques tendent à prendre une grosse importance, lorsque, enfin, les phénomènes névropathiques vont croissant, il faut, d'abord, constituer un traitement médical énergique. A savoir :

Régime alimentaire libérant l'intestin et réduisant au minimum les toxines intestinales, tout en redonnant quelque embonpoint aux malades amaigris ;

Médication tonique générale destinée à reconstituer la tonicité musculaire d'ensemble et notamment celle de la paroi abdominale ;

Massage progressif et électrisation des parois abdominales ; psychothérapie.

Conduit avec méthode et énergie, ce traitement médical donne le plus souvent, mais pas toujours très promptement, il en faut convenir, des résultats satisfaisants.

Si les phénomènes douloureux dominent la scène, et persistent malgré les efforts de la thérapeutique médicale, l'intervention chirurgicale est indiquée. Elle donne très souvent (88 fois pour 100) la guérison définitive. La chirurgie agit moins brillamment chez les néphroptosiques très névropathes et très dyspeptiques. Ceux-là guérissent lentement, mais ils guérissent presque toujours, et peuvent habituellement reprendre la vie commune, s'ils sont patients et fidèles au médecin qui s'applique à refaire leur tonicité musculaire et à retremper le ressort de leur énergie vitale.

CHAPITRE XIX

LA GOUTTE

C'est une question malaisée et presque décourageante. — Les
théories : Garrod, Lécorché, Murchinson, Bouchard, Lancereaux. — L'acide urique dans le sang et l'urine des goutteux. — Les purines d'origine endogène et exogène. — Uri-
copoïèse et uricolyse. — Les causes de la goutte. — Hygiène
au moment de l'accès. — Pour éviter le retour de l'accès.
— Pour éviter les séquelles. — Régime alimentaire. —
Régime des boissons.

De tous les chapitres de cet ouvrage, celui-ci devrait
être le plus ample, le plus cossu, le plus majestueux.
La goutte qui est probablement la maladie la plus
typique parmi celles qui poussent en terrain arthritique, la goutte dont gémirent tant d'écrivains illustres, de savants, de grands seigneurs et d'heureux
de la vie, semble appeler des descriptions magis-
trales.

Or, voilà que précisément, au moment même que
je commence d'en écrire, je me sens pris de découragement. On a, depuis *les Aphorismes*, tant dis-
couru sur la podagre ; on a depuis l'immortelle description de Thomas Sydenham, tant brodé de
variations sur les misères des goutteux ; on a, depuis
la mémorable trouvaille de Garrod, publié sur l'acide

urique et son rôle pathogène tant de recherches plus ingénieuses que fécondes, tant d'hypothèses tôt fanées ; et, par ailleurs, on n'a réalisé, pour ce qui est de l'hygiène et du traitement de la goutte, que des progrès si partiels, on a tant travaillé pour un si mince résultat, qu'en vérité je me demande s'il est vraiment utile de bien s'attarder longuement à un sujet si décevant!...

. Cependant, pour qui sait se restreindre, il n'est pas impossible de mettre un lecteur patient au courant de quelques recherches récentes tout de même assez instructives, ni de préciser quelques conseils hygiéniques, où les données d'une très ancienne expérience, çà et là se renforcent de notions acquises depuis peu au laboratoire.

Je vais être délibérément très incomplet. Pour qui voudrait acquérir un plus substantiel savoir, je recommande la lecture des ouvrages que voici. Tout d'abord, cette petite merveille d'étude historique que, sous ce titre : *La Goutte et le Rhumatisme*, Armand Delpeuch écrivit, peu de temps avant de mourir d'une cruelle mort. Ensuite l'article excellemment nourri de MM. Richardière et Sicard, dans le *Nouveau Traité de Médecine* de Brouardel et Gilbert ; l'ouvrage du Dr Mathieu, la plaquette du Dr Apert, les leçons du Dr Le Gendre, celles du professeur Albert Robin à la clinique thérapeutique de la Faculté, quelques pages très documentées du Dr Linossier dans les *Archives des maladies de l'appareil digestif et de la nutrition*. Sans compter les œuvres plus anciennes de Lécorché, de Lancereaux, de Cornil, de Jaccoud, d'Ebstein, de Bouchard, de Klemperer, de Von Norden, d'Armand Gautier, d'Albert Robin, etc.

D'avis à peu près unanime, c'est l'acide urique qu'il faut incriminer, l'acide urique qui, à l'état normal, est éliminé, s'accumule dans le sang et les tissus des goutteux plus spécialement dans certains tissus, l'osseux, le fibreux, le cartilagineux.

Cette accumulation dans l'économie peut se concevoir diversement.

Garrod estime qu'elle a pour cause une insuffisance fonctionnelle du rein. Selon l'heureuse expression du Dr Critzmann, « le rein est la pierre angulaire de l'édifice pathogénique de la podagre, l'acide urique en est le ciment ».

Lécorché, de qui la doctrine compte encore plus d'un défenseur, pense qu'il faut l'attribuer à une forte accélération des échanges moléculaires qui constituent les phénomènes intimes de la nutrition.

Murchinson nous a donné une théorie hépatique que l'on peut résumer ainsi : il se ferait dans le foie une déviation nutritive de la matière azotée, le foie étant ainsi conduit à fabriquer plus d'acide urique qu'il ne devrait.

Bouchard a enseigné que le ralentissement de la nutrition, phénomène fondamental de l'arthritisme, comporte une destruction trop lente de l'acide urique ; les combustions organiques sont imparfaites. Les albumines introduites par l'alimentation quotidienne ne sont brûlées et transformées qu'in-

complètement : l'étape terminale, celle de l'urée,
n'est pas atteinte ; l'évolution s'arrête au stade intermédiaire, celui de l'acide urique, d'où production
immodérée de cet acide et d'autres acides organiques
qui contribuent aussi à la constitution goutteuse.
L'acide urique circulant dans nos humeurs à l'état
d'urate dissous, Bouchard, afin d'expliquer comment
il se précipite et se concrète sous forme de tophus,
invoque l'accumulation dans l'économie, au cours
des maladies bradytrophiques, de l'acide oxalique
et de plusieurs autres acides en excès. Tout donc
porte à croire, en effet, que l'acide oxalique joue
dans la genèse de la goutte, à côté de l'acide urique,
un rôle de brillant second plus important qu'on ne
fut jadis tenté de le penser.

Voilà quelque vingt ans, les expériences retentis-
santes de Horbaczewski faillirent ébranler cette conception, si élégante et si commode, de l'acide urique,
produit de combustion imparfaite ; pour ce savant,
l'acide urique provenait uniquement de la destruction du noyau des cellules, des globules blancs en
particulier, et il était un terme ultime de transformation. Des recherches plus récentes portant non
plus sur l'acide urique endogène, mais sur l'acide
urique exogène de provenance alimentaire, montrent
qu'une grande partie des « purines » aboutit finalement à une formation d'urée (Labbé et Furet, Schit-
tensalm et Franck). « Nous voilà donc ramenés, dit
Linossier, à l'opinion ancienne que l'acide urique est
dans l'organisme un produit intermédiaire, capable

de subir une oxydation ultérieure qui l'amène à l'état d'urée. Un ralentissement des oxydations peut donc avoir pour résultat une exagération de l'acide urique urinaire. » L'oxydation de l'acide urique paraît être produite par un ferment soluble qu'on a baptisé *uricase* ou ferment uricolytique ; on le rencontre dans le foie des animaux ; on espère le découvrir chez l'homme.

Autre doctrine intéressante, celle de Schmoll, que voici brièvement résumée. Chez les personnes saines et normales, l'acide urique ne serait pas isolé ; il serait dans le sang en combinaison stable avec un autre acide, l'acide thyminique. Chez les sujets atteints de goutte, l'acide thyminique disparaît ; l'acide urique redevient aisément soluble, le rein a peine à l'éliminer ; en conséquence l'acide urique s'accumule dans le sang et se dépose sous forme d'urates dans les tissus.

Van Loghem, d'Amsterdam, a publié en 1904, dans les annales de l'Institut Pasteur, un mémoire où il montre : 1° que si l'on injecte à un organisme sain de l'acide urique, les humeurs normales le dissolvent rapidement ; 2° si les humeurs sont antérieurement riches en acide urique, tout apport nouveau par voie hypodermique facilite la précipitation en urates. La guérison s'obtient par phagocytose des cristaux uratiques ainsi précipités. Ces recherches paraissent éclairer d'un jour assez vif la genèse du tophus goutteux.

A ne point oublier la théorie de Lancereaux, renou-

velée de Cullen et récemment reprise par Dyce Duckworth ; elle attribue, non sans quelque vraisemblance, au système nerveux le premier rôle dans la
genèse des troubles qui aboutissent au défaut de
destruction de l'acide urique chez les goutteux. Le
système nerveux exerce, sur les glandes endocrines,
une action certainement considérable ; nous ne savons pas encore exactement quel est, chez l'homme,
l'organe préposé à la fonction diastasique qui dissout
l'acide urique ; c'est bien probablement le foie ; en
tout cas il en est ainsi chez le chien. Le système
nerveux peut avoir sur la fonction uricolytique une
influence de premier ordre.

Oui certes, voilà un ensemble de faits expérimen-
taux et de doctrines intéressantes, mais il faut croire
que l'acide urique n'est cependant pas tout. Dans les
pneumonies, dans certaines cirrhoses et surtout dans
la leucocythémie, l'uricémie est considérable, et on
n'observe pas d'accidents goutteux. Et d'autre part,
gardons-nous d'oublier que l'intoxication par le
plomb, fréquente chez les peintres manieurs de
céruse, détermine chez quelques-uns d'entre eux,
qui n'y semblaient prédisposés ni par hérédité,
ni par genre de vie, ni par régime alimentaire, la
goutte saturnine, en tout semblable à l'autre par ses
symptômes et ses lésions. Le plomb lèse souvent le
rein. Est-ce en altérant cet organe et en s'opposant à
l'élimination de l'acide urique qu'il peut créer la
goutte ?...

N'oublions point que — à en croire les recherches

les plus récentes et les moins discutées — elles ne font que confirmer en les précisant les données fondamentales de Garrod — le sang du goutteux enferme un excès d'acide urique ; l'acide urique y existe en un état différent de celui qu'il affecte dans le sang d'un sujet normal ; il se précipite plus aisément. Fait un peu bien troublant, les analyses du sang avant, pendant et après les accès de goutte ne donnent point de différence appréciable.

Si l'on examine non plus le sang mais bien l'urine des goutteux, on y constate — à condition de recourir aux procédés les plus modernes de dosage — que la proportion d'acide urique y est plutôt abaissée, ou tout au moins qu'elle se tient aux chiffres les plus inférieurs de la normale. Il y aurait donc, à n'en pas douter, rétention de l'acide urique dans le sang et dans les tissus.

Pourquoi le dépôt d'urates se fait-il avec une prédilection marquée dans les tissus fibreux et cartilagineux ? peut-être en raison de la vitalité relativement faible de ces tissus ; peut-être aussi (Loeper et Legros) parce que ces tissus sont dénués d'uricase, c'est-à-dire de ferment uricolytique.

La goutte ayant, en somme, les allures d'un état d'intoxication, on cherche quel peut être l'agent toxique qui agit de façon sournoise, puis se révèle soudain par l'accès de goutte. L'acide urique par lui-même n'est pas toxique, et c'est sans doute vers quelque perturbation fonctionnelle des glandes vas-

culaires sanguines qu'il faut orienter les investiga-
tions jusqu'à ce jour infructueuses.

*
* *

Si, maintenant, passant du domaine expérimental
à celui de l'observation clinique, nous cherchons à
nous rendre compte, non plus du mécanisme intime
de la goutte, mais de ses causes vraisemblables,
nous constatons qu'il faut de toute nécessité faire
jouer un rôle important à l'hérédité constatée, d'après
Albert Robin, soixante-huit fois sur cent. Cause fréquente encore, la vie sédentaire, compliquée de surmenage intellectuel, de préoccupations, de soucis ;
les gourmands qui abusent de l'alimentation carnée,
qui se régalent volontiers de gibier et de truffes, les
buveurs de vin de Bourgogne en sont très fréquemment atteints.

Il est vrai que la goutte est à peu près inconnue
dans les pays pauvres où l'alimentation du peuple est
forcément très sobre ; on a vu la podagre délaisser
tout à fait une famille réduite par la ruine à la portion
congrue, alors qu'elle y exerçait ses méfaits au temps
de la prospérité et de la chère lie. Oui, certes, on
rencontre souvent le goutteux gros mangeur, et,
comme il est d'usage, on lui conseille un régime
sévère ; d'ordinaire il consent à se rationner pour le
temps que durent les douleurs cruelles de l'accès ;
alors il jure bien que jamais on ne le reprendra à se
régaler de homard à l'américaine, de bécassines et

de chambertin. Mais l'accès se termine; aux souffrances aiguës, au malaise général, aux troubles
digestifs succède promptement un délicieux sentiment de libération, d'euphorie, de nettoyage intérieur et de contentement physique, qui chasse les
remords et balaie la sagesse des résolutions récentes.
Le malade guéri, transformé, a le sentiment invin-
cible d'une santé reconquise à jamais : sa vitalité
est si bonne, il a le sentiment d'un équilibre si heureux qu'il lui est impossible de concevoir une rechute.
Tout de suite il reprend ses habitudes de gourmandise et de paresse musculaire. Il y a là un phénomène
psychologique infiniment curieux que l'on rencontre
aussi chez certains migraineux, et qui prend tout
son intérêt quand on le compare à certains états
euphoriques qui s'observent chez quelques épilep-
tiques [1].

Tout cela est certain. Mais il est vrai aussi que
nous voyons des goutteux héréditaires, qui jamais
n'abusèrent des plaisirs de la table, ni des autres
joies de ce monde, et qui souffrent, pourtant. Je connais un malade admirablement sobre depuis vingt-
cinq ans, qui ne mange de viande ou de poisson
qu'une fois par jour, qui ne boit chez lui que de
l'eau, et qui ne dîne que rarement en ville. Or, il
suffit qu'il boive un verre à bordeaux de vieux vin,
ou un demi-verre à liqueur de quelque spiritueux,
pour qu'il ait tout le lendemain un orteil rouge et

1. Voir Maurice de Fleury, *Recherches cliniques sur l'épilepsie et sur son traitement*, Rueff, édit., 1900.

douloureux au point qu'il ne peut supporter sa chau-
sure. Il y a donc, en dehors des responsabilités du
régime et du genre de vie, une cause première fondamentale, une prédisposition des humeurs à la
rétention de l'acide urique et à sa précipitation sous
forme de cristaux uratiques, ou bien encore à une
torpeur fonctionnelle des agents de l'uricolyse. Et
que dire de ces sujets que tous nous avons rencontrés — l'auto-observation célèbre du Dr Plateau en
est un saisissant exemple — qui se trouvent moins
bien du régime très réduit, très végétarien, très
frugal, que du régime ordinaire comprenant des
doses moyennes de viande et de vin ?...

En vérité n'avais-je pas raison de dire tout à
l'heure qu'en dépit de recherches innombrables et
merveilleusement diverses, nous savons encore bien
peu touchant ce vieux problème.

Les plus savants, d'ailleurs, et les plus entichés
d'histochimie et de biochimie, reconnaissent bien
volontiers que leur science ne nous-éclaire que d'une
bien vacillante et bien pâle lueur, alors qu'il s'agit
d'en venir aux règles d'hygiène et aux préceptes
thérapeutiques. Notre seul guide sûr est ici le bon
pragmatisme, l'expérience des anciens, la tradition,
contrôlée par l'observation moderne ; encore cette
observation, est-ce bien souvent le malade qui la
fournit au praticien. Il est heureux pour nous que
quelques médecins éminents aient souffert de la
goutte, et nous aient instruits à la fois en leur qualité de patients et de thérapeutes. C'est ainsi bien

souvent dans notre passionnant et décevant métier ;
l'orgueilleuse science doit finalement s'incliner devant
la pratique de l'art. Certes, aucune déception ne
peut nous faire renoncer au noble plaisir de chercher à comprendre ; jamais on ne cessera d'expéri-
menter, de provoquer des observations nouvelles ;
sans doute, nous constaterons longtemps encore
entre le laboratoire et la clinique de larges abîmes ;
mais nous savons fort bien — par quelques beaux
résultats solidement acquis — que ces abîmes se
combleront un jour ou l'autre, et que nos neveux
connaîtront des satisfactions de l'esprit qui nous
sont refusées.

Et maintenant occupons-nous uniquement de
donner au goutteux quelques conseils utiles pour
les heures de crises et pour les périodes de répit.
Posons-nous, et tâchons de résoudre les trois questions que voici :

Que doit faire un goutteux au moment d'un accès ?

Que doit-il faire pour éviter le retour de l'accès ?

Que doit-il faire pour éviter les accidents tardifs
et les tenaces séquelles que le mal laisse après lui ?

Au moment de l'accès ? Disons d'abord ce qu'un
goutteux ne doit pas faire.

Albert Robin, dans sa *Thérapeutique usuelle du
praticien* (2ᵉ série) lui conseille formellement de
repousser les soi-disant panacées, *poudre de Pistoïa,
poudre de Portland, remède de Mademoiselle Ste-
phens* (coquille d'œufs et savon). « Elles sont toutes
abandonnées, dit-il, par les praticiens, et ne tentent

plus que de rares goutteux, amateurs de remèdes
secrets. Toutes ces panacées ont le grave inconvénient de fatiguer les fonctions digestives et peut-être
de favoriser la transformation de la goutte articulaire
en goutte viscérale. » A éviter encore les médicaments
sudorifiques qui peuvent susciter des métastases
(Robin). Dans la goutte, provoquer la sueur est moins
l'office du médecin que de la nature (Sydenham). Les
purgatifs, parfois, semblent appeler un accès nouveau. Les révulsifs, les applications froides et chaudes,
les bains locaux de vapeur d'eau chaude, ne sont pas
d'un bien grand secours, Albert Robin conseille,
pour traitement local, soit des compresses imbibées
d'eau de Goulard à 30° et maintenues par un taffetas
gommé, soit une préparation de sa façon, et dont
voici le maniement :

« Faites dissoudre, dans deux grandes tasses d'eau,
autant de borax que celle-ci peut en dissoudre à
l'ébullition, c'est-à-dire jusqu'à ce qu'une partie du
sel reste non dissous, et vous laissez refroidir. La
solution sursaturée se précipite par le refroidissement et forme une sorte de pâte très molle dans
laquelle on trempe des compresses que l'on applique
ensuite sur les articulations envahies ; on les recouvre
de taffetas gommé, et on renouvelle toutes les
douze heures. Dans deux cas sur trois, la douleur
s'atténue assez rapidement, ainsi que l'œdème et la
rougeur. Ce pansement doit être extrêmement léger ;
chargé d'ouate et de compresses, il provoque bientôt
un sentiment de chaleur intolérable, et le goutteux

peu patient de sa nature, envoie son pansement au diable. »

Ceci fait, le malade enverra chercher un médecin. Certes, il pourra se trouver bien des avis d'un maître du genre, célèbre pour ses écrits sur la goutte et les maladies de la nutrition. Qu'il se méfie un peu pourtant des hommes à idées très arrêtées, à doctrines intransigeantes et à systèmes intangibles, chaque goutteux a sa façon de réagir à la maladie et aux médicaments ; aussi le meilleur médecin est-il pour lui son médecin ordinaire, celui qui le connaît depuis longtemps, qui sait ce qui lui réussit et ce qui lui fait mal.

Jamais de lui-même le goutteux n'aura recours aux médicaments énergiques, au salicylate ou à la colchique sous forme de Liqueur Laville ou de préparations similaires ; toutes les préparations de colchique, actives certes et bienfaisantes au moins en apparence, peuvent avoir des inconvénients sérieux ; les préparations à la colchicine sont peut-être plus délicates encore à manier (Courtois-Suffit).

La question de savoir s'il faut laisser l'accès de goutte suivre son cours normal, ou s'il convient de le couper dès le début au moyen des médicaments actifs dont nous disposons, est l'une des plus controversées de la pratique médicale. Sydenham, Fuller, (celui-là conseillait simplement « patience et flanelle »), Trousseau, Bouchard, Dieulafoy sont d'avis de respecter les attaques de goutte, ou du moins de ne recourir au remède spécifique (les préparations de colchique) que lorsque la goutte revêt la forme de paroxysmes sans cesse réitérés et déterminant un grand épuisement des forces du sujet.

Il faut que les goutteux lisent et se gravent dans l'esprit ces paroles écrites par Trousseau, dans ses cliniques de l'Hôtel-Dieu :

« Au début de ma pratique, j'ai tenté, comme beaucoup d'autres, de lutter contre le mal ; aujourd'hui, je reste les bras croisés, je ne fais rien, absolument rien contre les attaques de goutte. Quand, fort d'une conviction, j'ai abandonné le malade à lui-même, la crise passée il en sortait dans les conditions les meilleures, et par quelques souffrances, il avait acheté une série de bons mois de bonne santé. Quand, au contraire, j'enrayais les accès, et cela est malheureusement trop facile, je courais grand risque de les voir revenir à intervalles plus rapprochés et changer une goutte franche et passagère en une goutte froide, chronique et persistante. Aussi je me garde bien, à présent, de chercher à étouffer ces douleurs, que je regarde comme si favorables aux goutteux. »

D'autres praticiens, et non des moindres, Dyce Duckworth, Lécorché, Albert Robin, entre autres, emploient habituellement les préparations de colchique ; mais ils le font avec des précautions minutieuses et une préparation soigneuse du malade par le régime, les purgatifs, ou la quinine administrée au préalable. Bref, il importe de savoir que la colchique, remède souvent très puissant, ne va pas sans dangers, que le malade court de gros risques en l'employant de son chef et sans avis d'un médecin. J'ai vu, pour ma part, plus d'un vieux routier de la goutte, qui se croyait habile, et mieux qu'un médecin, à manier les médicaments usuels, abîmer son propre organisme et abréger ses jours par l'abus qu'il en faisait. Il y a une colchicomanie quasi comparable à la morphinomanie, et une sorte de cachexie colchicique. Ces drogues ne valent qu'employées à justes doses, au moment opportun, que maniées avec la plus souple dextérité et quittées dès qu'elles ont rempli leur fonction vis-à-vis de l'accès aigu.

Au moment de la crise, l'hygiène du podagre doit être sévère et minutieuse. Le patient a des urines rares, cuisantes, boueuses, parfois albumineuses, point d'appétit, une soif ardente, la langue sèche, un état gastrique déplorable. La première indication, comme le dit excellemment le docteur Le Gendre, est de supprimer complètement l'alimentation et de prescrire la diète hydrique, mitigée ou dissimulée. En vingt-quatre heures, le patient doit absorber, sous une forme ou sous une autre, deux litres et demi à trois litres d'eau : eaux hypo-minérales (Évian, Thonon, Vittel, Contrexéville, Capvern) : tisanes diurétiques (queue de cerises, feuilles de frêne, pariétaire, stigmates de maïs), boissons aromatisées au citron, à la cerise, à l'orange, bouillon de légumes. Nombre de médecins prescrivent le régime lacté que nombre de malades tolèrent mal, parce que leur estomac ne le digère guère et que leur intestin en est constipé. La plupart des goutteux sur la fin de leur crise supportent le bouillon de légumes, les légumes frais, les fruits cuits ou même les fruits crus très mûrs. Ces aliments, peu nourrissants, trompent la faim sans surcharger l'appareil digestif, et contribuent à combattre la fâcheuse atonie intestinale.

Dans l'intervalle des accès, un goutteux ne peut point se dispenser entièrement de soumission aux règles de l'hygiène alimentaire. Tâchons de lui composer un régime qui, tout en le mettant, autant que possible, à l'abri d'une rechute, ne lui fasse pas la vie trop cruelle. N'oublions pas que le goutteux est souvent un gourmand, et que, dans l'état d'euphorie qui succède à la crise, il a grand'peine à concevoir avec clarté que d'autres crises le menacent.

L'état de goutte, nous l'avons vu précédemment, est essentiellement constitué par une augmentation de l'acide urique, non dans les urines, mais dans le sang, augmentation due, soit à un excès de fabrication de l'acide urique, soit à une insuffisance de la fonction uricolytique (destruction de l'acide urique). Un certain nombre d'aliments nous apportent l'acide urique d'origine exogène ; un grand nombre de tissus animaux, de viandes nous donnent des oxi-purines (xanthine et hypoxanthine) : les glandes, pancréas, thymus (le ris de veau est du thymus) contiennent des ammo-purines, la guanine et l'adénine ; le chocolat, le thé, le café apportent à notre organisme, sous forme de théobromine et de caféine, des méthyl-purines. Voilà donc quelques aliments que le goutteux doit envisager, en principe, comme dangereux.

D'autre part, nous savons que l'acide urique se précipite plus aisément, si d'autres acides s'accumulent dans nos humeurs, l'acide oxalique, l'acide lactique, l'acide acétique. Ce sont les quelques points où le laboratoire jette un peu de clarté sur la route à suivre en fait d'hygiène alimentaire.

Le docteur Le Gendre, dans une très belle leçon publiée par le *Journal de diététique et de bactériothérapie* (15 janvier 1911) donne une liste d'aliments interdits à laquelle je fais d'importants emprunts :

ALIMENTS INTERDITS

Pour les purines qu'ils apportent à l'organisme. — Viscères, foie, rognons, cervelles, tripes, ris de veau ou d'agneau, viandes jeunes (veau, poulet, agneau), gélatine, pain, légumineuses, café, thé, cacao. La coutume, ou plus exactement la routine est de prescrire les viandes blanches et de les préférer aux viandes rouges. C'est, on peut aujourd'hui l'affirmer, une erreur.

Comme le dit fort bien le professeur Albert Robin : « Abstraction faite de leur teneur en purines, les viandes jeunes renferment une plus grande quantité de matières collogènes et gélatineuses, et je me suis assuré qu'elles augmentent l'acide urique plus que la viande de bœuf par exemple. Il vaut donc mieux manger le bœuf que le veau, le mouton que l'agneau, le poulet adulte que le poulet de grain. De même s'abstenir de tous les aliments collogènes, gelée de viande, tête de veau, pieds de mouton, etc. »

Continuons notre énumération d'aliments interdits :

Parce qu'ils contiennent des acides oxalique, acétique, etc., ou des principes aromatiques dangereux : Oseille, rhubarbe, haricots verts, cresson, aubergines, champignons, truffes, céleri, radis, navets. Nombre d'auteurs conseillent aux goutteux les épinards, riches en sels de potasse capables d'alcaliniser les humeurs. Mais M. Armand Gautier nous démontre que l'épinard contient presque autant d'acide oxalique que l'oseille ; par contre il préconise la tomate, que naguère nous accusions inconsidérément d'acidité, et qui, tout au contraire, serait l'aliment type pour les goutteux.

Parce qu'ils sont riches en ptomaïnes : Gibier faisandé, et le lièvre surtout, le cerf, le chevreuil, le sanglier, les bécasses, les bécassines, les pâtés, les charcuteries conservées, les poissons fumés, les extraits et les jus de viande.

A supprimer encore du régime les poissons gras à chair compacte, saumon, anguille, maquereau, thon, le homard, les crustacés, les coquillages. Riche en nucléines, le caviar ne contiendrait qu'assez peu de purines, si l'on en croit Linnert.

A supprimer enfin, les amylacés et les graisses que le goutteux hyperchlorhydrique ne digère pas aisément ; pour le cas où le rein ne fonctionne plus, ou que très imparfaitement, le régime végétarien et déchloruré devient utile.

ALIMENTS AUTORISÉS

Les viandes rouges, grillées ou rôties, les volailles et le gibier à plume frais (caille, perdreau, faisan).

Les poissons légers, sole, merlan, truite de rivière, turbot, barbue, colin, plie, cabillaud.

Les œufs très frais sont généralement assez bien digérés par les goutteux de qui le foie fonctionne normalement.

Le riz, les pâtes alimentaires, les pommes de terre sont à peu près inoffensifs ; les haricots secs, les pois, les fèves, les lentilles ne feront point partie du régime habituel.

A recommander : salsifis, carottes, chicorée, laitue, artichaut, pissenlit, scorsonère, endives, crosnes, choux-fleurs.

Il faut n'user qu'avec modération des sucres et des graisses, surtout si l'obésité et la goutte coexistent, ce qui n'est pas exceptionnel ; les fromages fermentés sont nuisibles, les fromages frais recommandables.

Les fruits sont une nourriture excellente aux gout-teux, surtout les fraises qui contiennent de l'acide salicylique.

Comme potages, des potages aux légumes, et la soupe à l'oignon, particulièrement recommandée par M. Armand Gautier.

Le chapitre des boissons n'est pas moins improtant. Le vin et la bière contiennent non seulement de l'alcool, mais des éthers, des principes aromatiques, qui ont une influence particulièrement fâcheuse sur le système nerveux et la nutrition. Les liqueurs distillées n'ont pas les mêmes inconvénients.

Aussi la plupart des médecins anglais — les goutteux sont nombreux dans le Royaume-Uni — interdisent-ils formellement vin et bière, alors qu'ils autorisent l'eau coupée de cognac ou de whisky.

Parmi les vins de France, le moins funeste est le bordeaux ; le bourgogne est, d'accord unanime, plus capable de nuire. D'après Garrod, le plus redoutable des vins, au point de vue goutteux, c'est le porto ; viennent ensuite le xérès, le champagne, le bourgogne, et tout de suite après les bières anglaises (stout, porter, ale).

Tel est, dans ses grandes lignes, le régime recommandé par les maîtres du genre, dans leurs publications les plus récentes. On voit qu'il est théoriquement étayé sur les données du laboratoire, et ces données s'accordent à peu près avec les enseignements de la pratique médicale. Cela est vrai, du moins, pour un assez grand nombre de cas. En fait, il y a des goutteux d'espèces fort diverses, et qui semblent ne point se conformer exactement aux cas classiques. J'ai, parfois, mis des goutteux au régime végétarien, leur interdisant les tomates, leur permettant les épinards et les haricots verts, et cette diète, quand ils l'ont bien suivie, leur a procuré, semble-t-il, une grande amélioration. En gros, on peut bien dire que, pratiqué même sans nuances très délicates, le végétarisme systématique et varié, la cure de légumes et de fruits est plutôt salutaire à ceux que la goutte a touchés ou qu'elle menace ; et tout ne va que mieux si le patient consent à rompre avec ses habitudes d'indolence, avec son goût de la vie sédentaire pour faire quotidiennement un peu d'exercice au grand air ou un peu de gymnastique sous la direction d'un habile homme.

A vrai dire, le régime végétarien ne peut être longtemps continué par des malades qui non seulement sont coutumiers de gourmandise, mais qui sont souvent atteints d'une sorte de boulimie quasi impulsive. Pour nombre d'entre eux, il est sage, tout en les autorisant à suivre à l'ordinaire un régime assez riche en viandes, de leur procurer une fois par quinzaine un ou deux jours de diète à la manière de Guelpa, à savoir, un purgatif salin au réveil, et deux litres d'eau dans la journée. Ce nettoyage est, pour bien des ralentis de la nutrition, fort salutaire.

Les goutteux doivent boire extrêmement peu aux heures du repas, moins encore au cours de la digestion stomacale, et, par contre, très abondamment aux heures où l'estomac est vide. Ce lavage quotidien à l'aide d'eaux hypominérales est assurément salutaire. M. Le Gendre recommande avec raison de boire, à certaines heures, de l'eau chaude, « et le soir notamment au moment du coucher, parce qu'il est démontré que l'eau chaude, séjournant plus longuement dans les tissus à ce moment, avant de s'éliminer par le rein, facilite leur lixiviation »

Quant au dosage quantitatif des aliments, admettons qu'en règle générale le goutteux doit savoir se contenter d'une ration un peu inférieure à celle des sujets normaux. Un adulte au repos peut fort bien se contenter de 30 calories par kilogramme de son poids, pour lesquelles il lui faut : un gramme d'albumine, et environ 0,70 de graisses et 5 grammes d'hydrates de carbone. La quantité d'albumine nécessaire au goutteux qui mène une vie sédentaire doit être, dit Le Gendre, notablement inférieure à un gramme, mais une part seulement de cette albumine sera fournie par de la viande ou du poisson. En période de repos 100 à 150 grammes de viande constituent une ration suffisante.

CHAPITRE XX

L'OBÉSITÉ

Les écueils d'une cure trop vivement conduite. — Tuberculose et obésité. — Le livre du Dr Heckel. — L'obésité est une maladie accompagnée. — Erreurs et préjugés touchant l'obésité. — Les causes de l'engraissement maladif. — La myothérapie par la méthode de Bergonié et la méthode de Heckel.

Récemment, à la tribune de l'Académie, un maître, dont il est superflu de vanter la compétence, le professeur Albert Robin, communiquait un mémoire relatif à la cure, par un certain régime alimentaire, de l'état d'obésité et des nombreux empêchements qui l'accompagnent. Ce régime a ceci de particulièrement séduisant, qu'il paraît nourrir les malades avec quelque abondance, et qu'il vise, manifestement, à ne point trop les déprimer.

Soyons reconnaissants aux thérapeutes qui ont de ces attentions. En vérité, trop de spécialistes se contentent de conduire rapidement une cure brillante, et ne témoignent d'aucun souci de ce qu'il en peut advenir par la suite. Parmi tous les modes de traitement qui nous furent jusqu'à ces temps-ci proposés, un bon nombre, sous des formes franches ou déguisées, ne sont guère que des cures de famine, et voire de dénutrition. Dures à supporter, ces cures ont parfois des inconvénients plus graves : il leur arrive de produire un état de fatigue énervée, d'asthénie profonde et durable ; parfois même, — j'ai vu cela sept fois dans ma carrière, — l'amaigrissement voulu par le médecin coïncide avec le réveil imprévu d'une tuberculose qui dormait.

C'est que, en dépit des apparences, l'obésité et la tuberculose sont unies par des liens d'incontestable parenté. Ces liens, dès longtemps soupçonnés, nous les connaissons avec plus de précision depuis les recherches expérimentales de M. P. Carnot, reproduisant, par infection tuberculeuse, l'adiposité maladive. L'école lyonnaise avec Poncet, Piéry, Darnézin, et, d'autre part, MM. P. Carnot et Amet, Lemoine, Martin, j'en passe, nous ont montré, par des observations aujourd'hui très nombreuses, la coexistence, — bien plus fréquente qu'on n'est communément tenté de le croire, — de la tuberculose à évolution lente et de l'obésité chez le même sujet, et cela sans qu'il soit bien entendu question des malades engraissés par la suralimentation intensive et par l'immobilité.

Il n'y a point de paradoxe à soutenir que, si les phtisiques vont presque toujours se décharnant, nombre de tuberculeux du genre torpide sont trop gras, et que certains d'entre eux ont, d'eux-mêmes et sans traitement, une tendance spécialement marquée à contracter de l'embonpoint.

Pour mon compte, j'ai observé que, quand on

étudie avec soin le passé des obèses, on relève souvent, soit chez leurs ascendants, soit chez eux-mêmes,
aux heures de leur enfance ou de leur adolescence,
un ensemble de signes qui fait irrésistiblement penser
à la tuberculose ganglionnaire ou pleuro-pulmonaire;
manifestations diverses de la scrofule, ganglions
bronchiques, asthme infantile, bronchites à répétition, rhumes de poitrine interminables, et voire
pleurésie ou hémoptysies.

Nombre d'obèses donnent des signes d'emphysème et de bronchite chronique; même après centrifugation, leurs crachats ne paraissent pas contenir
de bacilles de Koch, et cependant il arrive assez fréquemment que ces mêmes crachats, inoculés au
cobaye, le rendent tuberculeux.

J'ai vu enfin, je l'ai dit tout à l'heure, des cures
d'amaigrissement, un peu trop vivement conduites
ou mal surveillées, — le malade, ordonnance en
poche, ne revenant pas voir son médecin, — aboutir
à l'évolution active d'une tuberculose méconnue, ou
qui, sournoisement, faisait la morte.

Lorsque j'ai dit cela, j'ai été mal compris; d'aucuns
en ont conclu qu'à mon avis l'engraissement à
outrance est, pour le tuberculeux, le meilleur traitement. Ce n'est pas ma pensée, et je crois qu'il y a
mieux à faire que de surcharger de graisse à l'aveuglette, un organisme touché par la tuberculose. Je
pense qu'il faut faire maigrir les adipeux, mais seulement après enquête sérieuse sur leur passé, et après
auscultation, — auscultation non point superficielle.

mais soigneuse et au besoin réitérée. Une cure d'amaigrissement ne doit pas être une cure de dénutrition, j'entends de perte des forces actives et de diminution de la résistance aux infections. Elle doit être surveillée de près, conduite avec lenteur et sans ce désir que l'on voit d'éblouir le malade et son entourage par la rapidité du résultat. Elle doit comporter non pas uniquement la diminution des graisses et leur combustion plus parfaite, mais encore la réfection de la force et de la stabilité nerveuses (beaucoup d'obèses étant du même coup des névropathes), la reconstitution du système musculaire en partie dégénéré, et, pour tout dire, une orientation nouvelle de la nutrition. Tout cela est possible.

Trop souvent, à ce qu'il semble, on se satisfait de conduire une cure brillante et vive, sans apercevoir deux écueils, inégalement redoutables, où l'on risque fort d'échouer : la récidive à brève échéance, — combien voyons-nous de malades ne maigrir que pour peu de temps ! — ou la révélation d'une tuberculose latente, qui, parfois, se réveille pour évoluer à des allures alarmantes.

Tout cela, voilà bien longtemps que je le pense et que je juge mal définies les règles qui devraient présider à une cure légitime, suffisante, inoffensive, durable.

Or, voici que vient de paraître, sous ce titre *Grandes et Petites Obésités*, un livre du Dr Francis Heckel, et qui dit à peu près tout ce qu'il faut dire avec une précision, une justesse et un sens clinique

digne de grands éloges. De tout ce que l'on a écrit
récemment sur l'ensemble de la question, je ne sais
rien de plus sensé, de plus ingénieux, de plus probe,
de plus complet. Ce livre-là, qui résume des années
d'observations avisées, fourmille de notations exactes,
d'idées manifestement justes, de formules heureuses.

J'ai, sur l'hygiène des obèses, mes idées personnelles que j'exposerai tout à l'heure. Elles résultent
de vingt années d'observation attentive et d'essais
thérapeutiques variés, hésitants tout d'abord, et qui
ont fini par se fixer dans une pratique rationnelle
dont j'ai bien des fois constaté l'innocuité parfaite et
l'habituelle efficacité. Mais, avant d'en venir-là, je
voudrais emprunter au livre du D' Heckel un certain
nombre de notions et d'idées qui me sont apparues
particulièrement justes, et que j'ai plaisir à vulgariser parce que j'ai eu plaisir à les rencontrer dans
son œuvre.

Une définition, d'abord : « Les obésités sont des
syndromes à extension progressive, dues à une altération des fonctions régulatrices du système nerveux ;
elles sont produites par des intoxications venues du
dehors ou du dedans, et caractérisées : 1° par la
surcharge et parfois la dégénérescence graisseuse
des tissus ; 2° par un ensemble de troubles fonctionnels, musculaires, nerveux, digestifs, rénaux et
cardio-vasculaires. »

Et notre auteur d'insister justement sur l'importance des troubles associés, dyspepsies gastro-intestinales, hypertension portale, troubles fonctionnels

du foie, anomalies respiratoires, congestions des bases pulmonaires, faux emphysèmes, insuffisances cardiaques, à type hépatique ou rénal, hypertension veineuse ou artérielle, névrose d'angoisse, états neurasthéniques, obnubilation intellectuelle, états congestifs et débilité fonctionnelle du rein. L'obésité est une maladie accompagnée, a dit le professeur Bouchard. Elle comporte souvent un pronostic un peu plus sérieux qu'on n'est communément tenté de le croire.

Ici M. Heckel entame un curieux et très intéressant chapitre intitulé *Erreurs et préjugés au sujet de l'obésité*. L'homme normal ne doit pas engraisser avec l'âge. Chez la femme comme chez l'homme l'engraissement de la trentaine est un phénomène maladif, qu'il faudrait savoir éviter. Passée la vingt-cinquième année, c'est-à-dire une fois obtenue la fixation du squelette, une fois finie la croissance, le poids ne doit plus augmenter.

On dit : mon poids est fort parce que j'ai les os très lourds ; grossière erreur. Le poids des os est, en moyenne, de 6 kilogrammes ; la moitié du poids du corps devant être représentée par les muscles ; non seulement les grands obèses, mais même les gens un peu gras sont atteints d'insuffisance musculaire. Un adulte, mesurant 1^m,70, doit avoir un squelette de 6 kilogrammes, 30 kilogrammes de muscles et 3 à 4 kilogrammes de graisse seulement.

Pour 1^m,70 de taille, il faut peser non point exactement 70 kilogrammes, comme le veut la loi de

Quételet, mais 67 kilogrammes (sans vêtements). Ce sont là les proportions de l'athlète à la manière antique, c'est-à-dire de l'homme tel qu'il devrait être normalement, vigoureusement musclé et presque totalement dénué de ce tissu parasite qu'est la graisse. Les réserves graisseuses, quoi qu'on en dise, sont inutiles. Atteints d'une maladie infectieuse grave, les obèses résistent souvent moins bien à l'assaut du mal que ne le font, en pareil cas, les sujets maigres.

L'obésité n'est pas constituée uniquement par l'accumulation de la graisse ; l'essentiel de la maladie est un trouble profond de la nutrition, et c'est là que devra viser une thérapeutique vraiment rationnelle.

Et M. Heckel de relever encore un certain nombre d'erreurs et de préjugés concernant la ration alimentaire évaluée en calories, concernant les formes d'engraissement, la localisation de la graisse, le facies trompeur des obèses à mine rose, la confusion trop fréquente dans l'esprit du public de la graisse et du muscle. Il dit de fort intéressantes choses sur la véritable esthétique de l'homme et de la femme. Il faut avoir ce que l'on nomme vulgairement des « salières », la ligne de la clavicule doit être légèrement apparente, de même que, en arrière, la saillie des omoplates. La graisse ne doit jamais envahir la colonne vertébrale ni effacer le creux qui sépare normalement les épaules.

Erreur encore et préjugé relatifs à la bénignité des états d'obésité, bien tolérés par quelques-uns, mais

qui exposent le plus grand nombre à des conséquences fâcheuses ou graves.

Et puis l'obésité est une maladie héréditaire,
directement ou par transformation en l'une quelconque des formes du grand arthritisme ; le pronostic
en est donc sérieux et à longue échéance.

L'homme civilisé moderne se trompe encore sur
ce point qu'il considère le travail musculaire, l'activité, comme une source de fatigue profonde et
d'usure durable. Or, rien n'est plus aisément répa-
rable, tandis qu'il est beaucoup plus malaisé de
remédier à cette usure comparable à la rouille qui
résulte de l'inertie, de la paresse, de l'inactivité
motrice, du goût exagéré pour la vie sédentaire.

Le début de l'obésité, — c'est encore le Dr Heckel
qui nous renseigne, — se fait insidieusement ; aussi
faut-il se surveiller et combattre l'engraissement dès
que le poids dépasse, si peu que ce soit, les moyennes,
un peu trop fortes, comme nous l'avons vu, indiquées par Quételet.

Ici se place une étude, à mon avis importante, sur
les petites obésités. Beaucoup de personnes, qui ne
sont pourtant pas très grasses et que l'on tient pour
fort éloignées de l'obésité, ont des migraines, des
fatigues, des torpeurs, des endolorissements, des
somnolences diurnes, un certain état d'apathie intellectuelle, en même temps que des colères en feu de
paille, des troubles digestifs, qui sont étroitement
liés à la surcharge graisseuse ou, plus exactement,
aux troubles profonds de la nutrition qui en sont la

cause première. Combattre, comme il convient, l'embonpoint naissant, refaire une orientation nouvelle à la nutrition, c'est, du même coup, débarrasser le patient des symptômes accompagnants.

Vient ensuite l'étude des causes les plus fréquentes de cet état de nutrition pervertie qui engendre, à son tour, l'embonpoint maladif.

Il faut compter d'abord l'excès d'alimentation. Les trois quarts des obèses sont de gros mangeurs, et qui ne font point d'exercice. Mais tout n'est pas là. On engraisse encore parce que l'on mange trop vite en ne prenant pas la peine de mastiquer, parce que l'on boit trop au cours des repas, parce que l'on abuse de certains aliments et du pain notamment, parce que l'on dort trop ; ou bien encore parce que l'on se fatigue outre mesure, parce que l'on mène une vie mal réglée, trépidante et, pour ce motif, épuisante, parce que l'on a été touché par quelque maladie infectieuse, et aussi à propos d'une violente secousse nerveuse, de la perte d'un être cher, d'un accident d'automobile. A l'appui de cette thèse, je puis dire que j'ai vu bien souvent mes malades névropathes engraisser dans les moments où ils sont le plus fatigués, où ils se nourrissent le plus mal, où ils digèrent le plus péniblement.

Un de mes malades, M. P. L***, actuellement âgé de 40 ans, pèse 97 kilogrammes, alors qu'il ne mesure que $1^m,71$. Il est resté jusque vers sa trentième année, maigre, mais admirablement musclé, et d'une vigueur peu commune. Étant en Cochinchine où il dut faire un long séjour, il y fut pris de fièvres paludéennes, et demeura plusieurs mois en état quasi-cachectique. C'est de cette époque que date son engraissement maladif, qui bientôt s'est accompagné de phénomènes psycho-névropathiques importants. Les observations comme celle-là abondent.

Mais, remarque très juste, l'homme bien portant, à nutrition tout à fait normale, quoi qu'il mange, n'engraisse pas. Il se fait chez lui, par quelque mécanisme encore mal connu, un rejet automatique de la ration supplémentaire, en vue de maintenir l'équilibre du poids. Tout se passe comme si l'organisme normal possédait un système de défense contre la pléthore alimentaire.

L'homme normal, selon l'expression excellente de M. Marcel Labbé, est doué d'une « combustion de luxe », qui fait défaut au véritable obèse. La ration minima d'entretien de l'obèse est normale, c'est sa combustion de luxe qui est insuffisante.

Il y a donc, à la base de l'obésité, un trouble nutritif primordial. Cependant le fait d'engraisser ne constitue pas toute l'obésité. Le début est souvent annoncé par des phases d'engraissement passager. Au cours de vacances par exemple ; ou bien la cause est une émotion brutale, ou bien quelque maladie infectieuse, dont les poisons ont manifestement vicié le système nerveux, régulateur de la nutrition.

Ces obésités se développent surtout chez des prédisposés qui sont des arthritiques à mentalité névropathique, physiquement assez semblables à ces *cholé-*

miques qu'a décrits M. le professeur Gilbert. L'obésité peut se transmettre héréditairement ; il y a des familles d'obèses. L'Allemand, le Belge, le Turc, le Sémite ont une prédisposition marquée à l'embonpoint.

Signalons les obésités dues partiellement à la vie sédentaire, aux excès de boissons, à l'abus des féculents, des sucreries, du pain, des viandes et à l'auto-intoxication par les aliments putrescibles, à l'usage des alcools.

La fatigue, le surmenage agissent vraisemblablement par intoxication. L'obésité post-infectieuse, consécutive à la grippe, par exemple, n'est pas chose exceptionnelle.

Bien souvent elle paraît liée à l'insuffisance de ces glandes à sécrétion interne qui ont sur le rythme des échanges nutritifs une action évidente (glandes thyroïdienne, orchitique, ovarienne, hypophysaire).

Il y a des obésités d'origine gastrique, hépatique, intestinale, d'autres qui sont dues à la tachyphagie (mastication rapide et insuffisante). Aussi bien est-il peu rationnel et peu sage, en présence de cette extrême diversité de causes, de vouloir appliquer à tous les cas d'engraissement pathologique un seul régime alimentaire qui, sans s'inquiéter du mécanisme pathogénique, ne songe qu'à diminuer l'embonpoint.

Voilà qui me paraît suffire à nous donner une idée de ce livre où l'on rencontre à chaque page des signes non douteux de la vision la plus claire, du don d'observation le plus avisé, et des qualités d'expression les plus heureuses. Il nous faut maintenant tirer des indications diverses les principes d'un traitement qui soit véritablement efficace, et qui cependant ne conduise ni au réveil d'une tuberculose latente, ni à l'affaiblissement nerveux du sujet, trop souvent condamné, si on le fait maigrir sans précautions, à n'être plus qu'un désorienté, un désadapté, si j'ose dire, de la nutrition, mal capable à la fois d'activité motrice et de résistance aux infections et aux intoxications. Il nous faut éviter encore l'imperfection de la cure, qui trop souvent ne va pas jusqu'où elle devrait aller, et qui, sitôt le régime abandonné, laisse le patient engraisser de plus belle.

Tout cela je le pense depuis bien longtemps et il s'en faut que je sois le premier à le dire.

Parmi ceux qui, récemment, se sont appliqués à faire plus complète la cure de l'obésité, en communiquant au tissu musculaire toute l'énergie nutritive absorbée jusque-là par la graisse parasite, il convient de citer deux noms : celui du professeur Bergonié (de Bordeaux) et celui du Dr Francis Heckel, que j'ai déjà nommé. Bergonié est l'inventeur d'un appareil faradique, lequel, grâce à la grande étendue de la surface électrisée, permet l'emploi de courants d'une intensité jusqu'à ce jour inusitée ; le malade est pris sous une véritable cuirasse, chacune des pièces de l'armure correspondant à un groupe important de muscles. Les séances doivent être-longues et assez fréquemment répétées, le traitement aboutit à la destruction presque complète des amas et des infiltrations de graisse, tandis que l'appareil musculaire prend un développement considérable.

Dans son livre, M. Heckel propose une méthode sinon tout à fait neuve, du moins assez complète, pour qu'il ait bien le droit de lui donner son nom : elle comprend tout d'abord un régime, et non pas le même pour tous les cas, mais commandé par l'étiologie ; il va de soi qu'un obèse diabétique ne doit point être soumis au même régime qu'un adipeux atteint d'entéropathie muco-membraneuse.

Elle comprend en outre, cette méthode, non point des exercices musculaires vaguement conseillés et plus ou moins mollement dirigés, mais une véritable « myothérapie morphogénétique », qui substitue, aux formes mollement arrondies des obèses ou des grassouillets, le modelé sculptural de l'athlète antique, à des chairs infiltrées et bien souvent touchées par la dégénérescence graisseuse, du muscle pur. « Cette combinaison de la diététique et de la myothérapie méthodique a, semble-t-il, une valeur plus générale qu'une étroite thérapeutique visant une seule espèce morbide ; appliquée à tout état pathologique, évoluant chez un malade en « état d'adiposité » (asthme, emphysème, dyspepsie, neurasthénie, petites albuminuries, hépatites), elle aide à les guérir et son application continue moins rigoureuse en évite le retour. Les résultats pratiques fournis par elle sont des plus remarquables, après la phase d'adaptation, plus ou moins difficile, suivant la mentalité du malade et l'action du médecin, la majeure partie des incommodités qui assombrissent l'existence des malades, s'atténuent et disparaissent. » (F. Heckel.)

CHAPITRE XXI

L'OBÉSITÉ (*Suite*)

Essai de traitement rationnel sans dénutrition. — La médication thyroïdienne. — Moyens de réveiller l'activité de la thyroïde et des autres glandes endocrines. — Régime alimentaire. — Régime des boissons. — Conclusions.

Pour mon compte, je me suis, depuis longtemps, préoccupé, non pas seulement de faire maigrir les obèses qui m'étaient confiés, mais de m'appliquer à accélérer, de façon durable, leur nutrition et de refaire leur énergie nerveuse habituellement défaillante.

J'ai d'abord, comme tout le monde, employé les médicaments usités en pareil cas, et mes malades n'en ont point retiré tout le bénéfice que nous nous étions promis, eux et moi. Il faut faire une place à part aux extraits de corps thyroïde et des diverses glandes endocrines ; parce que je les employais aux doses habituellement indiquées, ces agents thérapeutiques me sont apparus, comme à bien d'autres, difficiles à manier, alors qu'il s'agit de malades ayant habituellement passé la quarantaine, plus ou moins menacés d'artériosclérose, et de qui les émonctoires ne sont plus impeccables. Il n'y a pas très longtemps que, pour les gens de cet âge critique, j'ai appris à manier les extraits de glandes à sécrétion interne. Je me trouve fort bien de l'emploi quotidien de toutes petites doses, progressivement accrues, mais demeurant toujours inférieures à celles qu'il est classique de donner; parfaitement inoffensives, ces doses presque dérisoires se montrent beaucoup plus actives qu'on n'incline habituellement à le croire.

Mais il existe un moyen détourné d'agir dans le même sens, en activant, par une thérapeutique appropriée, la sécrétion ralentie des glandes thyroïdes et des autres endocrines. Je veux parler des injections hypodermiques de sérums artificiels hypertoniques, tels que le premier sérum concentré de J. Chéron ou le sérum de Trunecek. Notez, cela importe, que ni l'un ni l'autre ne sont des solutions hypertoniques de chlorure de sodium, mais bien des préparations où dominent les autres sels du sang, sulfate et phosphate de soude, notamment.

Voici dans quelles circonstances il m'a été donné d'observer, pour la première fois, leur mode d'action.

M. X..., âgé de 34 ans, légèrement obèse (83 kilogrammes pour 1^m,69 de taille), vient me consulter pour des troubles neurasthéniques, accompagnés de diverses myopragies (respiratoire, gastro-intestinale et cardiaque notamment). L'engraissement avait coïncidé chez lui avec ces troubles neuro-arthritiques; il s'étonnait lui-même de gagner autant d'embonpoint alors qu'il n'avait guère d'appétit, ne digérait qu'avec peine et restituait, sous forme de régurgitation, une partie de ses repas trop rapidement ingérés.

Cela se passait en 1893, à l'époque où je poursuivais mes premières recherches sur les asthénies neuro-arthritiques. Je ne m'occupai point de faire maigrir mon malade ; je ne changeai rien à son régime. Je lui conseillai seulement de pratiquer des injections hypodermiques d'un sérum artificiel concentré (formule de Chéron) :

Sulfate de soude	8 grammes
Phosphate de soude	4 —
Chlorure de sodium	2 —
Eau stérilisée	100 —

A la dose de 3 à 5 centimètres cubes tous les deux jours.

A ce moment je considérais ces injections comme incapables d'agir autrement que sur l'imagination.

Or, le malade en ressentit, au point de vue du retour des forces et de l'entrain à vivre, d'assez heureux effets pour qu'il crût devoir, sans me prévenir, doubler les doses et pratiquer les injections non plus tous les deux jours, mais quotidiennement. Au bout d'un mois de ce régime, il revint me voir, se plaignant d'une sorte de surmenage, d'une fatigue mêlée d'énervement et d'une sorte de tremblement intérieur ; mais surtout il s'inquiétait de maigrir très rapidement (de 700 à 1.100 grammes par semaine). Chose singulière, cet amaigrissement considérable coïncidait avec un appétit véritablement boulimique ;

il dévorait. Un de ses parents qui l'accompagnait chez moi, me déclara que cette gloutonnerie, de date récente, passait toute mesure, mon malade vidant les plats de façon presque inconsciente et sans jamais se demander ce qui resterait pour les autres.

Je fis examiner les urines qui, pour vingt-quatre heures, contenaient un peu plus de 60 grammes d'urée. C'était un véritable diabète azoturique expérimental, qui disparut quand on cessa les injections, pour reparaître dès qu'on les reprit. J'ai pu reproduire sur moi-même un phénomène absolument semblable, que je me gardai bien de rechercher sur d'autres malades, car il est vraisemblable qu'une telle accélération de la nutrition ne va pas sans un peu d'usure.

Mais, dès lors, je pensai qu'il était possible, en employant des doses plus petites et moins souvent réitérées, d'utiliser les sérums artificiels en vue d'accélérer la nutrition ralentie, et d'accroître le domaine, insuffisant chez l'obèse, de cette combustion de luxe dont parle M. Marcel Labbé. Ils constituent pour le système nerveux central un tonique de premier ordre et insuffisamment connu ; ils relèvent manifestement la tonicité du myocarde et de la tunique musculaire des vaisseaux, provoquent le phénomène de l'hyperglobulie instantanée, accélèrent manifestement la réduction de l'oxyhémoglobine. En un mot, ils rehaussent la tonicité musculaire et activent les échanges nutritifs. D'autre part, ces injections excitent incontestablement l'activité des glandes à sécrétion interne ; cela paraît, en tous cas, exact pour le foie, et surtout pour la thyroïde, qui, sous leur action, grossit souvent pour une heure ou deux, de manière apparente. Ce symptôme était manifeste pour le malade dont je rapportais tout à l'heure le cas si instructif. Ces injections sont donc, pour une cure comme celle de l'obésité, précieuses ; d'autant que l'état de nutrition accélérée qu'elles provoquent passe aisément, comme je l'ai montré, à l'état de véritable habitude des tissus.

Leur seul inconvénient, c'est de susciter du même coup une sécrétion abondante du suc gastrique et de provoquer un appétit quelquefois très intense. Mais, par contre, elles permettent une nutrition plus complète, et, en particulier, une combustion plus achevée des *ingesta*.

On peut donc donner aux malades en traitement une quantité relativement importante d'aliments divers, et ne pas trop cruellement restreindre le champ d'action de leur gourmandise.

Pour les cas qui ne comportent point de grandes indications spéciales — j'entends qui ne sont compliqués ni de glycosurie, ni de tuberculose probable, ni d'entéropathie muco-membraneuse, — voici le régime que j'adopte habituellement[1]. On verra qu'il

1. Je ne tiens compte que de la taille et non du poids. Il résulte, en effet, des recherches de Maurel, de Rubner, de Marcel Labbé que la ration d'entretien minime des obèses est identique à celle des sujets sains, et qu'ils sont nourris suffisamment avec la ration qui convient à un homme de même taille mais de poids normal.

ne diffère pas beaucoup de celui qui convient à toute personne ne menant pas une vie physique très active.

Si l'analyse des urines révèle de grandes quantités d'indican, des traces d'albumine, de l'urobiline trahissant la fatigue du foie, de très nombreux cristaux d'urates ou d'oxalates, quelques cylindres hyalins, — ce qui n'est pas rare chez les obèses grands ou moyens, — je prescris, à la manière de M. Bouchard ou de M. Debove, trois jours de régime lacté, toutes les heures (de 8 heures du matin à 10 heures du soir) un verre de lait dédoublé d'une eau alcaline, ou du lait écrémé, à la manière de Gilbert.

Ceci fait, le lait est à délaisser totalement, car, mêlé aux autres mets, il constitue un élément de véritable suralimentation.

Il me paraît important de supprimer : les potages, les hors-d'œuvre, les sauces, le lait et les laitages, les sucreries, la mie de pain et, en outre, les aliments aisément putrescibles : le poisson et les œufs, s'ils ne sont pas tout à fait impeccables, le gibier, les pâtés, les conserves douteuses, car il faut être convaincu que l'obésité est souvent à base d'intoxication alimentaire.

Au premier déjeuner : fruits, biscottes, une tasse de thé léger peu sucré.

Au repas du midi : pas de hors-d'œuvre.

Premier plat : une portion moyenne de viande blanche ou rouge, grillée ou rôtie, bien cuite, sans sauce ; ou bien une portion de poisson léger extrêmement frais. Environ 150 grammes pour un homme de taille moyenne.

Second plat : un légume frais ou une salade cuite à volonté.

Pour dessert : des fruits crus, des compotes peu sucrées, des fromages blancs frais, des gâteaux secs.

Au repas du soir : pas de potage.

Premier plat : une petite quantité de viande froide ou de poisson, ou encore, un plat de farineux (nouilles, macaroni, riz ou légumes secs en purée)[1].

Second plat : un légume frais ou une salade cuite.

Un dessert analogue à celui du matin.

Si le malade est conduit, par ses occupations, à veiller assez avant dans la nuit, je lui conseille de souper légèrement de quelques fruits.

Il est permis de goûter, vers cinq heures après midi, d'une biscotte et d'une tasse de thé léger.

Parfois même, si mes malades sont, le matin, un peu trop affamés, je les autorise à manger un biscuit entre 10 et 11 heures.

Le pain doit être remplacé par des biscottes ; les petits pains en flûte contenant peu de mie, mais, très savoureux, sont à écarter du régime, la plupart des malades se laissant aller à en manger des quantités considérables.

On ne saurait trop insister sur l'importance hygiénique de la *bradyphagie*. La secte américaine des

---

1. Ce premier plat devra être médiocrement abondant, à moins que le malade ne prenne beaucoup d'exercice.

Flechtéristes, qui s'évertue à mastiquer très longuement chaque bouchée de tous les aliments, ne comprend point d'obèses.

Le régime des boissons me paraît être d'une importance extrême. Ses principes peuvent, selon moi, se
résumer ainsi :

1° L'eau pure, ou si l'on veut, les eaux hypominérales sont les moins engraissantes de toutes les boissons.

2° Le régime doit être sec à l'heure des repas et
pendant la durée de la digestion stomacale.

3° Il doit comporter, par contre, une assez grande
quantité de liquide absorbé aux heures où l'estomac
est vide.

Boire abondamment aux repas, c'est diluer considérablement le suc gastrique, atténuer, par conséquent, ses vertus digestives et faire dans l'estomac
de véritables flaques de boue. Il est certain que la
digestion stomacale est chez nombre de personnes
beaucoup plus parfaite alors qu'on boit peu aux
repas. Il est, d'autre part, bien certain que le fait de
boire au cours des deux heures qui suivent l'ingestion des aliments, contribue singulièrement à alour-
dir et à troubler la digestion. Les boissons chaudes
et toujours un peu sucrées, que l'on préconise souvent, me paraissent aussi fâcheuses que les autres.

Par contre, il est fort important de boire assez
abondamment aux heures où l'estomac est vide, ou,
du moins, où il devrait l'être. L'eau légère, absorbée
dans ces moments-là, est déversée presque immé-

diatement dans l'intestin, absorbée et promptement muée en urine claire de lavage. Et il y a bien, en effet, lavage, sinon du sang et des tissus, du moins des émonctoires, du rein et du foie, ce qui est important. L'eau, quasi torrentielle, emporte avec elle les chlorures accumulés dans les tissus, les urates et les oxalates qui menacent d'empierrer le rein et le bassinet.

Dénuée d'inconvénients, pour peu que l'on n'excède pas les doses, cette méthode a ceci d'excellent, qu'elle calme la faim : lorsque l'estomac étant vide on y verse un peu d'eau, il se produit un lavage de la muqueuse et un entraînement du suc gastrique dilué qui apaise, pour un moment, l'appétit des dyspeptiques hyperchlorhydriques, fréquents parmi les obèses.

Il importe, je crois, en prescrivant le régime, d'indiquer à quels moments et à quelle dose l'eau doit être absorbée ; un peu de méthode étant nécessaire à sa parfaite tolérance. C'est ainsi que chaque prise ne doit pas dépasser un verre à bordeaux, soit environ 90 grammes. J'ai coutume d'ordonner un verre à bordeaux au réveil, en se couchant, à chacun des principaux repas : un à 9, 10 et 11 heures du matin ; un à 4, 5 et 6 heures de l'après-midi. La plupart des malades se soumettent fort bien à cette façon de distribuer la ration quotidienne d'eau potable ; ils boivent à leur bureau, emportent avec eux leur bouteille pendant leurs courses en voiture. L'après-midi, nombre d'entre eux remplacent l'eau par deux tasses de thé très léger, à peine sucré, et cela sans inconvénient grave.

Une cure d'amaigrissement qui ne comprendrait point de prescriptions touchant l'exercice musculaire, ne pourrait être que fort incomplète. Je conseille d'habitude à mes malades obèses une heure et demie de marche par jour, en trois fois ; je tiens tout particulièrement à une demi-heure de promenade au grand air, le soir après dîner. Souvent ces 100 minutes de marche quotidienne suffisent à donner à l'appareil musculaire un renouveau appréciable, en même temps que s'améliorent les symptômes fonctionnels du côté de l'appareil respiratoire et du côté du cœur.

Mais il faut avouer que ces prescriptions, un peu vagues, exécutées sans précision ni régularité, par des malades qui trouvent volontiers mille prétextes pour ne pas marcher tous les jours, ou pour ne marcher que très peu, sont loin de donner les résultats vraiment complets et durables que procurent la méthode myothérapique de Bergonié ou celle de Heckel. Le muscle, une fois reconstitué de la sorte, ne se laisse plus aisément envahir par la graisse parasite.

En manière de conclusion, nous pouvons dire que les cures d'amaigrissement doivent être conduites avec lenteur et prudence, sans que le médecin cesse sa surveillance, car il s'agit, en vérité, d'un traitement.

Pour obtenir une cure complète, durable, n'aboutissant ni à l'éclosion d'une névrose dépressive, ni à l'évolution soudaine d'une tuberculose latente, les moyens qui me paraissent les plus fidèles sont les suivants :

1° Accélération de la nutrition, réveil fonctionnel des glandes endocrines assoupies et, dans ce but, emploi des sérums artificiels hypertoniques maniés avec les précautions qu'ils comportent.

2° Régime supprimant les aliments de superfétation, et ceux-là notamment qui font surtout du tissu adipeux, mais comprenant pourtant des mets assez variés pour que le dégoût ne survienne pas, assez copieux pour que l'organisme ne sorte pas épuisé de l'épreuve.

Ce régime suffit amplement à l'entretien de la vie ; il n'est ni déprimant pour le physique, ni attristant pour le moral ; il favorise au contraire le développement de l'énergie musculaire comme le montrent mes graphiques de la tension artérielle et de la force dynamométrique, notées au jour le jour. Cela est vrai pour les sujets qui ne font point de myothérapie, et *a fortiori*, pour les autres.

Il a enfin cet avantage, assurément considérable, de constituer un ordinaire fort acceptable pour quiconque s'est, une fois pour toutes, décidé à préférer à la satisfaction de ses habitudes gourmandes, ce bien-être physique, cette légèreté du corps, cette aisance de mouvements, cette souplesse respiratoire, cette euphorie, cette lucidité d'esprit, ce sentiment de sécurité, de solidité, de vitalité haute que communique une cure bien conduite.

Les privations de ce genre ne sont généralement
pas malaisées à obtenir ; une seule interdiction est
véritablement cruelle : la suppression du tabac,
auprès de quoi tout le reste n'est rien.

Quant à ceux qui sont dominés par la gourmandise, au point de ne consentir aucune réduction sur
leur régime de gros mangeurs, libre à eux de préférer à tout le bien-être qu'ils pourraient reconqué-
rir, la lourdeur, l'essoufflement, les somnolences, les
torpeurs intellectuelles et aussi les dangers qui
sont le lot habituel des grands et parfois des petits
obèses.

CHAPITRE XXII

LE DIABÈTE ARTHRITIQUE

Difficultés de la vulgarisation d'un tel sujet. — Arthritisme
et diabète. — Tuberculose et sclérose du pancréas. — La
tuberculose au commencement et à la fin du diabète. —
Nutrition retardante ou nutrition accélérée ? — Doctrine de
Lancereaux, de Bouchard, d'Albert Robin, de Lépine, de
Claude Bernard et Gilbert, Lorand, Kaufmann, Leclercq, etc.
— Diabète conjugal. — Diabète infantile.

Je ne sais pas de question dont il soit plus malaisé
de se faire une idée d'ensemble précise ; je crois
bien qu'il est à peu près impossible d'en donner,
pour des lecteurs profanes, une description résumée
même approximative. Il me faut pourtant en parler,
puisque l'on s'accorde à considérer qu'une certaine
forme de diabète, la plus bénigne, est un symptôme
d'arthritisme. Je ne me mets à la tâche qu'à mon
corps défendant, persuadé que l'on ne peut faire
bonne besogne en cherchant à vulgariser, pour des
lecteurs mal préparés, des notions qui, toutes ou
presque toutes, sont, même pour les hommes de
science, imprécises, incomplètes et mal satisfaisantes
à l'esprit.

Et, sommes-nous vraiment en droit de dire qu'il

existe certainement un diabète arthritique différent par sa nature intime du diabète pancréatique?

Certes, le diabète pancréatique ou diabète maigre revêt habituellement des caractères plus accusés, une marche beaucoup plus active, un pronostic plus grave; les doses de sucre que contiennent en vingt-quatre heures les excreta, sont plus importantes, et les complications plus redoutables.

On a invoqué, pour que fut établie une différence qui vaille, des lésions anatomiques du pancréas, et on les a données comme caractéristiques du diabète maigre; mais il faut bien reconnaître que nous possédons maintenant un bon nombre d'observations où l'on voit des lésions pancréatiques importantes ne déterminer qu'une glycosurie minime, ou même point de glycosurie du tout; tandis que, d'autre part, à l'autopsie de malades morts de diabète maigre à évolution rapide, on n'a trouvé que des lésions insignifiantes ou nulles du foie, du pancréas, de toutes les autres glandes accusées de jouer un rôle : hypophyse, capsules surrénales, etc. Assurément les causes qui déterminent la gravité de la glycosurie nous demeurent encore très imparfaitement connues; elles sont probablement diverses, et, si l'on en juge par l'incertitude où nous laissent des observations et des recherches expérimentales maintenant innombrables, on peut croire que nous aurons quelque peine à en dresser un schéma simple.

Qu'il y ait un diabète arthritique et qu'il soit particulièrement bénin, c'est une chose certaine; mais

on peut dire que tout diabète se développe de préférence chez les gens héréditairement marqués de
neuro-arthritisme. Depuis les mémorables travaux
de Lancereaux, on donne au diabète maigre, à évolution maligne, le nom de diabète pancréatique ; malgré nos réserves de tout à l'heure, il nous faut
reconnaître que, dans un nombre de cas très respec-
table, une des glandes à sécrétion interne, et le plus
souvent le pancréas, est touchée par de véritables
lésions anatomiques. Nous avons dit dans un des
premiers chapitres de ce volume, que souvent l'arthritisme pouvait être envisagé comme la réaction de
l'économie vis-à-vis d'une infection tuberculeuse
trop faible pour triompher des résistances de l'organisme. Or, tout récemment, le professeur Poncet et
son collaborateur habituel M. Leriche ont communi-
qué à l'Académie de Médecine un mémoire consacré
à la tuberculose inflammatoire des appareils glandulaires ; après Carnot et Klippel, ils ont fait voir
que si le tubercule du pancréas est une rareté anatomique, par contre la sclérose du pancréas par
infection tuberculeuse apparaît très fréquente : « Au
pancréas, disent-ils, la sclérose banale est le mode
normal de réaction à la tuberculose, et elle y est fréquente. » Or, ce n'est pas seulement la partie digestive de l'organe pancréatique qui est touchée, mais
encore les parties (îlots de Langerhans) qui jouent
le rôle de glande vasculaire sanguine, d'appareil
régulateur de la nutrition. « On doit donc *a priori*,
disent MM. Poncet et Leriche, chercher systémati-

quement la cause tuberculeuse en présence d'un diabète pancréatique ; ce doit être la règle pour tous les cas au moins où l'on ne peut raisonnablement invoquer ni la syphilis ni quelque maladie toxique ou infectieuse. »

On sait que, dans les cas de diabète maigre, la terminaison se fait souvent par la tuberculose à marche relativement rapide ; la proportion est d'après Griesinger de 43 p. 100. Les médecins connaissent bien cette fin du diabétique par fonte rapide et sourde du poumon ; nombre d'entre eux n'y voient qu'une contagion ultime favorisée par la déchéance nutritive du diabétique ; MM. Poncet et Leriche protestent contre cette manière de voir, et les raisons qu'ils donnent sont vraiment assez fortes. La phtisie pulmonaire est seule ici maladie clôturale ; mais la tuberculisation est en réalité de vieille date et pendant des années c'est elle qui, insoupçonnée, a engendré des désordres viscéraux et les troubles nutritifs que l'on accuse de lui avoir préparé le terrain. Ainsi donc l'infection tuberculeuse suivie de réaction athritique (sclérose) serait la cause première du diabète comme des autres maladies de la nutrition ; la phtisie pulmonaire ne serait que le réveil, dans un organisme usé, d'une bacillose longtemps inerte et finalement virulente.

On a longuement disputé sur la question de savoir si le diabète, trouble grave de la nutrition, était une maladie par nutrition retardante ou par nutrition accélérée. Le professeur Bouchard, chacun le sait, l'a compté au nombre de ses maladies par ralentissement de la nutrition. Il invoque l'insuffisance ou le défaut de l'assimilation et plus particulièrement le défaut de consommation du sucre au niveau des éléments anatomiques qui doivent en faire un usage constant pour les besoins de leur activité fonctionnelle ; à ses yeux, la présence de sucre en excès dans le sang résulte de ce que tout le sucre fabriqué par le foie n'est pas consommé par les tissus ; sur 1.500 grammes de sucre environ que l'usine hépatique fabrique chaque jour, nous en consacrons à peu près la moitié à nos dépenses de forces, les 6 ou 700 grammes qui restent sont consommés dans les tissus. Que survienne le ralentissement de la nutrition, et, du fait des combustions insuffisantes, le sucre inutilisé apparaît dans l'urine. Il est certain que la parenté du diabète avec l'ensemble des maladies arthritiques, l'obésité, la goutte, l'asthme, les lithiases, la furonculose, les maladies de la peau est chose hors de conteste.

Par contre, le professeur Albert Robin a soutenu et étayé d'arguments très impressionnants une théorie adverse, par accélération de la nutrition, exagération de l'activité des échanges et de la désassimilation. Les oxydations sont augmentées et non diminuées. Il faut chercher les causes de la glycosurie non pas dans la paresse des tissus à consommer le sucre, mais bien dans l'hypersécrétion du sucre par le foie, hypersécrétion résultant d'une excessive stimulation nerveuse. Ce qui donne à la conception du professeur Albert Robin quelque vraisemblance, c'est que, chez la plupart des diabétiques, l'excitation nerveuse est manifeste, la violence de leur soif et de leur appétit va de pair avec une activité cérébrale et une irritabilité qui sont proprement le contraire de la dépression ; l'état mental du diabétique, de même que l'activité des oxydations, militent en faveur de la doctrine chère à l'éminent professeur de clinique thérapeutique. Voici du reste comment il s'exprime : « Il y a chez les diabétiques une exagération de tous les actes chimiques de la nutrition générale, et je crois avoir établi qu'il existe, en outre, une suractivité spéciale de certains organes, notamment le foie et le système nerveux. C'est le fait indéniable de la suractivité de la nutrition générale et de la cellule hépatique, commandée par une excitation nerveuse continue, directe ou réflexe, qui doit être le pivot de la thérapeutique rationnelle du diabète ; et si quelque doute pouvait rester dans l'esprit, il serait dissipé par les arguments décisifs que j'ai donnés en 1889 lors de la discussion sur le diabète à l'Académie de Médecine, à savoir que tout médicament qui ralentit la nutrition générale et celle du système nerveux diminue la glycosurie. » Et il est certain que les alcalins, l'antipyrine, les bromures, la valériane, l'arsenic sont encore les médicaments qui rendent les plus grands services dans la thérapeutique antidiabétique.

Auprès de la théorie pancréatique de Lancereaux, de celles de Bouchard et de Robin, qui paraissent se contredire, il faut placer encore la doctrine du professeur Lépine, qui a fourni à la littérature spéciale un nombre considérable de beaux mémoires. Sa doctrine se rapproche de celle de Lancereaux et la complète. D'après l'éminent professeur lyonnais, le pancréas sécréterait un ferment spécial doué de la propriété de détruire le sucre ; versé dans le torrent circulatoire, ce ferment aurait la propriété de dédoubler le sucre en acide carbonique et en eau ; normalement, le quart du sucre circulant serait ainsi détruit ; quand le pancréas est malade, le même ferment appauvri ne peut plus détruire qu'une quantité insignifiante de glycose, d'où la présence, dans l'urine, du sucre indûment conservé. Il y aurait du reste, pour le professeur Lépine, un diabète par insuffisance fonctionnelle du rein. Klemperer a même prononcé le mot de diabète rénal.

Dès 1839, Bouchardat avait donné une théorie gastro-intestinale (perversion des ferments digestifs amenant une transformation trop rapide ou trop abondante des substances amylacées en sucre). Il existe des partisans de la doctrine nerveuse du diabète, depuis la découverte de la glycosurie expérimentale par piqûre du 4e ventricule, et cette doctrine s'applique à tout un ordre de faits indiscutables ; il y a des diabètes intimement liés à des lésions anatomiques du cerveau, de la moelle épinière, du bulbe et de la protubérance.

Qu'il y ait un diabète résultant d'un trouble fonctionnel du foie, cela ne peut faire de doute ; Claude

Bernard l'avait dit le premier dès 1850. Tout récemment, le professeur Gilbert et ses élèves Weill et Lereboullet ont étudié avec soin le rôle du foie dans la genèse de la glycosurie ; ils distinguent un diabète par fonctionnement exagéré du foie et un autre par anhépatie ou insuffisance du foie ; dans le premier cas la glande hépatique, manifestement suractive, fabrique le sucre en excès ; dans le second cas, paresseuse, elle laisse indifféremment passer sans le retenir le sucre tel qu'il lui est fourni par le tube digestif.

Lorand admet que le diabète peut être causé par un trouble simultané du pancréas, du foie, du corps thyroïde et de la glande pituitaire. Le professeur Kaufmann (d'Alfort) a été conduit par ses expériences à admettre que le pancréas, grâce à des ferments par lui sécrétés, agirait directement sur le foie, tantôt pour accélérer, tantôt pour ralentir sa fonction ; l'idée est vraisemblable, si l'on en juge par la parenté fonctionnelle, démontrée par Pawlov, du pancréas et du duodénum.

Citons encore, pour en finir, une théorie émise par M. A. Leclercq dans un livre récent.

M. Leclerq admet, pour le diabète maigre, la théorie pluri-glandulaire (foie, pancréas, corps thyroïde, pituitaire, etc.).

Quant au diabète arthritique, qui nous occupe plus particulièrement ici, le même auteur admet une succession d'états commençant par l'hyperfonctionnement du foie, lequel finit par se fatiguer à ce jeu ininterrompu d'une production outrancière ; suit une période de surmenage et d'auto-intoxication, le sucre formé en excès ne subira plus que très incomplètement la destruction glycolytique ; il passera dans les urines et deviendra mal utilisable pour les tissus ; enfin, les tissus eux-mêmes frappés d'atrophie fonctionnelle ne consommeront plus le sucre que d'une façon très imparfaite. C'est ainsi que pour M. Leclercq la théorie d'Albert Robin ne trouverait sa réalisation qu'au premier temps de l'évolution pathologique, tandis que la doctrine de Bouchard devient exacte aux périodes avancées de la maladie.

C'est une question fort intéressante que celle du diabète d'origine infectieuse. Marcel Labbé, Klemperer, Ritter, Strauss, Stern et Kernig, Binet, Hebbard, Rosenberger, Léon, Thomson, Bordier et Debret, Laignel-Lavastine, Harris, Priestley, Lemoine, Lapasset, Gaucher, Thiercelin ont noté des cas où le diabète paraît avoir évolué à la suite de l'angine herpétique, de la pneumonie, de la grippe, spécialement de celle qui revêt la forme gastro-intestinale, de la fièvre typhoïde, de la diphtérie, de la coqueluche, des oreillons, du rhumatisme articulaire aigu, des catarrhes gastro-intestinaux. Nous avons vu que l'origine tuberculeuse est vraisemblablement fréquente ; il en va de même de l'origine spécifique, le sphirochète pâle provoquant soit des lésions des centres nerveux, soit des altérations du foie, du pancréas, ou des glandes vasculaires sanguines.

On a parlé d'un diabète traumatique (Lépine,

Dieulafoy). Il me faut dire quelques mots de ce que l'on a appelé diabète conjugal. Hutinel, Lécorché, Debove, Deléage, Gaucher ont cité des cas très impressionnants, où il semble bien que l'existence du diabète chez les deux conjoints ne soit pas le fait d'une simple coïncidence; pour expliquer des cas de cette sorte, on invoque des conditions semblables d'hygiène alimentaire, des états infectieux qui touchent en même temps la femme et le mari; le professeur Gaucher invoque l'avarie avérée ou latente. Quelques faits singuliers ont été rapportés : par exemple, un des époux étant mort, l'autre guérit du diabète; un veuf diabétique dont la première femme avait été diabétique, épouse en secondes noces une femme qui n'était nullement glycosurique, mais qui le devient peu de temps après son mariage. Pour en finir avec ces notions étiologiques bien obscures, je dirai deux mots seulement du diabète infantile, dont on connaît l'abominable gravité; le pronostic en est fatal et à échéance d'autant plus brève que l'enfant est plus jeune. Les enfants glycosuriques meurent dans le coma, grâce à la facilité avec laquelle ils font de l'auto-intoxication acide.

Par l'ensemble des notions que je viens de résumer aussi clairement qu'il m'a été possible, on conçoit qu'il n'est pas facile de se faire, dans l'état actuel de nos connaissances, une idée claire et satisfaisante pour l'esprit des causes et du mécanisme du diabète. Après d'innombrables travaux poursuivis au lit du malade et dans le laboratoire, on incline à admettre qu'il existe en nous un appareil complexe comprenant le système nerveux et l'ensemble des glandes vasculaires sanguines, appareil qu'on peut appeler glyco-régulateur ; des infections ou des intoxications très diverses peuvent produire soit des troubles fonctionnels, soit des altérations anatomiques de ce système glyco-régulateur ; et il faut bien en revenir à l'ancienne division qui repose un peu à l'aveuglette sur le mode d'évolution de la maladie ; il y a des glycosuries légères et transitoires, probablement d'origine alimentaire, généralement bénignes et qui indiquent cependant une certaine tendance au diabète confirmé ; il existe un diabète gras, arthritique, à évolution lente, à complications peu redoutables, à pronostic relativement bénin ; il faut admettre encore un diabète nerveux coexistant avec des lésions, souvent syphilitiques, du névraxe ; il faut enfin, sous le nom de diabète maigre, de diabète grave ou de diabète pancréatique, décrire une maladie à évolution rapide et à pronostic assez sombre.

De ces notions, moins encore que de l'empirisme, nous verrons quelles conséquences on doit tirer pour l'hygiène des arthritiques que le diabète menace, ou que déjà il tient.

CHAPITRE XXIII

LE DIABÈTE ARTHRITIQUE (*suite*).

Petits signes du diabète. — La reconnaissance du sucre urinaire. — Rythme de la glycosurie. — Symptômes du diabète
proprement arthritique. — Les diabétiques avec dénutrition
marquée, avec dénutrition modérée ou sans dénutrition. —
Principes directeurs d'un régime rationnel. — Les principaux régimes, Cantani, Dongkin, Maurel (de Toulouse),
Guelpa, Arloing, Mossé, Von Noorden, Bouchardat, A. Robin, Linossier, Lemoine, Marcel Labbé. — Type de régime
moyen d'après Albert Robin. — La question du pain. —
Hygiène hydro-minérale.

Comment se révèle le diabète? Presque toujours
au hasard d'une analyse. Il existe pourtant un certain nombre de petits signes, que l'on dit être révélateurs, et que Dieulafoy divisait ainsi : groupe der-
matologique (furonculose, anthrax, eczéma, prurit,
diabétides génitales de Fournier);

Groupe buccal (stomatites, périostites alvéolo-
dentaires) ;

Groupe oculaire (affaiblissement de la vue, pres-
bytie précoce, cataracte prématurée) ;

Groupe nerveux (asthénie sous toutes ses formes,
avec impuissance physique, intellectuelle, génitale,
besoin irrésistible de sommeil après les repas, acci-

dents névralgiques et paralytiques, névralgies intercostale, sciatique, névralgies du trijumeau, paralysies oculaires, monoplégie, hémiplégie, paraplégie, mal perforant, etc.) ;

L'amaigrissement.

A cette énumération excellente je propose de joindre les troubles du caractère et notamment des états impulsifs, une extrême irritabilité survenant chez des sujets antérieurement pacifiques. Il existe un état mental diabétique et c'est souvent un symptôme précoce.

Le diagnostic, cela va de soi, c'est l'analyse qui le fait. Mais ici une observation s'impose : pour déclarer qu'un malade est diabétique ou simplement glycosurique, il ne suffit point au médecin de constater le phénomène de réduction par la chaleur des liqueurs cupropotassiques (de Fehling ou de Bareswill). Un grand nombre de substances peuvent réduire la liqueur de Fehling; aussi importe-t-il de confier l'urine soupçonnée à un chimiste de profession, lequel dira si l'on a véritablement affaire à la glycosurie.

Mais cette constatation est tout à fait insuffisante. Il importe : 1° d'être renseigné sur l'état de la nutrition du malade et par conséquent de faire faire une analyse complète des urines des vingt-quatre heures par rapport au poids et à la taille du sujet ; 2° de recourir à la méthode de Gilbert, qui permet d'étudier le rythme de la glycosurie et de se renseigner ainsi sur sa nature.

Voici comment il faut procéder :

On n'apporte au régime du malade aucune modification ; on le prie seulement de ne faire dans la journée que deux repas, l'un à midi, l'autre à huit heures. Il ne devra ni boire, ni manger dans l'intervalle. Il pèsera les aliments pris par lui à son déjeuner et à son dîner. Au bout de deux jours de ce régime il recueillera ses urines en cinq flacons, comme suit : dans le flacon n° 1 les urines de midi à quatre heures ; dans le flacon n° 2 les urines de quatre à huit heures ; flacon n° 3 de huit heures à minuit ; flacon n° 4 de minuit à huit heures du matin ; flacon n° 5 de huit heures du matin à midi.

Les urines sont données au chimiste avec mission de rechercher et de doser le sucre dans chacun des cinq flacons. Dans le cas de diabète grave, glandulaire notamment, le sucre est habituellement à forte dose dans les cinq flacons, l'urine des vingt-quatre heures est très abondante, très dense, nous n'avons pas à insister sur ce point.

Le diabète arthritique qui seul doit nous occuper donne habituellement à l'analyse les caractéristiques que voici : la glycosurie n'est pas constante, elle survient par poussées, qui fréquemment alternent avec des accès d'asthme, de l'eczéma, une attaque de goutte ; chez les arthritiques, la polydipsie et la polyphagie sont généralement peu accentuées, la polyurie est modérée ou nulle, les urines contiennent des urates, des oxalates ; elles sont habituellement acides. Chez ces malades il est fréquent de ne trouver du sucre que dans les flacons 1 et 3, qui correspondent aux heures de la digestion, c'est la glycosurie dite alimentaire, contre laquelle il est facile de lutter ; chez d'autres malades on trouve un peu de sucre dans tous les flacons, sauf dans le flacon 5 (urines de huit heures du matin à midi). C'est la glycosurie discontinue de Gilbert.

Je crois qu'il faut ranger parmi les glycosuries arthritiques celles qu'on est convenu de nommer glycosurie des dyspeptiques, et ces glycosuries d'origine hépatique par hypohépatie, qui paraissent résulter d'un trouble dans le fonctionnement de la cellule hépatique et qui, j'incline de plus en plus à le croire, ont pour origine première une infection gastro-intestinale de vieille date.

L'analyse d'ensemble de l'urine des vingt-quatre heures qui doit être faite aussi, renseigne très utilement sur l'état de la nutrition du sujet. MM. Marcel et Henri Labbé divisent les glycosuriques en trois catégories : les diabétiques avec dénutrition marquée : c'est le diabète maigre ou pancréatique, dont on connaît la gravité ; les diabétiques sans dénutrition, de beaucoup les plus fréquents, qui correspondent au diabète gras ou, si l'on préfère, au diabète arthritique ; et les diabétiques avec dénutrition modérée, cas intermédiaires, sur lesquels le traitement garde une incontestable efficacité.

Les glycosuries arthritiques sans dénutrition consistent essentiellement en ceci : l'équilibre nutritif pour les aliments azotés est intact ; une partie des

aliments hydrocarbonés est normalement utilisée
par l'organisme ; mais, pour peu qu'une certaine
dose de ces aliments soit dépassée, l'intolérance se
manifeste et, une certaine quantité d'hydrocarbones
n'étant pas brûlée dans l'organisme, le sucre apparaît dans l'urine. Comme Marcel Labbé l'a démontré,
on peut à volonté, chez ces malades, faire apparaître
ou disparaître non seulement le sucre urinaire mais
les autres symptômes du diabète par le maniement
du régime. « L'action du régime, dit Marcel Labbé,
s'explique par la rétention et l'accumulation de la
glucose dans l'organisme du malade ; soumis à un
régime trop chargé en hydrocarbones et par conséquent supérieur à sa tolérance, le malade retient
dans ses tissus une partie des hydrates de carbone,
qui échappent à la combustion et élimine le reste
par glycosurie ; ainsi se constitue peu à peu un état
d'hyperglycémie (surcharge du sang en sucre) et
d'hyperglycistie (surcharge des tissus) qui tient sous
sa dépendance les symptômes et les complications
du diabète. »

Il s'agit donc de trouver le degré de tolérance de
chaque malade pour les hydrocarbones, et de ne
point le dépasser, le danger provenant d'une alimentation trop riche, qui conduit à l'hyperglycistie.

Il faudra commencer par donner au diabétique
un régime nettement hypoglycosique (supprimant
complètement les hydro-carbonés) de manière à
contraindre l'organisme à brûler et à expulser les
réserves de sucre accumulées dans les tissus. Ce

premier résultat obtenu, on donnera au patient une certaine dose d'aliments hydrocarbonés (exactement celle qu'il tolère) et on pourra le maintenir ainsi pendant longtemps à un régime modérément sévère, sans que ses urines révèlent autre chose que des traces insignifiantes de glucose.

Tels sont les principes directeurs de l'hygiène alimentaire du diabète arthritique. Il nous faut à présent dire quelques mots des principaux régimes classiques, de leurs avantages et de leurs inconvénients.

Le régime de Cantani supprime purement et simplement toute alimentation d'origine végétale ; il ne comporte que de la viande, du poisson, des œufs, des aliments gras ; et il faut le prolonger pendant des mois, jusqu'à disparition de la glycosurie. La plupart des cliniciens modernes s'accordent à considérer ce régime comme trop exclusif et comme dangereux, parce qu'il a le gros inconvénient de favoriser le développement d'une complication grave qu'on appelle *acidose*, et qui conduit au coma diabétique.

Pour mon compte, j'estime qu'il présente d'autres dangers moins dramatiques, plus sournois, plus lents, mais qu'on aurait tort de ne pas prendre en considération : le régime exagérément gras et carné amène, au bout de peu de temps, un véritable surmenage du foie dans sa fonction antitoxique et un empoisonnement général dont souffre le système nerveux. Aussi bien ceux qui, comme moi, pensent que le diabète arthritique doit avoir fréquemment pour cause l'infection gastro-intestinale, ont peine à croire que le régime de Cantani soit à recommander et à suivre pour de très longues périodes. A mon avis cette méthode n'est applicable que transitoirement et à condition d'être corrigée par des phases intercalées d'une diète où les pommes de terre et les légumes herbacés tiennent le premier rang.

Le traitement lacté, à la manière de Dongkin, consiste essentiellement à prescrire des doses progressivement croissantes de deux à six litres de lait en vingt-quatre heures. Aux mains du D^r OEttinger il a donné quelques bons résultats, mais il s'en faut que les bénéfices en soient constants ; certains malades tolèrent fort mal la lactose (sucre de lait), d'autres ne la tolèrent que dédoublée d'une eau fortement alcaline.

Chez les diabétiques arthritiques très gras, qu'il est utile de faire un peu maigrir, le régime lacté, rehaussé de quelques œufs frais, rend de véritables services, mais à la condition de ne pas dépasser deux litres ou deux litres et demi par jour.

C'est ainsi que le professeur Maurel (de Toulouse), excellent esprit scientifique et clinicien judicieux, a conçu le traitement ci-après. Il commence par donner, pour trois ou quatre jours, un litre trois quarts de lait pur, sans plus ; dans une seconde période, il diminue la dose de lait d'un demi-litre, qu'il remplace par deux œufs et 50 grammes de pain ; il aboutit enfin à un régime durable, comprenant de la viande, une quantité modérée d'hydrates de carbone ; ce régime peu abondant constitue une véritable cure de réduction alimentaire. On sait quels résultats excellents on obtient, dans la cure du diabète expérimental, par l'inanition, et c'est une faute, je pense, que de surnourrir aveuglément les glycosuriques du type arthritique, même quand leur appétit se montre impérieux.

Aussi ne faut-il pas être surpris des résultats brillants, obtenus par le Dr Guelpa, alors qu'il condamne ses malades, pour trois ou quatre jours consécutifs, à la diète hydrique, en leur faisant prendre tous les matins un énergique purgatif salin. Les malades boivent dans la journée un litre et demi à deux litres d'une eau qu'il convient de choisir alcaline, si l'analyse des urines révèle de l'hyperacidité. On s'accorde à présent à penser qu'il n'est pas périlleux de réduire l'alimentation des diabétiques gras, et qu'on peut les faire maigrir, au moins au début de la maladie, sans risquer de les induire en tuberculose.

Le régime gras, préconisé par Arloing et par Maignon, rend d'incontestables services, surtout s'il est associé aux légumes verts. « Les graisses, dit justement M. Marcel Labbé, n'exercent point une action spécifique sur le processus diabétique et ne guérissent pas le diabète ; elles permettent seulement de nourrir le malade avec des aliments inoffensifs, tout en supprimant les hydrates de carbone ; elles servent aussi à la cure de l'hyperglycémie. »

On sait que, depuis 1902, le professeur Mossé (de

Toulouse) préconise la cure de pommes de terre, données à la dose de 1,000 à 1,500 grammes par jour. Est-ce bien à proprement parler d'un traitement qu'il s'agit là, ou simplement d'un régime, permettant de diminuer les hydrates de carbone ? Il est certain qu'un très grand nombre de diabétiques sont nettement améliorés par la substitution au pain d'une certaine quantité de pommes de terre. Mais tandis que certains auteurs inclinent à en prescrire des doses très importantes, comme s'il s'agissait d'un remède efficace, j'incline à en donner une quantité modérée et à considérer la pomme de terre uniquement comme le moins offensif entre tous les hydrates de carbone.

Il faut dire quelques mots encore de la cure de Von Noorden au moyen de la farine d'avoine, prescrite à la dose de un quart ou un cinquième de kilogramme par jour, sous forme de bouillies renforcées par des œufs. Cette manière convient surtout aux diabètes graves avec amaigrissement progressif, tendance à l'acétonurie et au coma ; nous n'avons donc pas à nous en occuper longuement pour ce qui concerne le diabète arthritique.

Il nous reste à parler de la cure de Bouchardat ; on dit communément qu'elle est la plus vieille, et l'on fait de méritoires efforts pour la remplacer ; à vrai dire on n'y parvient guère, pour ce motif qu'elle est vraiment rationnelle et s'applique commodément à un très grand nombre de cas. En somme, c'est le régime que l'on prescrit le plus souvent, et auquel sont contraints de revenir ceux-là même qui ont le plus travaillé à le remplacer.

Il consiste essentiellement à autoriser les aliments à peu près complètement dépourvus d'hydrates de carbone et à supprimer les autres qui donnent trop de sucre. Sans doute, il doit varier d'un sujet à l'autre et s'adapter aux capacités fonctionnelles de chaque organisme; mais, sous cette réserve, j'estime que, quelles que soient les théories émises et l'ingéniosité de leurs auteurs, il en faudra toujours revenir à cette méthode à la fois rationnelle et pratiquement efficace. Son seul défaut est de pousser les malades à abuser de l'alimentation carnée, dont nous avons déjà dit les incontestables inconvénients alors qu'on en use immodérément.

Depuis les travaux de Linossier, de Lemoine, de Maurel, nous savons qu'il est sage de ne prescrire aux diabétiques que la ration minima capable de les maintenir en équilibre. Marcel Labbé a observé des malades vivant à l'hôpital, non confinés au lit, qui restaient en équilibre de poids ou qui engraissaient avec un régime de 15 à 25 calories par kilogramme ; aussi bien est-il sage, non seulement de donner au malade une liste des aliments proscrits et des aliments recommandés, mais encore de prescrire les doses qui doivent être consommés chaque jour, et qu'il ne faut pas dépasser.

Je me rallie à l'opinion de M. Marcel Labbé, quand il conseille de commencer la cure par quelques jours d'un régime extrêmement sévère, permettant de débarrasser l'organisme de la glycose accumulée. Pour ce faire, on peut user de la manière rude, du jeûne avec purgatifs (Guelpa), de la méthode de Von Noorden (un ou deux jours de légumes verts) ou d'une méthode plus lente réduisant peu à peu les hydrates de carbone. La manière rapide n'a point d'inconvénients chez les arthritiques (diabétiques gras), dont nous nous occupons.

Ceci fait, et la disparition de sucre obtenue, il s'agit de chercher par tâtonnements quelle quantité d'hydrates de carbone le malade peut tolérer sans faire de glycosurie ; et l'on se tient à ce régime, qui, d'ordinaire, demeure efficace et suffisant pour des années.

J'emprunte aux leçons de clinique thérapeutique du professeur Albert Robin, les indications suivantes concernant l'hygiène alimentaire.

Aliments interdits. — Ce sont ceux qui contiennent du sucre ou en fournissent par leur transformation, à savoir : sucre, miel, fruits sucrés (raisins, prunes, abricots, poires, figues, cerises, cassis, ananas, oranges, mandarines, dattes, bananes, etc.), fruits secs, confitures, glaces, sorbets et pâtisseries. Parmi les légumes : melons, betteraves, carottes, oignons, raves, navets, radis, haricots, pois, lentilles, fèves. On proscrira encore le pain, le riz, le maïs, la fécule de pommes de terre, l'arrow-root, le sagou, le tapioca, la semoule et toutes les pâtes alimentaires, la farine, la chapelure, le caramel. Parmi les boissons il faut interdire les vins mousseux, les vins sucrés, le cidre, la bière, les limonades, les liqueurs douces, le chocolat et le lait, sauf prescriptions spéciales du médecin.

M. Albert Robin interdit encore la glycérine, dont parfois on se sert pour sucrer le café, et la saccharine, qu'il considère comme nuisible par l'entrave qu'elle apporte à la digestion et l'inappétence qu'elle détermine.

En principe, le pain est interdit comme l'un des aliments les plus fâcheux ; mais sa privation étant assez pénible, on s'est ingénié à le remplacer par des pains de gluten, de soya, ou d'aleurone (Ebstein), qui ne se digèrent que très malaisément. M. Robin conseille de suppléer au pain par les pommes de terre, dont on peut donner, suivant les cas, de 200 à 500 grammes par jour ; si la privation totale du pain est trop pénible, on permettra de remplacer 100 grammes de pomme de terre par 50 grammes de mie de pain, laquelle contenant plus d'eau que la croûte, renferme à poids égal moins d'amidon. Les pains d'amande ne contiennent que 6 à 7 p. 100 d'amidon, quantité que par le lavage on peut réduire à l'état de traces. C'est un aliment naturellement très gras, dont on rehausse encore le pouvoir nutritif en y ajoutant des jaunes d'œufs, de l'albumine, du sel. Ce pain est de goût agréable mais bien des estomacs ne le supportent pas longtemps. Il est à noter que les pains de seigle, le pain noir, le pain de blé égrugé contiennent moins d'hydrates de carbone que le pain blanc, mais comme le dit très justement Marcel Labbé, ils en renferment encore beaucoup trop. Les échaudés pour diabétiques contiennent autant d'amidon que le pain ordinaire, mais ils représentent à volume égal un poids si minime que les malades peuvent ainsi, sans trop de risques, tromper leur faim.

Aliments permis. — Tous les aliments animaux, les œufs, toutes les viandes, le jambon, les poissons, les huîtres, les escargots, le homard, la langouste, les crabes, les crevettes, les écrevisses, les grenouilles et aussi les cervelles, le ris de veau, les rognons, les tripes, la charcuterie, les saucisses, les boudins, les viandes fumées ou salées, le lard, les rillettes ; cette dernière série sera interdite aux diabétiques dyspeptiques et à ceux dont le foie se montre augmenté de volume. Tous ces aliments seront accommodés au beurre frais ou à une sauce quelconque, à condition qu'il n'y entre point de farine.

On prescrira encore aux diabétiques arthritiques les légumes herbacés en abondance ; peu nourrissants, ils apaisent cependant le vide stomacal et la sensation de faim. Ils ne contiennent qu'une minime quantité d'hydrates de carbone, dont ils perdent en cuisant la plus grande partie. Aussi vaut-il mieux donner les salades cuites que crues ; légèrement laxatifs, ces aliments contribuent encore par leurs sels minéraux à l'alcalinisation du sang et des tissus. Ils combattent la déminéralisation organique et favorisent l'élimination normale du sucre.

A recommander tout particulièrement : les épinards, la chicorée, la laitue, les artichauts, les haricots verts, les cardons, le céleri, les endives, les choux, la choucroute, les choux de Bruxelles, les choux-fleurs, les concombres, les salsifis, les asperges, les crosnes, les poireaux, les champignons et toutes les salades. Ces légumes seront préparés à l'huile ou au beurre, ou bien encore accompagnés de sauces au jaune d'œuf et à la crème, à l'huile et au vinaigre.

Les corps gras, moins glycogéniques encore que les albuminoïdes, doivent être utilisés quotidiennement chez les glycosuriques. M. Robin recommande l'huile, la moelle de bœuf, la graisse d'oie, les fromages, les fruits huileux (noisettes, amandes, pistaches, olives) seuls inoffensifs. Pourtant lorsqu'on aura fait disparaître le sucre par la première phase de la cure, on pourra donner aux malades, qui tolèrent une certaine dose d'hydrates de carbone, un quartier de pomme ou une demi-pêche par repas. Comme potages, la farine d'avoine et le bouillon de pot-au-feu, auquel on ajoute choux, poireaux, persil, épinard, céleri ou oseille, et que l'on peut rehausser d'œufs pochés, de fromage râpé.

Dans ses leçons de clinique thérapeutique, le professeur Albert Robin précise ainsi l'hygiène hydrominérale des glycosuriques, qu'il divise en trois catégories : la première catégorie comprend les cas de diabète floride, auxquels convient la cure de Vichy. La deuxième catégorie comprend le diabète des goutteux et des graveleux francs, et celui qui alterne

avec les manifestations uricémiques, auxquels conviennent les cures de Vittel, Contrexéville, Martigny
ou Capvern. La troisième catégorie comprend les
diabétiques affaiblis, qui maigrissent et que l'on
enverra à la Bourboule, les diabètes paludéens et
phosphaturiques, que réclame Brides-les-Bains,
ceux dont la nutrition fléchit, qu'on enverra à Royat
et à Pougues, ceux chez qui l'urée et le coefficient
d'utilisation azotée tendent à diminuer et pour qui
la balnéation chlorurée sodique de Salies-de-Béarn,
de Biarritz et de Salins de Jura est à recommander ;
les diabétiques albuminuriques iront à Saint-Nec-
taire.

Telles sont les indications qui nous paraissent les
plus sages au point de vue de l'hygiène alimentaire
des glycosuriques arthritiques. Mais il est bien
entendu que tout ce qui concerne la cure doit être
prescrit par le médecin traitant, seul qualifié pour
adapter à tel malade en particulier ces principes
généraux de diététique et de thérapeutique. Les
malades trop nombreux qui prennent un régime
dans un livre et le suivent sans savoir s'il leur convient vraiment, commettent une lourde faute dont
bien souvent il nous faut réparer les conséquences.

CHAPITRE XXIV

SUR LE RETOUR D'AGE DE L'HOMME [1]

Description de la crise d'âge. — Signes physiques et troubles
psychiqués. — La constitution de l'état mental est secondaire. — Ce n'est ni de l'hystérie, ni de la psychasthénie.
— Symptômes objectifs. — L'analyse d'urines révèle des
troubles importants de la nutrition. — Echec de la rééducation psychique. — Ces néuro-arthritiques sont justiciables
non point de traitement moral et des soins d'un psycho-
logue, mais du régime alimentaire et des soins d'un médecin.

Il arrive assez fréquemment qu'un homme de quarante et quelques années, jusqu'alors bien portant,
alerte, ne redoutant ni le travail, ni la bonne chère, ni
le bon vin, ni le plaisir, sente soudainement se produire en lui-même — sans cause appréciable, ou bien
pour un motif d'apparence futile — un changement
profond. C'est comme un vieillissement de tout l'être,

1. Je ne traiterai point ici de la question beaucoup trop
vaste, des relations de l'arthritisme avec les maladies du système nerveux, ni même de la question « neurasthénie et
arthritisme » que je réserve pour une publication ultérieure.
On trouvera seulement dans ce chapitre, l'analyse de quelques faits montrant que, à un certain moment de la vie
féconde en troubles arthritiques, peuvent naître d'importants
symptômes de psycho-névrose dont l'origine somatique n'est
pas douteuse.

singulièrement prématuré, et si rapide que, bien souvent, quelques semaines, quelques jours suffisent à le parfaire. Heureusement, ce trouble est transitoire et ne laisse habituellement après lui que peu de traces de son passage.

Cette crise, qui donne à l'observateur l'impression d'une crise d'âge, débute le plus souvent par des troubles digestifs : dyspepsie atonique, spasmes pyloriques, constipation tenace, gonflement de la région épigastrique et congestion du visage après les repas, dyspnée d'effort, essoufflement pour quelques marches qu'il faut monter, pour quelques pas qu'il faut courir. Un grand sentiment de lassitude, jusqu'alors inconnu, écrase le malade, dont les muscles raidis, comme meurtris, ont peine à se mouvoir. Il semble que se soit rompu l'équilibre normal entre la force du sujet et le poids de son corps, tant il a peine à se porter lui-même, à se traîner. La nuit, il a des insomnies, et des somnolences le jour. Il souffre d'un endolorissement tenace, obsédant de la nuque, de maux de tête, avec constriction des tempes, aggravée d'une sensation bizarre de vide cérébral. Tel autre a des crampes nocturnes, le phénomène du doigt mort. Sa sclérotique se nuance de jaune ; de rose qu'il était naguère, son teint devient violacé, et son embonpoint florissant revêt des airs de bouffissure. Il éprouve, de temps à autre, à la région précordiale, des angoisses qui font penser à l'angine de poitrine. Il a gardé d'une grippe récente, des sibilances persistantes, et qui, sur l'oreiller, jouent

presque l'accès d'asthme. Et le patient se découvre
un paquet hémorrhoïdaire, tandis que, aux membres inférieurs, serpentent, sous la peau, des veines
apparentes. Il a des battements de cœur, des bouffées de chaleur au visage, et des bottes de glace.
Son ordinaire vaillance sexuelle tourne, à présent,
à la frigidité ; le geste de l'amour a perdu de son
agrément ; il est suivi, le lendemain, de courbature
lombaire, de tristesse, et presque de remords physique ; d'ailleurs, les enveloppes de la glande orchitique pendent en ptose lamentable, et la crainte de
l'impuissance vient encore aggraver cette atonie
locale. Les urines, rares, boueuses, déposent au fond
du vase.

Un peu plus tard, le malade s'étonne de n'avoir
plus, au travail, son entrain de naguère. Pour les
tâches les plus faciles et qui, jadis, s'accomplissaient avec une parfaite aisance, voilà qu'il lui faut
dépenser un grand effort de volonté : une lettre à
un fournisseur, un mot de politesse deviennent des
tâches ardues. La mémoire n'a plus sa promptitude
ni sa fidélité ; les noms propres, les chiffres ne viennent plus à l'appel de l'esprit ; et, d'abondant, le
verbe est devenu parcimonieux, craintif. D'ailleurs
la voix, qui sonnait claire, est sourde, maintenant,
peureuse et chevrotante.

S'agit-il de prendre, sans délais, une décision
importante ou futile ? La volonté, autrefois si
prompte et si nette, tâtonne, estimant que les arguments pour et contre se valent, et trouvant, pour ne

pas opter, cent prétextes. Hier encore hardi d'allures, avenant et franc du regard, notre homme est devenu timide ; il n'ose plus lever les yeux sur l'interlocuteur, et, dans la rue, il se détourne pour n'avoir point à affronter le salut d'un ami. D'ailleurs, ses traits se tirent, sa figure s'altère ; et il redoute qu'on lui parle de sa mauvaise mine.

Devant la moindre difficulté de la vie, il tremble, envisageant invariablement le pire : ses entreprises tourneront mal ; sa santé est à tout jamais compromise ; et il voit les siens sur la paille. Il devient superstitieux. Devant ses proches, sa nervosité, qui ne se gêne point, avec complaisance s'épanche. Il est, en vérité, très malheureux, et il éprouve l'ardent besoin d'être pris en pitié. Or, comme il mange encore, et d'appétit assez glouton, on se rit de ses doléances, ce qui l'afflige ou l'exaspère ; aussi, pour être plus touchant, il en vient inconsciemment à exagérer ses misères, à monter ses plaintes d'un ton. Et, ce faisant, c'est lui, surtout, qu'il persuade, car les paroles qui sortent de sa bouche rentrent en lui par ses oreilles et vont fortifier dans son esprit la conscience qu'il a déjà d'être très gravement atteint. Il pense à lui-même sans cesse. Il est triste, d'une tristesse qui va souvent aux larmes, et parfois aux sanglots, à de pauvres sanglots d'enfant ; triste et peureux, peureux de mille maladies.

Il est important de noter que cet état mental, fait essentiellement de tristesse et de crainte, n'est point primitif, mais chronologiquement secondaire aux

signes somatiques que je décrivais tout à l'heure.
C'est deux ou trois semaines seulement après con-
firmation de ses troubles digestifs, musculaires,
respiratoires, génitaux, que le moral se prend. La
dépression psychique ne se manifeste que quand les
organes du corps se sont plaints au cerveau, pendant
un certain temps, de leurs souffrances, de leur fatigue,
de leur fonctionnement mineur, si l'on peut dire.

D'ailleurs, ce pénible état de langueur vitale varie
d'un jour à l'autre, et, dans le même jour, selon
l'heure qu'il est, selon la plénitude ou la vacuité de
l'estomac, selon d'autres conditions encore, et plus
physiques que morales. Sans doute, une bonne nouvelle, un événement agréable ont, sur notre malade,
une influence bienfaisante ; mais moins, assurément, qu'un rayon de soleil ou qu'une heureuse
digestion. Le matin, notre patient est presque toujours abattu, sans courage, enclin à l'angoisse ou
aux larmes ; et le soir, aux lumières, voilà qu'il
reprend vie, parle plus aisément, sourit plus volontiers. Il avoue ce bien-être et ne demande qu'à
n'avoir point sujet de se lamenter.

Il a consulté beaucoup de médecins. Les uns lui
ont dit : « Vous n'avez pas de lésions organiques ;
c'est purement nerveux : n'y pensez pas. » D'autres
ont opiné : « C'est la crise du retour d'âge ; beaucoup d'hommes y passent : ça s'en ira comme ça est
venu. » Et lui cherche une médication qui passe en
efficacité ces consolations médiocres.

Mais, dira-t-on, celui que vous nous montrez là,

c'est le bon neurasthénique vulgaire, c'est le malade imaginaire, identique à lui-même, qu'il ait vingt-cinq ou cinquante ans. Quelques jours de repos, un peu de suralimentation, des douches, la rééducation psychique vont le guérir en quelques semaines, et, vraiment, il n'était pas besoin de le décrire comme un type morbide singulier, et de venir parler de retour d'âge.

Eh bien non, ce n'est pas un neurasthénique vulgaire, je vous dirai tout à l'heure pourquoi. Ce n'est pas, non plus, un hystérique ; vous chercheriez en vain les stigmates physiques ou mentaux, y compris la suggestibilité. Ce n'est point un psychasthénique, car les troubles nerveux sont pour lui chose neuve ; car son hérédité n'est pas chargée, et son passé, minutieusement fouillé, ne révèle rien des symptômes caractéristiques de la psychose baptisée par M. Pierre Janet.

Depuis que je vois des nerveux, j'ai recueilli, en quatorze ou quinze ans, près de 300 observations du type que je viens de dire, et mes malades ont été, non pas vus une fois, mais suivis avec soin, pendant plusieurs semaines, tout le temps de leur cure. Chez tous, les accidents étaient venus d'une manière inattendue, après quarante années d'une vie on peut dire exempte d'accidents névropathiques. A vrai dire, ces sujets-là sont tout à l'opposé de ceux que nous décrit le professeur Dubois (de Berne), lesquels sont nés peureux, et qui, constamment, ont vécu sur les confins de la nosophobie. Les miens, je vous l'ai déjà dit, étaient actifs et confiants, ardents au travail et au plaisir, intimement convaincus de leur invulnérabilité. Et comme ils se moquaient des malades imaginaires quand ils en rencontraient sur leur chemin ! Chez eux, d'ailleurs, nous l'avons vu, la dépression physique précède chronologiquement la formation de l'état mental névropathique.

Autre signe différentiel, ces neurasthéniques de la quarantaine sont nettement rebelles à la cure psychothérapique, au moins pendant les premières semaines, et tant que leur état mental n'a pas eu le temps de se constituer en habitude invétérée. Nombre de malades, avant de venir à moi, avaient passé par une maison de santé, française quelquefois, plus souvent encore étrangère. On les avait traités par les douches, le repos au lit, la suralimentation et la rééducation morale. Or, malgré les incontestables avantages de l'isolement, de l'éloignement du milieu coutumier, de la rupture avec la vie d'affaires et de soucis, malgré le changement d'air, le parfait repos et malgré l'éloquence persuasive du médecin traitant, presque tous étaient rentrés chez eux aussi malades, et certains plus malades, qu'ils n'étaient en partant.

C'est que l'on s'était presque uniquement attaché à soigner leur esprit, et que l'on n'avait même pas pris la peine de faire une analyse sérieuse de leurs urines.

Or, ces nerveux, pour les comprendre, il faut les examiner avec soin. Ils ne sont pas exempts de signes

objectifs. Certains neurologistes se contentent de
hausser les épaules dès qu'on leur parle d'examiner
le cœur, les vaisseaux, l'estomac, l'intestin, le foie,
les reins des névropathes. Une analyse mentale,
analyse souvent orientée dans le sens d'une doctrine
préconçue, leur suffit amplement. Je crois bien qu'ils
se trompent, et qu'à force d'approfondir la psychologie du malade, ils s'empêchent de voir des signes
somatiques qui, pour un médecin de médecine générale, auraient une importance.

Examinons donc le neurasthénique de l'âge mûr.

Presque toujours, nous lui trouverons un estomac
distendu et parfois dilaté, un intestin atone, un foie
au lobe gauche tuméfié et un peu douloureux, une
paroi abdominale relâchée, des ptoses variées (souvent un rein flottant), un cœur gras et fatigué, ou
bien encore un orifice aortique plus sonore qu'il
ne faudrait, des varices, des hémorroïdes, un vari-
cocèle : une tension artérielle exagérée chez ceux
qui sont en voie d'artério-sclérose, abaissée chez les
autres ; une tension veineuse, et plus spécialement
une tension portale manifestement élevées, souvent
aussi de l'eczéma rebelle, de l'obésité, des articulations qui craquent, un peu d'emphysème pulmonaire, tous les signes de l'arthritisme.

Et si maintenant on pratique une analyse complète
de l'urine des vingt-quatre heures, établie par rapport au poids et à la taille du sujet, on constate
encore un certain nombre de symptômes, extrêmement fidèles, dont l'importance ne me paraît pas

niable, et qui fournissent en vue d'un traitement rationnel, des indications précieuses.

201 d'entre mes malades ont leur analyse d'urines antérieure au traitement ; un grand nombre en ont eu plusieurs, indicatrices des modifications en mieux de la nutrition, parallèles à l'amélioration de leurs malaises.

Voici la statistique des analyses initiales :

Volume de l'urine en vingt-quatre heures.
    augmenté, 25 fois, normal, 36 fois, diminué 140 fois
      (70 p. 100).

Densité :
    diminuée, 21 fois, normale, 16 fois, accrue, 164 fois
      (82 p. 100).

Acidité :
    diminuée, 39 fois, normale, 15 fois, accrue, 147 fois
      (74 p. 100).

Urée :
    diminuée, 82 fois, normale, 29 fois, augmentée,
      90 fois (45 p. 100).

Acide urique (par rapport à l'urée) :
    diminué, 30 fois, normal, 6 fois, accru, 165 fois
      (82 p. 100).

Chlorures :
    diminués, 42 fois, normaux, 16 fois, augmentés,
      143 fois (72 p. 100).

L'élimination des *phosphates* s'est montrée si variable, qu'en vérité je n'en saurais rien dire.

J'ai rencontré seulement 13 fois sur 201 des doses

pondérables d'albumine (de 0,10 à 0,50 centigrammes); 99 fois des traces non dosables.

L'*indican* apparaît en quantité considérable.	111 fois	(56 p. 100).
La *bile*	136 fois	(68 p. 100).
L'*urobiline*	36 fois	(16 p. 100).
L'*oxalate de chaux*	131 fois	(66 p. 100).
Les *cristaux d'acide urique* ou les *urates*	42 fois	(21 p. 100).
Les *cellules du bassinet* . . .	6 fois	(3 p. 100).
Les *cylindres muqueux*	11 fois	(5,5 p. 100).
Les *cylindres granuleux* . . .	8 fois	(4 p. 100).

74 fois sur 100, le *coefficient de Bouchard* est au-
dessous de la normale;

Le *coefficient de Robin*, dit d'utilisation azotée,
58 fois sur 100.

C'est là le type, exaspéré, pourrait-on dire, de
l'analyse des ralentis de la nutrition, caractérisée
par la concentration de l'urine, l'hyperacidité, l'excès
urique, l'indicanurie très marquée, la présence de
bile, plus rarement d'urobiline, trahissant le surmenage du foie, une sécrétion rénale viciée, une hyper-
chlorurie parfois énorme, et de l'oxalurie. Tous mes
malades n'avaient pas à la fois l'ensemble complet de
ces signes; mais aucun d'eux ne fournissait d'urines
normales. La nutrition de ces 201 névropathes, était,
avant le traitement, grossièrement troublée : l'intestin, le foie, le rein, la peau desséchée, le poumon
dont l'expansion inspiratoire était presque toujours
diminuée, tous les organes d'élimination des déchets
se révélaient au-dessous de leur tâche; et cela est

d'autant plus significatif que plus de la moitié de mes malades se suralimentaient sans le savoir, et que presque tous ne prenaient pas d'exercice au grand air.

De ce ralentissement, habituellement acquis, de la nutrition, de ces auto-intoxications par surmenage digestif et élimination insuffisante, de cet encrassement général de l'économie, de cette rouille, si j'ose dire, quel est le mécanisme intime?... Encore que j'aie prononcé le mot de retour d'âge, il est bien évident que rien ne se passe ici de comparable à ce qui s'observe chez la femme lorsque prend fin la menstruation. Un grand nombre de mes malades se plaignent de frigidité, et il est vrai que leur appareil génital apparaît souvent assez humble. Mais ce n'est là rien de définitif, et presque tous retrouvent, tôt ou tard, un regain de virilité. Pourtant, il est une autre glande à sécrétion interne qui me paraît jouer un rôle dans la genèse de ce faux retour d'âge : je veux parler de la thyroïde. Son appauvrissement n'est pas, non plus, définitif, mais il me paraît évident et précoce dans la plupart des cas.

Demandons-nous, maintenant, s'il n'y a pas simple coïncidence entre cet état de nutrition ralentie, d'auto-intoxication, de vitalité mineure, et la survenue des symptômes névropathiques, énumérés plus haut.

En vérité, est-il bien étonnant qu'un cerveau irrigué sans cesse par un sang charriant de la bile, et les substances provenant des putréfactions intesti-

nales, ne soit pas en état de bien-être parfait?
Devons-nous trouver surprenant que l'esprit perde
le sentiment de force, de sécurité, d'allégresse,
d'euphorie, alors que, sans relâche, les centres nerveux enregistrent la notion de fatigue, de gêne,
d'impotence fonctionnelle que lui envoient, par la
voie sensitive, les organes splanchniques et tous les
muscles de la vie de relation? On ne peut guère concevoir qu'il en soit autrement. Et si, d'autre part,
j'envisage les effets — presque toujours très nets —
du traitement mis en vigueur, traitement qui se
borne à modifier la nutrition retardante et à combattre la fatigue, sans jamais faire intervenir la
psychothérapie, c'est bien d'une relation de cause à
effet qu'il s'agit.

Chez les sujets de cette sorte, je m'abstiens systématiquement de toute rééducation morale, qui est
peine perdue. Par contre, je les soumets à une cure
très rigoureuse de nettoyage interne. Pour ceux qui
ont les reins un peu touchés (albuminurie dosable,
desquamation du rein ou du bassinet, oxalurie très
marquée), le régime lacté : lait écrémé ou largement
additionné d'eaux alcalines ; puis, le régime lacto-
végétarien. Pour les autres, des légumes et des
fruits, choisis et dosés de telle sorte qu'il n'y ait pas
de dénutrition excessive ; des repas presque secs, très
soigneusement mastiqués ; des boissons diurétiques
abondantes, prises aux heures où l'estomac est vide ;
les ferments lactiques en vue de combattre la constipation et l'indicanurie ; l'hypochloruration des ali-

ments. Et, lorsque le malade a subi, pendant deux ou trois semaines, cette cure de nettoyage du milieu intérieur, retour progressif au régime normal, qui, désormais, devra rester modérément carné. Les pratiques hydrothérapiques (tub chaud), les frictions tièdes et alcoolisées, et surtout l'entraînement progressif à la marche au grand air, sont le complément indispensable de la cure.

En peu de jours, les urines changent d'aspect; l'analyse révèle les plus heureuses modifications dans l'état de la nutrition, le malade éprouve un sentiment d'allégement et de bien-être. Et toutes les fois que le mal n'est pas très ancien, et que l'état mental neurasthénique n'a pas eu le temps de se constituer, par habitude invétérée, une autonomie, ce régime, sans thérapeutique proprement dite, suffit pour améliorer considérablement l'ensemble des symptômes physiques et mentaux.

Comme il est, à tout prendre, un peu déprimant, ce régime, il faut souvent y joindre, pour compléter la cure, un traitement tonique et accélérateur des combustions organiques. J'ai eu fréquemment à me louer de l'emploi du corps thyroïde à doses initiales très minimes et très lentement progressives. Mais je ne souhaite point en voir se généraliser l'usage; chez des hommes au voisinage de la cinquantaine, l'utilisation thérapeutique de la glande thyroïde, fût-ce fraîchement préparée, exige une surveillance minutieuse, et ne va pas toujours sans inconvénients. Aussi lui préférai-je habituellement une médication tonique plus banale. Les injections hypodermiques de sérum artificiel légèrement concentré — médication excellente, pour peu qu'on sache la manier — remplissent bien l'indication, soit par leur action sur la tension artérielle, soit en stimulant directement le système nerveux central, grand régulateur de la nutrition, soit en tirant de sa torpeur l'appareil thyroïdien, qui, sous leur influence, reprend une activité manifeste.

S'il était permis de tirer quelque conclusion générale de l'ensemble des faits cliniques et thérapeutiques qui viennent d'être brièvement exposés, ce serait, je crois, celle-ci.

Sous l'influence d'admirables travaux de physiologie pathologique publiés, depuis une trentaine d'années, tant en France qu'à l'étranger, les neurologistes les mieux avertis ont pris coutume, en matière de psycho-névroses, de n'attacher d'importance qu'à l'analyse psychologique du sujet en observation. Pour bien des cas, — alors qu'il s'agit, par exemple, d'hystériques ou de psychasthéniques, — rien de mieux. Mais qu'il s'agisse de neurasthénies vraies, et notamment de ces dépressions nerveuses, acquises, de la quarantaine, qui font dire à tant de praticiens expérimentés que l'homme a, lui aussi, une manière de retour d'âge, il n'en est plus de même, et la psychologie doit, ici, céder le pas à la clinique médicale. Un chirurgien distingué n'a-t-il pas récemment attiré l'attention sur l'origine périphérique d'un certain nombre de psychoses ? Et

n'est-ce pas encore faire de bonne psychologie que
de constater avec soin les réactions du physique sur
le moral ?

S'il y a des catégories de psycho-névroses où les
symptômes somatiques sont manifestement sous la
dépendance de l'idée fixe ou de la suggestion, il en
est au moins une autre où l'état mental ne peut être
que la conscience obscure, ou, si l'on veut, le reflet
sur l'esprit d'un état somatique primitif, dont la
réalité objective n'est pas niable. Et, pour ceux-là,
les neurologues ne doivent pas désapprendre à être,
avant tout, des médecins.

CHAPITRE XXV

ARTHRITISME ET ARTÉRIO-SCLÉROSE

L'arthritisme et l'artério-sclérose sont-ils de la même famille ?
— Genèse de l'artério-sclérose. — L'hypertension artérielle.
— Les lésions artérielles peuvent être cause ou effet de
l'hypertension. — Hygiène préventive. — Signes avertisseurs
du danger. — Hygiène alimentaire. — Régime des boissons.
— Exercice physique. — Le climat. — La cure hydrominérale. — Haute fréquence ; lit condensateur et bain statique.

Dans son traité de l'arthritisme le Dr de Grandmaison, parlant des rapports de l'arthritisme et de
l'artériosclérose, écrit : « Nous ne nions certainement pas que, par la multiplicité et la variété de ses
produits toxiques, l'arthritisme ne puisse conduire
à l'artériosclérose ; mais nous rejetons absolument
l'opinion trop répandue que l'artériosclérose doive
être classée parmi les manifestations habituelles et
précoces de l'arthritisme. » Pour établir sa thèse,
l'auteur se base sur sa statistique personnelle ainsi
répartie : sur 63 arthritiques, 26 lui sont apparus
hypotendus, 28 munis d'une pression normale, 9 sont
hypertendus et sur ces 9 trois seulement ont donné
quelque signe d'artériosclérose. Non seulement les
deux maladies ne sont pas de même famille et pro-

chement apparentées, mais il voit un véritable antagonisme entre ces deux entités morbides, qui, selon lui, peuvent ainsi s'opposer :

Arthritisme	*Artério-sclérose*
Hypotension.	Hypertension.
Faiblesse du pouls.	Petitesse et dureté du pouls.
Faiblesse des bruits cardiaques.	Retentissement du deuxième bruit aortique.
Urines rares.	Urines abondantes.

Le Dr de Grandmaison ajoute que, sur une statistique de 60 goutteux albuminuriques, 3 seulement présentaient de la néphrite interstitielle vraie.

J'ai peine à me rallier à une opinion aussi catégorique. Sans doute les arthritiques sont innombrable légion, les vrais artérioscléreux sensiblement plus rares, et il ne faut point s'exagérer le danger que présentent nombre de cas d'arthritisme, qui conduisent leurs patients jusqu'à un âge singulièrement avancé ; mais, pour des raisons sur lesquelles nous reviendrons tout à l'heure, j'incline à croire qu'artériosclérose et arthritisme sont deux proches parents ayant des causes fort semblables, et que, tout compte fait, on ne saurait légitimement établir entre eux de fossé bien profond.

Par contre je me rallie tout à fait à l'avis de M. de Grandmaison, alors qu'il s'attache à réfuter l'opinion singulière émise par M. Guyot, qui voit dans l'artériosclérose un des facteurs de l'arthritisme, alors que presque tout le monde aurait, au contraire, tendance à considérer la sclérose artérielle comme une des complications les plus sérieuses des états arthritiques.

Le Dr Josué dans son *Traité de l'artériosclérose* s'exprime ainsi : « Tous les cliniciens ont noté la parenté qui existe entre ces diverses affections, goutte, diabète, lithiases, etc., tous ont constaté que l'artériosclérose est fréquente en pareil cas. »

Dans un petit volume, plein d'excellentes choses, et qui a pour titre *Arthritisme et Artériosclérose*, le Dr Laumonnier écrit que les arthritiques meurent d'artériosclérose s'ils ne succombent pas à quelque affection intercurrente. En fait, les causes déterminantes de l'arthritisme et de l'artério-sclérose sont identiques, hérédité, conditions sociales pareilles, intoxications, maladies infectieuses. La goutte, l'obésité, les lithiases, le rhumatisme chronique, sont des facteurs d'artériosclérose et sont, en même temps, des manifestations de l'arthritisme. Que si l'on se pose la question de savoir comment les arthritiques deviennent artérioscléreux, le professeur Maurel (de Toulouse) envisage trois phases successives : 1° période de fonctionnement exagéré ou phase préarthritique ; 2° période de fonctionnement vicié ou d'arthritisme confirmé; 3° période d'insuffisance frappant un ou plusieurs organes indispensables à la vie, insuffisance par sclérose, c'est-à-dire par prolifération conjonctive; que la maladie terminale siège au cœur, au rein, au foie ou au cerveau, le processus est au fond toujours le même, l'artériosclérose.

Anatomiquement qu'est-ce que l'artériosclérose ? C'est l'épaississement, l'induration des artères, plus spécialement des petites artères et des artères viscérales. Dans les organes, le processus artérioscléreux débute par les petits vaisseaux, mais n'y reste pas confiné ; de vasculaire qu'il était le processus s'étend au tissu conjonctif et aux éléments nobles de l'organe lui-même, qui disparaissent étouffés par un tissu fibreux de nouvelle formation. C'est comme si les parois d'une chambre émettaient les cloisonnements nouveaux et des prolongements enserrant et murant les personnes vivant à l'intérieur de cette chambre. L'hypertension avec spasme généralisé des capillaires est le premier acte morbide apparent ; il semble résulter de l'auto-intoxication persistante ; auto-intoxication et hypertension s'accompagnent bientôt de l'hyperplasie des éléments musculaires et élastiques et enfin de sclérose proprement dite de ces mêmes éléments dans la tunique des artères.

Huchard estimait que l'artériosclérose se fait en deux temps : 1º présclérose qui s'observe chez les suralimentés sédentaires, les pléthoriques, les intoxiqués, les surmenés ; elle se manifeste par des phénomènes d'intoxication dus au fonctionnement insuffisant du foie ou du rein et par l'hypertension artérielle ; 2º étape de la sclérose confirmée.

Dans une plaquette, fort remarquable, de la collection des *Actualités médicales* consacrée à l'*Artériosclérose et à son traitement*, M. le professeur agrégé Gouget s'exprime ainsi :

« Si les excès alimentaires sont une des causes de l'artériosclérose, on ne saurait s'étonner de sa fréquence chez les arthritiques. Quelque idée que l'on se fasse de la nature intime de l'arthritisme, il est reconnu que les principaux états morbides groupés sous cette appellation (obésité, goutte, diabète gras, lithiases) sont favorisés par une alimentation trop copieuse, jointe à l'insuffisance d'exercice.

« Aussi pour tous, les maladies précédentes (sauf, peut-être, le diabète) ne sont pas plus l'effet que la cause de l'artériosclérose ; celle-ci les accompagne souvent parce que certaines causes contribuent en même temps à son développement et au leur. Nous en dirons autant du rhumatisme chronique, qui, dans ses formes diverses, n'est, comme l'artériosclérose, que l'effet de causes multiples et variées.

« Les facteurs de l'arthritisme favorisant également le développement de l'artériosclérose, il n'y a pas lieu de s'étonner si, chez les arthritiques héréditaires, l'artériosclérose se montre parfois précoce. Ces sujets héritent, en même temps que d'une tendance particulière à devenir goutteux ou lithiasiques, par exemple, d'une prédisposition égale à devenir artérioscléreux, et peuvent ainsi l'être de bonne heure, bien qu'on ne trouve, dans leur genre de vie, dans leur passé pathologique personnel, aucune des causes habituelles de l'artériosclérose. Si cette hérédité peut s'interpréter dans le sens d'une viciation congénitale de la nutrition, il est possible également qu'elle consiste parfois en une vulnérabilité spéciale du système artériel en général et de celui de certains organes en particulier. »

Le Dr Londe, au cours de l'article artériosclérose de la *Nouvelle pratique médico-chirurgicale* écrit : « l'artériosclérose dérive du neuro-arthritisme, tempérament apte à la défense contre l'infection grâce à un système nerveux capable de réactions vives, mais sujet à l'auto-intoxication précisément à cause d'une susceptibilité native. Les diabétiques, les obèses et surtout les goutteux en sont les types les plus achevés... La sclérose artérielle est fréquemment associée au rhumatisme chronique, aux lithiases biliaire et urinaire, à la gravelle, etc. » Toutes les auto-intoxications, qu'elles soient d'origine digestive, hépatique ou rénale favorisent incontestablement le développement de l'artériosclérose. Le froid, les émotions angoissantes, l'abus du tabac et sans doute aussi l'alcool, la syphilis, le saturnisme, les infections diverses et notamment la scarlatine dont on connaît la prédilection pour le rein, doivent être comptées au nombre des causes d'artériosclérose. Née de l'intoxication, l'hypertension artérielle favorise d'abord l'élimination urinaire, mais bientôt elle entrave les échanges entre les tissus et le sang, surtout en ce qui concerne la désassimilation. »

Cette genèse de l'artériosclérose a donné lieu à des discussions longues et passionnées. Des théories émises deux surtout ont pris une grande importance. La première, soutenue par Kirkes, Huchard et Vaquez considère que l'origine de l'artériosclérose c'est l'hy-

pertension artérielle, qu'elle soit d'origine mécanique (pléthore des gros mangeurs et des buveurs,
néphrite), ou d'origine spasmodique; pour déterminer cet état de spasme chronique on sait que peuvent agir le froid, les fatigues prolongées, les veilles,
le manque d'exercice, l'intoxication par le tabac, le
plomb, l'alcool, la digitale, le thé et le café; enfin,
depuis les travaux mémorables de M. Josué, nous
savons que l'hypertension artérielle peut être due à
la présence dans le sang d'une quantité exagérée
d'adrénaline, substance extrêmement hypertensive
et qui est sécrétée par les glandes surrénales. Ce
n'est point ici le lieu de discuter par le menu cette
doctrine, extrêmement intéressante, encore qu'elle
soit passible, de plus d'une objection. Ce rôle des
capsules surrénales serait d'ailleurs dévolu pour une
part aussi à la glande thyroïde, à l'ovaire, peut-être
à d'autres endocrines.

Autre doctrine : Potain, Lancereaux, Chante-
messe, Hayem pensent que les lésions artérielles
sont primitives et l'hypertension secondaire; certains auteurs allemands l'envisagent même comme
un phénomène compensateur et bienfaisant, dû à
l'augmentation de travail du cœur en vue de rétablir
la circulation sanguine gênée par le rétrécissement
des petites artères. Il resterait alors à expliquer ce
spasme artériel, qui, sans nul doute, peut être raisonnablement attribué à l'action, sur les parois des
petites artères, d'un grand nombre de substances
toxiques, tabac, alcool, oxalates, provenant de

nombre d'aliments, urate de soude chez les goutteux, glucose chez les diabétiques, poisons digestifs, toxines provenant des fermentations intestinales, etc., etc.

Pour M. Gouget, qui se montre éclectique avec beaucoup de sagesse et de discernement, aucune théorie exclusive ne résiste longtemps à l'examen de faits nombreux. « Les lésions artérielles peuvent donc être à la fois cause et effet de l'hypertension. Mais, d'autre part, nous croyons que certains cas d'artériosclérose, notamment d'artériosclérose diffuse, étendue à un grand nombre de petits vaisseaux peuvent s'expliquer par l'action directe d'un agent toxique, en l'absence de toute hypertension ; et de même, celle-ci ne nous paraît pas la conséquence obligée de toute artériosclérose ; lorsque les lésions artérielles sont peu accusées ou bornées à un petit nombre de vaisseaux, on conçoit que la pression artérielle se trouve peu modifiée. »

*
* *

Disons maintenant quelques mots de l'hygiène qui convient aux arthritiques menacés d'artério-sclérose. Tâchons qu'elle soit préventive, l'important en pareille matière étant évidemment de ne pas arriver trop tard. A quels signes reconnaîtrons-nous que la sclérose artérielle est menaçante ? A tout un ensemble sur quoi je trouve que la plupart des auteurs n'insistent pas assez. Il y a bien l'hypertension, dont tout

le monde parle ; mais comme il n'est point tout à fait
démontré qu'elle ne soit qu'un signe prémonitoire,
et comme plus d'un auteur, nous l'avons vu, prétend qu'elle ne se montre qu'en cas de lésions déjà
confirmées, il est prudent de chercher autre chose.

Voici l'ensemble de symptômes qui permet, je
crois bien, de dépister la sclérose artérielle avant la
période d'état.

Quand des malades se plaignent de maux de tête
fréquents, bilatéraux, avec sentiment de tension
dans le crâne et dans les yeux, quand la cryesthésie
(sensation de froid) est très accusée, lorsque le
malade s'étonne d'avoir moins besoin de sommeil,
quand le second des bruits du cœur au niveau de
l'aorte devient retentissant ; lorsque enfin l'analyse
des urines, fréquemment répétée, révèle la présence
constante de traces d'albumine et de cylindres hyalins, lorsque l'épreuve cryoscopique dénote un mauvais filtrage du rein, lorsque en même temps le
malade maigrit un peu, que son teint devient grisâtre, sa peau desséchée, ses cheveux ternes, on
est en droit de penser qu'il y a menace de sclérose
artérielle, et en devoir d'instituer sans plus tarder
une secourable hygiène.

On peut entamer cette cure avec foi. Sans doute
il est des malades chez qui l'évolution se fait avec
une rigueur implacable, une continuité, que rien
n'arrête. Mais ces cas-là sont, Dieu merci, très
rares, et bien souvent, même lorsque l'hypertension
artérielle se manifeste permanente, à peu près égale

à elle-même, à toutes les heures du jour, une hygiène minutieusement prescrite et rigoureusement obéie donne souvent des résultats inespérés, tant par leur promptitude que par leur durée. La plupart des échecs, j'en suis fermement convaincu, sont dus à ce que le traitement a été prescrit à la légère, qu'il n'a pas été surveillé de près, et que le malade, négligeant de revoir son médecin, en a bientôt pris à son aise avec ses prescriptions.

L'hygiène alimentaire doit être particulièrement rigoureuse. Les conditions qu'à mon sens, il lui faut remplir sont les suivantes : 1° réduire au minimum les phénomènes congestifs qui suivent habituellement le repas, l'essoufflement, la gêne respiratoire, l'hypertension artérielle et aussi l'hypertension portale, qui souvent accompagne la digestion ; 2° faire que les résidus de l'alimentation soient aussi peu toxiques que possible et ne point obliger le foie à un continuel surmenage ; dans ce but, je pense qu'il est sage de tenter de réduire les fermentations intestinales excessives et la putréfaction, que révèle la présence dans l'urine de l'indican et de l'urobiline.

Nombre de médecins qui ont écrit sur la question estiment que le régime lacto-végétarien renforcé par les œufs est celui qui convient le mieux aux arthritiques menacés d'artériosclérose, et je l'ai cru aussi longtemps. Les recherches de Hayem et de Metchnikoff et toutes celles qui ont suivi, concernant la flore intestinale, le vieillissement prématuré et l'emploi des ferments lactiques, ont modifié mon sentiment à cet

endroit ; plus je vais et plus j'incline à croire qu'au
régime lacto-ovo-végétarien il convient de préférer
une diète véritablement végétarienne c'est-à-dire ne
comportant aucun aliment d'origine animale ; bien
entendu mes artérioscléreux ne passent pas leur vie
entière à ne manger que des légumes et des fruits ;
au bout de quelques semaines de diète sévère, je les
engage à renforcer leur repas de midi d'un peu de
viande blanche ou rouge grillée ou rôtie, bien cuite
ou d'un peu de poisson léger, parfaitement frais, le
repas du soir restant strictement végétarien. Je ne
crois pas me tromper en disant que la viande très
cuite, est moins nuisible, prise en quantité modérée,
que ne le sont le lait et les œufs, qui poussent à la
constipation et qui — les analyses d'urines m'en
ont fourni la preuve — provoquent l'indicanurie
avec beaucoup de facilité. Bien entendu il ne saurait
être question ici de la forme rénale de l'artériosclérose, laquelle ne se passe point aisément du régime
lacté. Je reviendrai sur ce régime à propos du traitement général de l'arthritisme ; je ne peux pas insister ici plus longuement, sinon pour dire qu'il faut
encore se méfier d'un aliment extrêmement précieux
à petites doses, nuisible si on en abuse ; c'est le sucre
que je veux dire.

Les arthritiques, enclins à la sclérose artérielle
doivent boire de l'eau. L'alcool assurément leur est
nuisible, surtout lorsqu'il est associé à des substances
aromatiques dont la toxicité est souvent très grande.
Je considère que l'eau rougie leur est fâcheuse sur-

tout s'ils en boivent aux repas une certaine quantité, et cela non point tant par la dose d'alcool absorbée que par la masse de liquide, venant diluer exagérément le suc gastrique, parésier les parois de l'estomac et ralentir la digestion; à mon avis, ces malades doivent boire abondamment aux heures ou l'estomac est vide (pas plus d'un litre par jour sous peine d'hypertension), extrêmement peu aux repas et point du tout pendant les trois premières heures de la digestion. Le thé et le café, aliments très hypertenseurs, seront à peu près complètement supprimés. Fait intéressant, les malades qui supportent une dose de caféine égale à ce qu'en contient une tasse de café, de dimension et de force moyennes, ne supportent pas sans souffrir la tasse de café elle-même; tant il est vrai que la caféine est loin d'être le seul aliment nuisible du café, de même que l'alcool n'est pas le seul élément nuisible du vin.

Dans les cas extrêmement sévères, je suis convaincu que deux ou trois jours de diète hydrique à la manière de Guelpa, peuvent rendre de grands services et donner à la cure un élan précieux.

Deux choses sont, pour l'artérioscléreux, particulièrement nuisibles, la vie exagérément sédentaire et le surmenage. Il s'agit d'établir un règlement de vie tel que l'un et l'autre soient évités. Ce qu'il faut avant tout c'est que le prédisposé ne soit point privé de sommeil; il doit dormir huit à neuf heures par jour. J'ai coutume de conseiller à mes malades de demeurer au lit huit heures et demie à

peu près, dont huit heures consacrées au sommeil ;
en outre — à moins que leur manière de vivre et
leurs obligations professionnelles ne s'y opposent
absolument — je leur prescris de s'étendre et d'essayer de dormir pendant la demie heure qui précède
le repas de midi ; cette coutume me paraît préférable
à celle qui consiste à dormir après le déjeuner.

A condition que les préscléreux dorment comme
nous venons de le dire, ils peuvent et ils doivent faire
de l'exercice ; non point sans doute de l'exercice violent lequel ne saurait convenir qu'aux êtres très jeunes
et parfaitement sains, mais la marche, la bicyclette,
la gymnastique dirigée par un médecin spécialiste,
l'escrime à doses modérées ; il faut d'ailleurs que
rien de tout cela ne se passe sans la surveillance du
médecin qui, par l'auscultation, l'analyse des urines
et l'étude du pouls, se rendra compte de la façon
dont son malade supporte l'exercice musculaire.

J'ai dit ailleurs[1], qu'à mon avis, beaucoup d'hygiénistes attachent une importance exagérée au plaisir
de l'amour envisagé en tant que générateur de fatigue ;
je ne puis que redire ici la même chose. Rien n'est
plus épuisant que la noce, c'est-à-dire les nuits
passées à boire ou à jouer, que ce soit ou non en
compagnie de demoiselles. Ça, c'est la grande usure
par insomnie, par abus d'alcool, qu'aggravent incontestablement les émotions du jeu ; mais je suis de
plus en plus convaincu que l'acte d'amour normal,

1. Quelques conseils pour vivre vieux.

accompli sainement en état de désir spontané, n'a jamais fait de mal ; il lui suffit, pour être légitime, de se produire sans contrainte et naturellement ; un homme et une femme bien portants, qui s'aiment et se veulent, n'ont rien à craindre de la possession fréquente, habituelle, presque quotidienne. Par contre, je considère comme particulièrement fâcheux pour les artérioscléreux, le désir qui n'est pas suivi d'assouvissement, ou bien encore ces singularités d'imagination qui n'aboutissent au désir que grâce aux excitations les plus désordonnées.

Les artérioscléreux sont habituellement frileux et le refroidissement de la température, sans doute par la vaso-constriction qu'il favorise, leur est nuisible ; moins pourtant que l'humidité. Ces malades souffrent surtout des variations fréquentes et brusques de la température, de l'état hygrométrique et de la tension électrique de l'air.

Le grand vent leur est également contraire. Presque tous éprouvent un bien-être manifeste quand il leur est possible d'aller passer les plus rudes mois de l'hiver dans un climat sec et tempéré ; il faut leur recommander — généralement ils n'attendent pas pour le faire qu'on le leur recommande — de se couvrir, en hiver, d'étoffes, non pas très lourdes mais très chaudes ; beaucoup d'entre eux n'ont guère à se louer du climat marin, non plus que des altitudes dépassant 1.000 mètres.

Aux arthritiques menacés de sclérose artérielle conviennent les cures dites de lavage, telles qu'on a coutume de les pratiquer à Contrexéville, à Vittel, à Martigny, à Évian ou à Thonon — sous cette réserve, pourtant, que la quantité d'eau ingérée ne soit jamais très importante ; on sait que quand le rein ne filtre pas très bien, l'hypertension peut résulter de boissons prises en quantités exagérées. Je partage l'avis du Dʳ Gouget, alors qu'il entend réserver les bains carbo-gazeux aux artérioscléroses tout à fait au début, et à l'angine de poitrine purement névropathique.

L'hydrothérapie convient à ces malades sous forme de douches, de douches tièdes ; mais il ne faut leur conseiller ni l'eau très chaude, ni la douche froide d'emblée ; je crois d'ailleurs que l'électrothérapie est ici plus exactement indiquée que l'hydrothérapie.

J'ai fréquemment essayé, en vue d'obtenir et la baisse de la pression sanguine et le bien-être dont elle doit s'accompagner la d'Arsonvalisation si chaleureusement préconisée par MM. Moutier et Challamel ; j'ai bien vu quelquefois, non toujours, l'hypotension survenir après la séance, mais je dois reconnaître que le lit condensateur et même le simple bain statique m'ont procuré des résultats pour le moins aussi marqués et pour le moins aussi durables. Le bain statique passe pour avoir une action nettement hypertensive et, pour ces motifs, M. Gouget le considère comme contre-indiqué chez les artérioscléreux. Je ne crois point que cette affirmation soit justifiée ; comme les courants de haute fréquence, et d'ailleurs comme presque tous les autres agents physiques, le bain statique détermine la baisse de la tension artérielle chez les hypertendus et son relèvement chez les hypotendus — et cela n'est pas pour surprendre tous ceux qui se sont livrés à une étude quelque-peu approfondie de ces agents thérapeutiques.

Certains observateurs superficiels concluent en pareil cas à la suggestion, ce en quoi je suis convaincu qu'ils se trompent. C'est une grande loi de physiologie; trop méconnue, que les excitations physiques portant sur l'une quelconque de nos périphéries sensitives tendent à produire un état opposé à l'état régnant.

Pour ce qui est de la thérapeutique médicamenteuse de l'artériosclérose c'est le domaine du médecin traitant, et je ne veux même pas essayer de l'esquisser dans ce bréviaire d'hygiène purement préventive.

CHAPITRE XXVI

HYGIÈNE GÉNÉRALE

Conceptions diverses des états arthritiques ; énumération. — Nutrition viciée ? ralentie ? accélérée ? — Rôle de la suralimentation et de la vie exagérément sédentaire. — L'intoxication alimentaire suffit-elle à constituer le grand arthritisme ? — Rôle de la syphilis, de l'alcool, du poison tuberculeux. — C'est l'infection tuberculeuse bénigne qui paraît être l'agent le plus actif et le plus fréquent des troubles de la nutrition. — La tuberculose muée en arthritisme grâce à l'alimentation carnée : exemple du peuple britannique.

Maintenant que nous avons étudié la diathèse arthritique dans ses manifestations les plus habituelles, il nous faut essayer de fixer les règles d'une hygiène générale s'adressant — moins à ceux qui sont formellement atteints d'obésité, de goutte, d'arthritides, de lithiasés, d'asthme ou de rhumatisme chronique, qu'aux arthritiques à manifestations bénignes, ou bien à ceux qui, n'étant encore que menacés, entendent faire ce qu'ils pourront pour épargner à eux-mêmes et à leur descendance les tourments qui les guettent.

Afin que cette hygiène générale ne découle pas uniquement de l'empirisme, mais qu'elle se rattache en quelque manière à la pathogénie telle que nous pouvons actuellement la concevoir, essayons de nous demander ce qu'est, à tout prendre, cette diathèse, que tant de théories se sont efforcé d'expliquer.

Oui, tant de théories ! car, non comptée la vieille doctrine des humeurs peccantes de Baillou et la conception de *l'arthritis* de Bazin, les modernes nous offrent :

Avec Bouchard, le ralentissement de la nutrition, la perturbation des diastases cellulaires, des oxydases ;

Avec Lécorché et Albert Robin, l'hyperactivité nutritive ;

Avec Lancereaux, la névrose herpétique ;

Avec Hayem, la trophonévrose d'origine mésocéphalique ;

Avec Hanot, la moindre résistance du tissu conjonctif ;

Avec Guyot, un microbe spécifique, d'ailleurs inconnu ;

Avec Gilbert et Lereboullet, la diathèse d'auto-inoculation avec cholémie familiale ;

Avec Lorand, la dysfonction plus ou moins synergique de plusieurs glandes vasculaires sanguines ;

Avec Enriquez et Sicard, Léopold Lévi et Henri de Rothschild, la dysgenèse glandulaire diastasique ;

Avec Glénard, l'hépatisme ;

Avec Cazalis, la diathèse fibreuse ;

Avec Joulie, l'hypoacidité des humeurs ;

Avec Poncet l'infection tuberculeuse ;

Avec Maurel, Pascault, Laumonnier, le ralentissement dans les mutations nutritives, dépendant de la suralimentation.

Parmi tant de doctrines, faire un choix n'est pas chose aisée, et je ne pense pas non plus qu'il soit indispensable d'en ajouter une de plus. Essayons cependant de nous faire une opinion aussi conforme que possible à l'ensemble des faits qu'il nous est donné d'observer.

Qu'il s'agisse d'une maladie de la nutrition, d'un trouble trophique, voilà qui véritablement ne peut faire de doute ; aussi bien ne risquons-nous guère de nous tromper en nous ralliant à toutes ces doctrines, en plaçant l'arthritisme sous la dépendance du système nerveux, ou sous la domination de ces glandes à sécrétion interne, qui partagent avec lui le soin de présider au rythme de nos échanges. Le lien de l'arthritisme avec un trouble dans le fonctionnement des centres nerveux est si manifeste que le mot neuro-arthritisme est à peu près indispensable à la langue médicale moderne ; la plupart des maladies de nos centres nerveux, et quelques-unes des plus importantes parmi les psychoses et les névroses, ne se développent volontiers qu'en terrain héréditairement touché par l'arthritisme. Quant à la doctrine dite de la dysfonction des glandes endocrines, elle gagne tous les jours du terrain ; la médecine expérimentale et la preuve par la thérapeutique nous inclinent de plus en plus à considérer que l'obésité, le rhumatisme chronique, la migraine, certaines dermatoses, l'entérite muco-membraneuse et jusqu'au rhumatisme articulaire aigu, si l'on en croit certain mémoire du professeur Vincent, sont singulièrement influencés par la qualité fonctionnelle des glandes endocrines, thyroïde, parathyroïde, hypophyse, capsules surrénales, pancréas, etc., etc.

Donc, l'arthritisme est une dystrophie, mais à tendances assez nettement définies : elle tend volontiers vers la prolifération conjonctive, vers les scléroses avec friabilité des fibres élastiques, durcissement des artères, épaississement des sécrétions, lithiases et empierrement des conduits excréteurs. Elle mène en un mot au vieillissement prématuré des organes en particulier, et aussi, de l'économie générale par prolifération fibreuse et étouffement des éléments nobles.

Bien que souvent, à de certaines périodes, elle revête les allures d'une vie suractive (goutte, diabète, obésité floride), j'incline plutôt à croire que la perturbation trophique se fait habituellement dans le sens du ralentissement, de la bradytrophie, ainsi que M. Bouchard nous l'enseigne. Ce dont on ne peut guère douter, c'est que les combustions, chez l'arthritique, sont incomplètes, inachevées, et les notions les plus récentes sur la nature de l'acide urique, rejoignant les idées d'autrefois, nous invitent à croire que — pour ce qui est du moins de l'acide urique d'origine exogène, — loin d'être un aboutissant, un des termes de l'évolution biochimique, il n'est qu'un état transitoire et peut finalement se réduire en urée

D'ailleurs, tout ce que nous voyons nous invite à penser que la plupart des phénomènes arthritiques suppose une élimination insuffisante des déchets avec phénomènes d'auto-intoxication. Ces poisons, à vrai dire, nous ne les connaissons que de façon assez imparfaite ; il est probable qu'ils sont divers et de provenances variées, mais qu'ils naissent surtout du fonctionnement vicié de notre appareil digestif, du rein ou du foie, dont le rôle comme destructeur de toxines est, nous le savons, capital. Au cours du chapitre qu'ils consacrent aux maladies de la nutrition dans le *Nouveau traité de médecine et de thérapeutique*, MM. Richardière et Sicard donnent, sur l'arthritisme trois pages concises et toutes remplies de sagesse. Ils y écrivent en propres termes : « L'hérédité dite arthritique, voilà la base fondamentale de la diathèse arthritique... ainsi nous voilà ramenés à la question de terrain et du terrain héréditaire. Mais si, plus curieux encore, nous voulons remonter plus haut et rechercher les causes premières de cette hérédité, nous les trouvons, sans contredit, conditionnées par les infections et les intoxications, les toxi-infections ; c'est ainsi que se vont enchaîner et lier réciproquement par de véritables cercles vicieux et chocs en retour ces deux unités vivantes, la graine et le terrain. »

Infection, intoxication, toxi-infection ? Oui, mais lesquelles et, à tout prendre, dans une lignée d'arthritiques, comment débute l'arthritisme ?

Dans son excellent petit ouvrage de la bibliothèque Larousse, *Arthritisme et Artériosclérose*, le Dr J. Laumonnier, résumant les travaux du professeur Maurel de Toulouse, d'Henri Huchard sur la toxémie alimentaire, de Combe de Lausanne, de Bardet, de Sigaud, de Pascault, de Monteuuis et de bien d'autres, aboutit à cette conclusion que la suralimentation est la cause primordiale des états arthritiques. Le professeur Maurel, de Toulouse, est le véritable père de cette doctrine, qu'il a soutenue avec le beau talent qu'on lui connaît. Elle est, cette doctrine, pleine de vraisemblance, et je demande la permission de m'y appesantir un moment, de la regarder bien en face, parce que je ne suis pas certain qu'elle suffise à me tout expliquer.

Voici un homme, naturellement doué d'un vigoureux appétit, et que sa profession incline à ne pas prendre d'exercice. Conduit comme tous les hommes, ses frères, par la loi du moindre effort, il se lève à sept heures et quart, son bureau ouvrant à huit heures, s'habille promptement, fait 200 mètres pour joindre une station d'omnibus, travaille assis dans une pièce que le soleil ne visite jamais, le crâne surchauffé par quelque lampe à gaz, rentre chez lui vers sept heures du soir pour chausser ses pantoufles, dîner, somnoler au coin de son feu et se mettre au lit vers dix heures. N'ayant d'autre satisfaction que celle de la table, il exige de sa ménagère une cuisine relevée, où l'alimentation carnée tienne le premier rôle, parce que la viande est de beaucoup plus savoureuse, plus appétissante, plus facile à accommoder que les farineux et les légumes verts ; parce que c'est de tous les aliments celui qui se digère le plus vite et le mieux, parce que nul autre ne donne plus d'appétit pour le repas suivant, et enfin parce que la chair animale procure à l'organisme humain un sentiment de bien-être, d'excitation légère, d'entrain à vivre, d'euphorie, que les albumines végétales ne donnent pas du tout au même degré.

Depuis la Révolution française, le bien-être s'est répandu, et précisément sous cette forme : l'alimentation carnée à tous les repas ; il n'est pas rare de voir un bourgeois de Paris, ou même un ouvrier, manger au repas de midi deux œufs et une grosse portion de viande ; au repas du soir, du poisson et de la viande encore. La consommation des légumes est, dans toutes les classes de la société, beaucoup plus restreinte, si bien que, dans les grands dîners, c'est seulement tout à la fin, au moment de l'entremets, qu'un plat de végétaux est offert aux convives.

Notez que, d'autre part, le progrès de la civilisation tend, d'un effort constant, à multiplier les moyens de locomotion en vue d'éviter la perte de temps qui résulte du changement de place. Les omnibus, les tramways, les chemins de fer métropolitains, les ascenseurs finissent par réduire à presque rien nos efforts musculaires, au moment même où l'abus de l'alimentation azotée exigerait logiquement de grandes dépenses d'énergie musculaire. Nos ancêtres, qui mangeaient moins, prenaient beaucoup plus d'exercice ; c'est, je crois, le professeur Charles Richet qui, étudiant la consommation quotidienne du Parisien de condition moyenne, a calculé que le rendement de chacun de nous correspondait à une dépense énergétique de 35 à 40 calories au maximum alors que la ration consommée fournit de 45 à 50 calories. Voilà certes des conditions anormales de vie, et vraisemblablement capables à elles seules de produire un certain degré d'auto-intoxication ; on conçoit même que des personnes, ayant mené longtemps cette vie de gavage et de quasi-immobilité, finissent non seulement par acquérir une certaine viciation de leurs propres humeurs, mais même la possibilité de transmettre à leur descendance d'importants troubles de la nutrition.

Pourtant je me demande avec quelque embarras si cela suffit à constituer ces symptômes du grand arthritisme, qui semblent réclamer des causes plus sévères.

En vérité, nous ne sommes pas en mesure de dire avec exactitude jusqu'à quel point l'intoxication alimentaire à elle seule peut altérer l'organisme dans son propre fonctionnement et aussi dans sa descendance ; il est probable que bien souvent d'autres intoxications parallèles viennent favoriser l'action de la première ; ainsi voyons-nous l'alcoolisme prêter la main à la syphilis pour le développement plus actif de la paralysie générale progressive. Par contre, n'oublions pas que certains poisons peuvent, à eux tout seuls, réaliser une des maladies les plus typiques du groupe arthritique : la goutte saturnine en est un exemple frappant.

Qu'il y ait un arthritisme d'origine syphilitique, un arthritisme d'origine alcoolique, c'est chose bien probable, car on connaît l'influence sclérogène locale et générale de ces poisons.

Mais il en est un plus répandu encore, et qui me paraît jouer un rôle tout à fait capital dans la genèse des états arthritiques, c'est la toxine tuberculeuse.

J'ai dit déjà [1] pour quelles raisons j'incline à croire que l'arthritisme et la tuberculose, en dépit des apparences, qui souvent les opposent l'une à l'autre ainsi que des contraires, sont deux maladies unies par les liens de la plus étroite parenté. Seulement, pour que cette doctrine n'apparaisse pas dérisoire, il importe de s'entendre sur la signification de ce mot tuberculose.

Évidemment, l'arthritisme est à peu près le contraire de l'état de fonte purulente, d'hyperthermie, de consomption ardente qu'est la phtisie; et trop de gens ne voient encore que le malade porteur de cavernes ouvertes, quand on prononce le mot tuberculeux. Aussi adopterai-je volontiers les idées chères à M. Landouzy et la classification, qui en découle, en bacillaires, tuberculeux et phtisiques.

Les phtisiques sont ceux qui meurent de la tuberculose ouverte ;

____

1. Voir chapitre vi, p. 62 et suiv.

Les tuberculeux sont des porteurs de nodules tuberculeux au sens anatomique du mot ;

Les bacillaires sont habités par le microbe tuberculeux, qui sécrète en leur organisme ses toxines ; mais lorsque cette phase de simple bacillose, sans tubercules et *a fortiori* sans phtisie, se prolonge longtemps, c'est que la virulence du bacille, n'est pas extrême, et que le terrain doit arriver à étouffer ce germe sans vigueur.

Donc, supposons un organisme humain, envahi par des bacilles tuberculeux de médiocre virulence ; comme toujours la lutte s'établit entre les toxines microbiennes et la tendance à réagir de nos tissus. Le poison tuberculeux provoque des réactions de défense ; s'il est de virulence médiocre, ces défenses seront suffisantes pour le réduire à l'impouvoir ; mais, comme il arrive habituellement en pareil cas, elles passeront la mesure ; non contente de faire ce qu'il faut pour tenir en respect l'anarchie microbienne, la réaction ira plus loin sous forme de diathèse fibreuse et de tyrannie arthritique. C'est ainsi que l'arthritisme peut être, à mon sens, défini une réaction excessive de l'organisme contre une intoxication d'origine alimentaire, alcoolique, syphilitique et, plus souvent, tuberculeuse, réaction qui dépasse son but et finit par constituer à son tour un état maladif.

Rien n'est plus instructif à ce propos que l'histoire du rhumatisme tuberculeux, si bien élucidée par Poncet et Leriche. Nous avons vu d'ailleurs, dans le cours de cet ouvrage, quelles relations cliniques incontestables unissent la tuberculose à l'asthme, à la bronchite chronique, à l'emphysème, à l'obésité, au diabète, etc.

Rien ne me paraît plus instructif à ce point de vue que l'histoire du peuple anglais. Il est probablement le plus arthritique de tous, et de tous aussi celui qui toujours a le mieux conçu la défense pratique contre les grands fléaux menaçant sa vitalité. Il est très vraisemblable que, vers une période de son histoire fort difficile à préciser, la brumeuse Angleterre a dû payer à la tuberculose un tribut formidable. Les dirigeants de ce pays, où l'opinion publique est si facile à manier, inclinèrent énergiquement leurs compatriotes vers l'alimentation carnée intensive, qui, sans nul doute, aida à lutter victorieusement contre l'infection bacillaire. L'usage, vite généralisé, de l'alimentation richement azotée, et aussi sans nul doute des boissons alcoolisées, aboutit non pas seulement à la raréfaction de la phtisie, mais encore au développement de l'arthritisme ; et c'est alors que les Anglais, pour lutter contre la diathèse, eurent recours aux exercices physiques violents, qu'ils ont multipliés comme l'on sait, et à quoi tout citoyen, quelque peu aisé, du Royaume-Uni consacre un moment chaque jour.

Si les Anglais sont à la fois gros mangeurs, beaux buveurs, fervents adeptes du foot-ball, du tennis, du cricket ou du golf, c'est qu'ils entendent, tout en ne se privant pas des agréments de l'existence, se maintenir à distance raisonnable de Charybde et de Scylla, du péril tuberculeux et des misères arthritiques. Et, ce faisant, ils se montrent fort sages.

CHAPITRE XXVII

HYGIÈNE GÉNÉRALE (*Suite*)

Primo non nocere : éviter le réveil d'une tuberculose latente.
— Éviter les régimes rigides et intransigeants. — Les prescriptions alimentaires doivent être d'une minutieuse précision. — La gravité de l'arthritisme. — Institution du
régime : les données du laboratoire et les données de la
clinique. — Rôle des poisons intestinaux. — Les aliments
d'origine animale. — Inconvénient des aliments pris en
masse mal divisée. — Les détails de régime. — Les régimes
de nettoyage. — Le régime végétarien. — Régime des boissons. — L'accélération de la nutrition. — Les agents physiques.

De cette revue générale des conditions pathogéniques de l'arthritisme, nous pouvons maintenant
déduire quelques considérations d'hygiène pratique.

Si, comme tout nous porte à le croire, il arrive
souvent que l'arthritisme se développe en manière
de réaction vis-à-vis de l'infection tuberculeuse, le
premier précepte hygiénique devra être comme bien
on pense : *primo non nocere*, éviter de réveiller par
une thérapeutique trop déminéralisante, par une
hygiène trop intransigeante, une tuberculose qui
dormait. Nous avons vu, à propos de l'obésité, que
ces craintes ne sont pas seulement du domaine
théorique.

En raccourci, schématiquement, l'on peut bien dire que l'essentiel du traitement hygiénique de la tuberculose c'est le repos et la suralimentation carnée ; or, l'essentiel de l'hygiène pour arthritiques, c'est au contraire une alimentation aussi peu carnée que possible, et le remplacement de la vie sédentaire par l'exercice musculaire habituel. On conçoit donc qu'il faille prendre quelques précautions, n'agir qu'avec une certaine délicatesse de doigté et ne pas prendre au pied de la lettre les conseils souvent trop simplistes des thérapeutes. Bien souvent, par la suralimentation carnée on n'obtient, même chez des tuberculeux avérés, que des résultats regrettables dus certainement à l'intoxication digestive. Il est fréquent de voir s'améliorer l'état général d'un phtisique et tomber sa fièvre, alors que l'on substitue, pour un temps, à un régime terriblement riche en mets azotés d'origine animale, une alimentation végétarienne très soutenue en albumines ; et par contre j'ai vu cent fois des arthritiques, trop longtemps et trop étroitement asservis à une diète intransigeante, gagner en force, en entrain et voire en accélération réelle de leur nutrition alors que, pour un certain temps, on leur redonnait de la viande.

C'est du reste un principe admis aujourd'hui par beaucoup de spécialistes qu'une certaine souplesse, permettant la variété est une des conditions indispensables d'une hygiène alimentaire bien conduite, et que les régimes interminables, rigides, sans merci, finissent par ne plus donner les résultats heureux que théoriquement on serait en droit d'en attendre.

Mais, entendons-nous bien : souplesse ne signifie pas désordre ni fantaisie ; les régimes sont un moyen puissant, et souvent le meilleur, de remédier à nombre d'états arthritiques ; mais à la condition expresse que, pour le temps où ils doivent durer, ils soient observés à la lettre. On ne mérite d'être libéré d'une discipline alimentaire que pour s'y être asservi sans marchander. L'intime collaboration du médecin et du patient est ici nécessaire ; aussi ai-je coutume de dire à mes malades lors d'une première entrevue, que je ne consens à me mêler de leur cure que s'ils s'engagent à ne pas m'y laisser travailler seul.

Ce régime alimentaire et le règlement de vie qui l'accompagne, je pense qu'il les faut prescrire de manière très détaillée, en soulignant les points essentiels, et en étant assez précis pour que l'arthritique de bonne volonté se sente soutenu par une règle, comme une plante grêle par un tuteur. Si, dans certaines maisons de santé de l'étranger, en Suisse et en Allemagne notamment, on paraît obtenir facilement des résultats thérapeutiques quelquefois très frappants, cela tient, entre autres causes, à ce qu'il y règne une discipline très ferme, à ce que le médecin directeur formule ses prescriptions de la façon la plus minutieuse et veille à ce qu'elles soient exécutées strictement. Il ne faut pas que notre bonne grâce française et notre aménité pour nos patients puissent faire croire à de la faiblesse, à du scepticisme ou à un certain désintéressement du résultat.

Gardons-nous certes, d'effrayer nos malades et de leur montrer sous un jour trop noir les conséquences de la diathèse. Mais on aurait aussi grand tort de la traiter à la légère ; c'est une tendance trop répandue dans le monde que d'envisager les maladies arthritiques comme une façon de brevet de longévité ; ceux qui s'énorgueillissent de leur extrême embonpoint et de leurs attaques de goutte se représentent mal que ce ne sont point là maladies si bénignes. Le Dr Laumonier, dans son excellent petit ouvrage *Arthritisme et artériosclérose*, me paraît voir les choses bien en noir quand il affirme que les arthritiques disparaissent jeunes, habituellement entre cinquante et soixante ans, souvent avant cinquante : « 70 p. 100, dit-il, meurent de leur maladie ou des complications, qui en résultent immédiatement. Parmi les hérédo-arthritiques à tares anciennes, 16 p. 100 meurent sans postérité et 21 p. 100 succombent avant l'âge d'engendrer. » Le même auteur ajoute que l'arthritisme franc, de même que l'artériosclérosé confirmée sont rarement guérissables, encore qu'on puisse parfois les amender. « Malheureusement, ajoute M. Laumonier, le préarthritique, et parfois même le préscléreux, ne se soigne pas ou se soigne mal, le premier surtout ne se croit pas malade ; il refuse en conséquence d'obéir aux conseils des médecins, de suivre le régime sévère qu'on prétend lui imposer... et c'est cela qui constitue avant tout le grand danger de l'arthritisme, cette belle santé apparente du début à laquelle on se fie et à l'abri de laquelle néanmoins le processus morbide s'installe et se propage. »

Dans le même chapitre du même ouvrage je relève encore une idée extrêmement juste, celle-ci : « Le préarthritisme n'est curable qu'à la condition que soit changée radicalement la manière de vivre du patient. Supposer que la guérison soit possible autrement, par quelques moyens empiriques ou quelques drogues est une dangereuse erreur. » De fait, il est bien vrai que le médicament vainqueur de l'arthritisme est encore à trouver, et que même il est malaisé d'imaginer que l'on découvre jamais autre chose que des palliatifs.

À propos de chacune des maladies d'origine arthritique dont il est question dans ce livre, j'ai donné, chemin faisant, les règles principales de l'hygiène, actuellement considérée comme la plus rationnelle et la mieux efficace. Ce qui me reste à dire pour en finir, c'est quelle est la façon de vivre, qui peut permettre à un sujet, né de source arthritique et manifestement menacé, de se mettre à l'abri des misères qui le guettent ou ne manqueront point de l'atteindre.

En traitant de la goutte, nous avons vu que certains aliments du règne animal et du règne végétal sont actuellement considérés comme nuisibles parce qu'ils apportent à l'organisme les « purines », d'où dérive l'acide urique. Beaucoup d'auteurs généralisent à tout l'arthritisme cette notion qui, pour la goutte, paraît exacte. M. Armand Gautier, dans son grand ouvrage classique sur *l'Alimentation et les Régimes*, traite dans le même chapitre l'arthritisme, la goutte, la gravelle urique et l'oxalurie. On sait qu'il se montre sévère, considérant certains légumes, les épinards et les haricots verts, comme contre-indiqués dans l'arthritisme, à cause de l'acide oxalique libre qu'ils contiennent; mais comme ce chimiste illustre est doublé d'un homme plein de sagesse et d'un philosophe qui sait que tout dans l'organisme humain ne se passe pas comme dans une cornue de laboratoire, après avoir constaté que ces aliments sont théoriquement peu recommandables, il ajoute : « Sans qu'on puisse dire pourtant que l'aptitude de ces aliments à produire de l'acide urique soit proportionnelle à la quantité d'acide oxalique qu'ils contiennent. »

Et le fait est que nous ne pouvons absolument pas nous contenter, pour établir le régime alimentaire des arthritiques, des seules données fournies par l'analyse chimique des aliments ou leur estimation calorimétrique. Les cliniciens, qui seraient impardonnables de méconnaître l'intérêt de toutes ces recherches, doivent pourtant conformer avant tout leurs prescriptions aux enseignements de l'observation quotidienne. Nombre d'aliments réputés dangereux, à cause de leur richesse en purines ou en acide oxalique, semblent dans la pratique de la vie quotidienne être pourtant bien tolérés, tandis que d'autres dont on n'a pas encore reconnu les principes nocifs, déterminent à n'en pas douter un redoublement de symptômes morbides. Les viandes rouges d'animaux adultes sont moins riches en purines que les légumineuses; elles n'ont pas comme nombre de légumes verts l'inconvénient d'apporter de l'acide oxalique; et cependant nous savons bien que, chez la plupart des sujets, il y a incontestable avantage à supprimer, au moins pour un certain temps, les viandes rouges, les œufs et même le lait, pour recourir aux aliments exclusivement empruntés au règne végétal.

Ceci me mène à dire que je suis tout à fait en accord avec M. Metchnikoff, alors qu'il attribue aux poisons intestinaux un rôle capital dans la genèse et dans le développement des maladies arthritiques et du vieillissement prématuré de nos organes par sclérose; et, de même, plus j'observe et plus je crois, avec le Dr Henri Tissier, à l'importance capitale de la putréfaction dans l'intestin, des aliments d'origine animale. A chaque instant, dans la pratique médicale, nous voyons, chez un malade, le foie se tuméfier et surtout dans son lobe gauche, et c'est presque toujours pour avoir abusé de l'alimentation carnée ou des œufs, dont le pouvoir toxique est, chez beaucoup de malades, évident.

Ce sont ces mêmes aliments qui provoquent l'apparition dans les urines de l'indican et de l'urobiline; il est bien certain que le régime végétarien, même un peu grossièrement manié et sans beaucoup de choix, suffit habituellement à faire disparaître tous ces symptômes d'auto-intoxication qui, selon moi, ont, pour la production et le développement de l'arthritisme, une importance au moins égale à celle que l'on attribue trop exclusivement aux purines alimentaires.

Et notez que, chez ces mêmes malades à la flore intestinale pathologique et au foie tuméfié surtout dans son lobe gauche, il est plus légitime, au bout de quelques jours de végétarien intégral, de redonner de la viande bien cuite, du poisson frais que du lait ou des œufs, surtout s'ils ne sont pas tout à fait impeccables; et c'est ici le lieu de rappeler les expériences si instructives faites par MM. Linossier et Lemoine et récemment publiées dans les *Archives de l'appareil digestif et de la nutrition*.

Voici encore quelques principes qu'il me paraît utile d'énoncer, avant d'en venir au détail du régime.

Quelle que soit la qualité des aliments employés, leur volume a, chez l'arthritique, une importance incontestable; on dirait que par leur masse même, alors qu'ils sont absorbés en grande quantité, les aliments produisent une sorte d'inhibition des fonctions sécrétoires de l'intestin, de l'estomac et des glandes annexes; et tout se passe comme si la quantité des sucs digestifs ne pouvait se proportionner à la quantité d'aliments ingérés; bien entendu pour cette catégorie d'arthritiques qui sont hypochlorhydriques, ou qui n'ont que ce que j'ai dénommé l'hyperchlorhydrie en feu de paille, des doses alimentaires, qui seraient tout juste suffisantes pour un homme d'appétit normal, deviennent excessives.

Cet inconvénient est d'autant plus marqué que les aliments sont moins divisés par une mastication insuffisante ; on sait avec quelle justesse mon ami le Dr Lucien Jacquet insiste sur les inconvénients de la tachyphagie et sur l'utilité de la bradyphagie. La mastication lente et attentive a le double avantage de ne laisser tomber dans l'estomac que des aliments finement divisés, et de procurer une certaine lassitude, qui empêche les excès quantitatifs dus à une sorte d'emballement nerveux.

Il faut encore recommander à l'arthritique de préférer à tous les autres les mets simples, d'éviter les préparations culinaires savantes où se mélangent les éléments les plus hétérogènes ; leur saveur très marquée donne souvent à l'appétit un coup de fouet momentané, excitation artificielle, invariablement suivie d'une fatigue de l'organe ; souvent d'ailleurs ces choses trop sapides laissent après elle un sentiment d'écœurement ; et il faut bien aussi compter pour quelque chose la fatigue du pancréas et du foie, chargés d'émulsionner et de transformer ces sauces habituellement très surchargées de graisse. Il faut enfin tenir compte de la qualité particulière des aliments, qu'on est convenu d'appeler « digestibilité » et qui paraît dépendre plus de leur consistance physique de leur densité que de leurs propriétés chimiques. Einhorn en a donné une classification, basée précisément sur la consistance, et Leube en a donné une autre basée sur la durée moyenne probable du séjour des aliments dans l'estomac ; on trouvera ces tables reproduites à la fin de l'ouvrage. Est-il bien nécessaire de dire à nos lecteurs qu'il serait un peu puéril de prendre au pied de la lettre les indications qu'elles donnent?

Donc, il est entendu que l'arthritique doit manger avec modération, qu'il doit éviter les mets de trop haut goût et les sauces très compliquées, qu'il est sage pour lui de n'user que très rarement des aliments qu'on nomme lourds, et qui procurent d'interminables digestions stomacales, qu'il doit manger avec lenteur et mastiquer soigneusement; il doit enfin éviter les parties tendineuses de la viande et l'enveloppe ligneuse des farineux, parce qu'elles contraignent les glandes digestives à un supplément de travail tout à fait inutile.

Il nous faut en venir maintenant aux précisions et aux détails du régime de l'arthritique. J'avoue que sur ce point je ne suis pas entièrement d'accord avec nombre de mes confrères, alors que pourtant je m'entends assez bien avec eux sur les principes. Lorsque le malade, qui vient me consulter n'est ni un diabétique vrai, ni un obèse, ni un goutteux proprement dit, lorsqu'il donne surtout des signes d'auto-intoxication d'origine digestive, avec fatigue, gonflement et endolorissement du foie, avec urines rares à densité élevée, excès urique par rapport à l'urée, traces de bile, urobiline, indicanurie prononcée, diminution du coefficient azoturique et du coefficient de Bouchard, ce qui est la règle, — si le cas me paraît assez grave pour mériter l'emploi des grands moyens, je mets pendant un jour ou deux le sujet à la diète hydrique.

A ce premier régime, qui ne saurait durer, j'en substitue un second, qui n'est pas, à tout prendre, beaucoup plus nourrissant, mais qui, du moins, a le mérite de tromper la faim du malade et ce sentiment pénible que cause la vacuité du tube digestif; ce régime est ainsi conçu :

Premier déjeuner : des fruits, sans pain avec 200 grammes de thé très léger et modérément sucré.

A midi : du bouillon de légumes ou une panade, des légumes verts ou une salade cuite, des fruits.

A quatre heures : une tasse de bouillon de légumes.

Au repas du soir : un potage maigre, quelques pommes de terre, une salade cuite, une compote.

Pas de pain, le malade boit à ses repas et dans l'intervalle huit cents à mille grammes d'une eau hypo-minérale, telle que Vittel, Contrexéville, Cap-vern, Évian ou Thonon.

A ces deux premiers régimes de lavage, qui, chez la plupart des arthritiques, ne doivent pas être maintenus plus de trois ou quatre jours, j'ai coutume de substituer le régime végétarien, constitué comme suit.

Sont supprimés tous les aliments d'origine ani-male, le lait, les œufs, le poisson et la viande. Le premier déjeuner se compose de fruits, de miel, de confitures, de pain grillé et d'une boisson chaude, thé léger ou tisane agréable à boire. Il importe, pour que les malades ne soient pas trop dénourris malgré la suppression de l'alimentation carnée, il importe de leur donner des albumines végétales en quantité suffisante. Aussi le plat de résistance se composera-t-il de farineux, gruau de céréales, pâtes italiennes, riz, légumes secs en purée, sans compter les potages, les légumes herbacés, les fromages blancs frais, les crêmes crues, les fruits cuits et crus.

J'ai coutume d'y joindre une certaine quantité d'aliments sucrés dont la valeur nutritive est, on le sait, considérable et qui ont, en outre, d'accord avec les farineux, l'avantage d'aider au développement dans l'intestin des ferments lactiques, que la plupart du temps je prends soin d'ajouter au régime. Lorsqu'ils sont judicieusement prescrits, les ferments lactiques sont, à n'en pas douter, le moyen le plus actif d'améliorer la flore intestinale, de soulager le foie et de supprimer les symptômes d'auto-intoxication. J'ai vingt fois au cours de cet ouvrage pris soin de le redire, et jusqu'à satiété ; c'est que vraiment, il faut tenir cette thérapeutique pour précieuse entre toutes, et chez les arthritiques plus particulièrement, de qui les moyens de défense contre les toxines alimentaires d'une part, et de l'autre les appareils d'élimination sont continuellement en défaut.

Certes, ce régime où dominent comme aliments de résistance les farineux et le sucre, est loin de convenir en bloc à tous les arthritiques, et notamment aux obèses et aux glycosuriques ; et cependant j'affirme

que, comme point de départ ou si l'on veut comme
préface sous forme de désintoxication à une cure
d'amaigrissement, ce régime donne souvent chez les
gens gras des résultats très précieux. Pour ce qui
est des glycosuries, je n'ai jamais osé en faire usage
systématiquement ; mais je puis dire que dans deux
cas de glycosurie arthritique intermittente, où ce
régime a été employé par les malades, malgré moi,
il a donné des résultats en vérité inespérés, à savoir
la disparition du sucre, si bien que pour ce motif, et
pour d'autres encore je suis extrêmement porté à
croire qu'il existe une glycosurie par intoxication
d'origine intestinale [1].

Mais revenons à notre régime général pour arthritiques. J'estime qu'on ne peut trop préciser la façon
dont les boissons doivent être prises, afin de ne point
trop diluer le suc gastrique au cours de la digestion
stomacale, et en vue de faire ce lavage des tissus, du
sang et des émonctoires qui est tout à fait indispensable chez les malades de cette catégorie. Le grand

1. Le Dr H. Tissier, dont on connaît les beaux travaux sur
la thérapeutique de l'intestin par les cultures de *bifidus* et
d'acidiparalactici, m'écrit qu'il croit, comme moi, à l'origine
toxique-digestive de ces glycosuries passagères : « Elles sont, du
reste, une allure si spéciale qu'on ne peut guère penser à
d'autres causes. Ne les rencontre-t-on pas chez ces fils d'arthritiques, bons vivants, solides fourchettes, gourmands et
gourmets, à la langue sale, à l'haleine fétide, aux selles molles.
D'habitude, je n'hésite pas à les mettre à mon régime et à
leur donner des cultures ; mais je leur supprime pendant
quelque temps le sucre, en nature seulement... En général, je
mets tous les diabétiques gras, pendant les fréquentes périodes
de troubles digestifs, bien entendu, au régime végétarien avec
cultures. »

principe c'est, à mon sens, qu'ils doivent boire très peu au cours des deux principaux repas et pas du tout pendant les deux ou trois heures qui suivent. Nombre de médecins conseillent à leurs malades d'absorber aux repas 200 grammes d'eau rougie, et de boire à la fin du déjeuner et du dîner une grande tasse de quelque breuvage aromatique chaud.

Je ne crois point que ce soit là une pratique très recommandable, et voici comment j'ai l'habitude de procéder : au réveil, trois quarts d'heure environ avant le premier déjeuner, et le soir au moment du coucher, trois ou quatre heures après la fin du dîner, je conseille des boissons chaudes légèrement sucrées. Le matin elles lavent très heureusement l'estomac des débris attardés des digestions de la veille et des mucosités souvent accumulées (pituite arthritique), et le soir, parce que séjournant plus longuement dans les tissus, il est vraisemblable qu'elles travaillent à en faire plus complètement le lessivage. A chaque repas je permets seulement un verre à bordeaux de liquide, qui est, selon les cas, tantôt de l'eau pure, tantôt de l'eau sucrée ou lactosée, tantôt de l'eau rougie, et tantôt du vin pur, un vin vieux, bien dépouillé, léger en alcool. Les vins de Bordeaux sont assurément ceux qui font le moins de mal aux arthritiques. Buvant extrêmement peu aux repas et point du tout pendant les deux ou trois heures qui suivent, nos malades doivent absolument, sous peine d'inconvénients tout à fait graves, boire en abondance dans les moments où l'estomac est vide ; encore ne doivent-ils avaler à la fois qu'une quantité très petite ; j'ai coutume de leur donner un verre à bordeaux d'une eau à minéralisation très faible à neuf heures, dix heures, onze heures du matin, quatre heures, cinq heures et six heures de l'après-midi. Chaque verre à bordeaux représentera à peu près 90 grammes ; cette dose, ajoutée aux boissons chaudes du matin et du soir et aux faibles quantités de liquides absorbées au cours des repas, fait un total de 11 à 1.200 grammes, quantité qu'il est généralement inutile de dépasser. Il est habituel de voir, sous l'influence de ce régime, la quantité d'urines émises en vingt-quatre heures passer de 7 ou 800 grammes à 1.500, et s'y maintenir pour le plus grand bien du patient.

Je laisse généralement mes arthritiques pendant trois semaines à ce régime hydro-végétarien ; après quoi, tout en les invitant à ne rien modifier à leur repas du soir, je leur conseille de remplacer le potage et le farineux au repas de midi par un plat de viande rouge, mouton, bœuf, ou blanche, poulet, dinde, ou par un plat de poisson léger, sole, merlan, truite de rivière, turbot, barbue, bar, colin, cabilleau.

Je considère comme aliments particulièrement nuisibles à l'arthritique les potages gras, les extraits de viande, les poissons lourds (sardines, harengs, maquereaux, anguilles, raies, brochets), les crustacés, les coquillages ; le gibier, la charcuterie, le canard, l'oie, la pintade, l'oseille, la choucroute, la rhubarbe, les truffes, les champignons ; les pâtisseries grasses comme les crêpes et les beignets, les crèmes au chocolat, et certains gâteaux dans la composition desquels les œufs jouent un grand rôle.

Pour assaisonner les salades, le citron sera le plus souvent possible préféré au vinaigre. Le chocolat, le cacao, le café fort, le thé trop longtemps infusé, les vins sucrés, les vins de Bourgogne, les bières anglaises, les liqueurs sont assurément très nuisibles. Les crudités ne sont interdites qu'à ceux qui ne les digèrent point.

Voilà les grandes lignes du régime qui me paraît habituellement le meilleur ; quand les malades y ont été soumis pendant un certain temps et qu'il a donné les résultats que l'on est en droit d'en attendre, il est souvent bien difficile d'empêcher un arthritique amélioré de prendre quelques libertés alimentaires ; quand il en est ainsi, je prie instamment ceux qui me confient la direction de leur hygiène de consentir à demeurer trois jours par semaine ou bien encore une semaine entière chaque mois au régime végétarien tout à fait strict.

Mais il ne faut point croire que ces règles diététiques doivent constituer à elles seules toute l'hygiène de l'arthritique ; il ne suffit pas de régler son alimentation ; il faut encore travailler à accélérer sa nutrition. On y parvient au moyen d'un certain nombre d'agents médicamenteux, qui ne sont pas tous, il s'en faut, d'un maniement facile, et aussi, grâce à des agents physiques incontestablement précieux, quand on en fait un usage judicieusement adapté.

Tous rendent des services, depuis le tub, la simple friction sèche ou alcoolisée, la douche, le massage, le bain de lumière électrique, le bain de soleil, le bain statique, les frictions révulsives avec l'ampoule de haute fréquence, les bains à courants alternatifs, les bains salés, les bains iodogènes et cette myothérapie que l'on obtient grâce aux grands appareils faradiques du professeur Bergonié.

Mais avant de recourir à tous ces moyens, dont seul le médecin peut diriger l'emploi, il est sage de tout d'abord régler la dose d'exercices physiques que l'arthritique doit accomplir régulièrement, immanquablement dans sa journée, s'il veut travailler comme il doit à la destruction des déchets nuisibles de sa nutrition. Il est parfois très délicat de doser la part de travail musculaire et aussi la part de repos qui convient. Le surmenage est aussi nuisible à l'arthritique que l'activité musculaire lui est secourable, et c'est tout un art que de savoir fixer, et le temps qu'il convient de demeurer au lit à dormir, et le temps qu'il faut consacrer à la régénération de ses muscles.

Quand les malades ne sont pas très ancrés dans l'obésité, quand leur appareil musculaire est à peu près intact, je me contente d'ordinaire de prescrire la marche, la marche au grand air bien entendu, et quelque temps qu'il fasse (sauf indications spéciales); la marche au pas de promenade, sans hâte, ni énervement; surtout pendant les premiers temps il ne faut pas qu'elle soit excessivement prolongée. Une demi-heure à la fin de la matinée, une demi-heure à la fin de l'après-midi, une demi-heure après le repas du soir, voilà qui constitue une très honorable moyenne, tout à fait secourable à ceux qui savent s'y astreindre. Pour les arthritiques en voie d'obésité, la destruction systématique des graisses et la réfection du muscle doit être poursuivie par des moyens spéciaux dont nous avons parlé dans notre chapitre xx.

N'omettons pas de dire que la fumée du tabac est nuisible, incontestablement à ceux d'entre les arthritiques qui ont quelque tendance à l'asthme, à la bronchite chronique, à l'emphysème. Elle fait mal aussi, n'en doutons pas, à ceux qui ont de l'hypertension artérielle par vaso-constriction périphérique ou de qui les reins se sont montrés délicats et sensibles. La suppression du tabac, qui est la plus dure de toutes les privations, est, pour certains ralentis de la nutrition, une nécessité impérieuse; je l'ai vue à plusieurs reprises, s'accompagner de la plus évidente amélioration. Certains malades, alors qu'ils renoncent à fumer, voient s'atténuer leurs symptômes de bronchite avec emphysème, cependant que leur estomac et leur intestin, comme privés d'un régulateur précieux, ne fonctionnent plus que médiocrement. Même en pareil cas, les arthritiques font sagement de renoncer à l'habitude de fumer, l'inconvénient de la bronchite, de l'emphysème et des troubles cardiaques habituellement consécutifs dépassant de beaucoup en gravité l'ennui de digestions un peu lourdes et de quelque ballonnement post-prandium. Au point de vue broncho-pulmonaire la fumée de la cigarette est particulièrement nuisible. Le cigare est vraisemblablement plus actif, en tant qu'agent d'intoxication générale de l'organisme par la nicotine.

Il resterait encore bien des choses à dire touchant l'hygiène intellectuelle et morale du neuro-arthri-tique. Je suis convaincu qu'une certaine façon trépi-dante, impatiente, énervée de réagir aux événements de la vie ne va pas sans fâcheuse influence sur l'état de la tension artérielle, l'activité des échanges et la qualité de la nutrition. La maladie ou plutôt le syndrome qu'on appelle neurasthénique, c'est préci-sément le mode de réaction névropathique particu-lier aux ralentis de la nutrition. Vaste sujet, auquel j'ai consacré naguère un in-8° de 400 pages, et que je compte reprendre prochainement. On m'excusera donc de ne pas entamer l'étude d'un pareil problème à la fin d'un bréviaire qui déjà pèche par excès de longueur.

TABLE DE DIGESTIBILITÉ DES ALIMENTS

D'APRÈS EINHORN

BASÉE SURTOUT SUR LA CONSISTANCE
PHYSIQUE DES ALIMENTS

I. **Aliments liquides :**

a) *Liquides à la température ordinaire :*

Lait, jus de viande, thé de bœuf, bouillon, peptones en solution, eau de riz, d'orge, d'avoine, eau albumineuse.

b) *Liquides à la température du corps :*

Gelées, gelées de fruits, crème, glace.

II. **Aliments de consistance pulpeuse ou semi-liquide :** potages à l'avoine, à l'orge, au riz, au sagou, au tapioca ; œufs pochés ; viande râpée ; biscuits émiettés dans de l'eau, du lait, du bouillon ; petit-lait ; koumyss ; crème ; beurre.

III. **Aliments solides mais légèrement liquéfiés :** pain blanc dans de l'eau ou du lait ; pointes d'asperges ; carottes ; purée de pommes de terre ; pommes de terre cuites à l'eau ; jaunes d'œufs durs ; huîtres.

IV. **Aliments solides** : pain blanc, pain de seigle ; viande, œufs durs ; poissons, fromages.

V. **Aliments de digestion difficile** : viande dans les régions tendineuses ; homards ; saucisses ; gruyère ; tous les aliments contenant beaucoup de cellulose : salades, concombres, pickles, fruits crus, pommes, poires, ananas ; aliments contenant beaucoup d'acides : fruits verts, fraises ; aliments contenant beaucoup de soufre et produisant des gaz dans l'intestin : choux, fèves, pois, etc.

TABLE DE DIGESTIBILITÉ DES ALIMENTS

D'APRÈS LEUBE

ALIMENTS CLASSÉS D'APRÈS LA DURÉE
DE LEUR SÉJOUR DANS L'ESTOMAC

I. — Bouillon, lait, œufs à la coque ou pochés, biscuits, eau potable, eaux naturelles minérales.

II. — Cervelle, ris de veau, poulet bouilli, pigeon bouilli, pieds de veau, tapioca au lait, blancs d'œufs battus.

III. — Bœuf cru finement haché ; maigre de jambon ; beefsteak grillé, purée de pommes de terre, pain blanc rassis, café au lait, thé au lait.

IV. — Poulet rôti, pintade, roostbeef froid, veau rôti, brochet bouilli, macaroni, riz, épinards, asperges, pommes cuites.

TENEUR DES PRINCIPAUX ALIMENTS EN PURINES

ALIMENTS D'ORIGINE ANIMALE

	Purines p. 100.		Purines pour 100.
Morue.	0,0699	Lait.	0,0006
Plie.	0,0954	Jambon	0,1386
Saumon.	0,1398	Bœuf (filet)	0,1566
Tripes.	0,0687	Bœuf (bifteck).	0,2478
Mouton.	0,1458	Bœuf (foie)	0,3303
Veau (filet)	0,1395	Ris de veau.	1,2075
Porc (filet).	0,1458	Poulet,	0,1554
Lapin.	0,1140		

ALIMENTS VÉGÉTAUX

	Purines p. 100.		Purines p. 100.
Pain blanc.	0	Laitue.	0
Pain complet (Haig).	0,0400	Choux-fleurs.	0
Farine d'avoine	0,0636	Oignons.	0,0093
Riz	0	Pommes de terre	0.0024
Farine de pois.	0,0468	Asperges	0,0258
Haricots.	0,0765	Chocolat (théobromine)	1,43
Lentilles maltées	0,0450	Cacao (théobromine).	1,30
Tapioca.	0	Café torréfié (caféine).	1,24
Choux-pomme.	0	Thé (caféine)	1,35 à 3,58

BOISSONS

	Purines p. 100.		Purines p. 100.
Bière (Lager)	0,0159	Thé de Chine.	0,025 à 0.0460
Pale ale.	0,0177	Café	0,110 à 0,2500
Bordeaux	0	Tasse de chocolat.	0,268 à 0,572
Volnay	0		
Porto	0	Tasse de cacao (10 gr.)	0,130
Thé de Ceylan.	0,0805		

TABLE DES MATIÈRES

ÉVREUX, IMPRIMERIE CH. HÉRISSEY, PAUL HÉRISSEY, SUCC^r

B. — *MALADIES NERVEUSES ET MENTALES*

La famille névropathique. *Hérédité, prédisposition morbide, dégénérescence*, par le D^r CH. FÉRÉ, médecin de Bicêtre, avec gravures. 2e édition.. 4 fr.

Le traitement des aliénés dans les familles, par LE MÊME. 3e édition... 4 fr.

L'hystérie et son traitement, par le Dr PAUL SOLLIER......... 4 fr.

Morphinomanie et morphinisme, par le Dr P. RODET (*Ouvrage couronné par l'Académie de médecine*)..................... 4 fr.

L'idiotie. *Psychologie et éducation de l'idiot*, par le Dr J. VOISIN, médecin de la Salpêtrière, avec gravures....................... 4 fr.

C. — *CHIRURGIE*

Cours de Médecine opératoire
de la Faculté de Médecine de Paris

Par M. le professeur **Félix TERRIER**
Membre de l'Académie de médecine, Chirurgien de la Pitié

Petit manuel d'antisepsie et d'asepsie chirurgicales, par les Drs FÉLIX TERRIER et M. PÉRAIRE, ancien interne des hôpitaux de Paris, avec gravures... 3 fr.

Petit manuel d'anesthésie chirurgicale, par LES MÊMES, avec 37 gravures.. 3 fr.

L'opération du trépan, par LES MÊMES, avec 222 gravures..... 4 fr.

Chirurgie de la plèvre et du poumon, par les Drs FÉLIX TERRIER, membre de l'Ac. de méd., prof. à la Faculté de médecine de Paris, et E. REYMOND, ancien interne des hôp. de Paris, avec 67 grav..... 4 fr.

Chirurgie de la face, par les Drs FÉLIX TERRIER, GUILLEMAIN, chirurgien des hôpitaux, et MALHERBE, avec 214 gravures............ 4 fr.

Chirurgie du cou, par LES MÊMES, avec 101 gravures.......... 4 fr.

Chirurgie du cœur et du péricarde, par les Drs FÉLIX TERRIER et E. REYMOND, avec 79 gravures.............................. 3 fr.

Pratique de la chirurgie courante, par le Dr M. CORNET, préface de M. le *Professeur Ollier*, avec gravures..................... 4 fr.

Traité de l'intubation du larynx dans les sténoses laryngées aiguës et chroniques de l'enfant et de l'adulte, par le Dr A. BONAIN, avec gravures.................................. 4 fr.

D. — *HYGIÈNE.*

Hygiène de l'alimentation dans l'état de santé et de maladie, par le Dr J. LAUMONIER, avec gravures. 3e édition revue......... 4 fr.

De l'exercice chez les adultes, par le Dr F. LAGRANGE, lauréat de l'Institut. 7e édition.. 4 fr.

Hygiène de l'exercice chez les enfants et les jeunes gens, par LE MÊME. 9e édition.. 4 fr.

Envoi franco contre mandat-poste.

La fatigue et l'entraînement physique, par le D' Pн. Tissié, préface de M. le *Professeur Bouchard*, avec gravures, 3º édit. (*Ouvrage couronné par l'Académie de médecine*)............................ 4 fr.

L'éducation physique de la jeunesse, par A. Mosso, professeur à l'Université de Turin....................................... 4 fr.

L'hygiène sexuelle et ses conséquences morales, par le D' S. Ribbing, professeur à l'Université de Lund (Suède), 4º édition.... 4 fr.

Hygiène des gens nerveux, par le D' Levillain. 5º édition...... 4 fr.

E. — ACCOUCHEMENTS. — MALADIES DES FEMMES

Essai sur la puberté chez la femme (*psychologie, physiologie, pathologie*), par le D' Marthe Francillon, ancien interne des hôpitaux de Paris... 4 fr.

Grossesse et accouchement. *Étude de socio-biologie et de médecine légale*, par le Professeur G. Morache, de la Faculté de médecine de Bordeaux... 4 fr.

Les maladies de l'urèthre et de la vessie chez la femme, par le D' Kolischer, trad. de l'all. par le D' *Beuttner*, de Genève, avec gr. 4 fr.

G. — DIVERS

L'instinct sexuel, *Évolution, dissolution*, par le D' Cн. Féré, médecin de Bicêtre. 2º édit... 4 fr.

Naissance et mort. *Étude de socio-biologie et de médecine légale*, par le P' G. Morache, de la Faculté de médecine de Bordeaux..... 4 fr.

La responsabilité (*Étude de socio-biologie et de médecine légale*), par LE MÊME... 4 fr.

La mort réelle et la mort apparente, *nouveaux procédés de diagnostic et traitement de la mort apparente*, par le D' S. Icard, avec gravures (*Ouvrage récompensé par l'Institut*)................... 4 fr.

NOTICES SUR LES VOLUMES DE CETTE COLLECTION

A. — MÉDECINE

Essais de Médecine préventive

Par P. LONDE
Ancien Interne des Hôpitaux de Paris.

1 vol. in-16, cart. à l'anglaise................................. 4 fr.

L'auteur s'est proposé de montrer que la *plupart des maladies* (non spécifiques) *ont une origine commune : le tube digestif*, ce laboratoire de poisons, suivant l'expression de M. Bouchard. Il montre que le régime est presque toujours la partie essentielle du traitement, quelle que soit la localisation morbide, et qu'une diététique préventive, instituée à temps, permet d'éviter la maladie. Le médecin et le malade sont avertis de l'*imminence morbide* soit par des troubles digestifs apparents, soit par le ralentissement nerveux des troubles digestifs latents. Aussi l'étude de l'imminence morbide est-elle particulièrement instructive chez *l'asthénique constitutionnel*, dont les réactions nerveuses sont plus appréciables que celles du sujet robuste.

M. P. Londe s'est préoccupé du *diagnostic précoce* des altérations de la santé et d'une *thérapeutique réellement efficace*, trop souvent délaissée pour une médication accessoire qui ne fait que reculer l'échéance morbide.

Envoi franco contre mandat-poste.

Les nouveaux Traitements

Par le Dʳ J. LAUMONIER

1 vol. in-16, 2ᵉ édit. revue et complétée, cartonné à l'anglaise...... 4 fr.

L'auteur s'est proposé de fournir des indications précises, aussi complètes, mais aussi brèves et claires que possible, sur les nouveaux remèdes et les nouvelles méthodes de traitement qui ont une efficacité réelle et sont assez bien connus pour qu'on puisse les formuler d'une manière sûre et pratique. En tête de chaque chapitre, il a placé des considérations sommaires de physiologie pathologique et de pathogénie, dans le but de faire comprendre le mécanisme de l'action thérapeutique par la connaissance des troubles fonctionnels qui créent la maladie.

Manuel d'Électrothérapie et d'Électrodiagnostic

Par le Dʳ E. ALBERT-WEIL

1 vol. in-16, 2ᵒ édit., avec 88 gravures dans le texte, cart. à l'angl... 4 fr.
(Récompensé par l'Académie de médecine).

Le succès rapide de la 1ʳᵉ édition du *Manuel* du Dʳ Albert-Weil a montré que le plan du livre était heureusement conçu; aussi a-t-il été rigoureusement suivi dans la 2ᵉ édition, mais de nombreux chapitres ont été ajoutés et d'autres entièrement modifiés pour être mis au courant des derniers progrès de l'électrothérapie.

Tous les chapitres ont été complétés; ceux qui ont trait à la photothérapie et à la radiothérapie ont été les plus profondément modifiés, en particulier tout ce qui concerne la radiothérapie (méthode, modes d'application, procédés de protection, de mesure), a été très longuement et très complètement exposé.

L'Éducation rationnelle de la Volonté

Son Emploi thérapeutique

Par le Dʳ Paul-Émile LÉVY, ancien interne des hôpitaux de Paris.

Préface de M. le Professeur BERNHEIM, de Nancy.

1 vol. in-16, 8ᵉ édition, cartonné à l'anglaise................... 4 fr.

L'auteur s'est proposé de montrer qu'il nous est possible de préserver de bien des atteintes notre être moral et physique et, s'il arrive quelque mal à l'un ou à l'autre, de tirer de notre propre fonds soulagement ou guérison. Il s'agit, en somme, d'une éducation de la volonté, mais en spécifiant que celle-ci doit et peut agir sur les maux de notre corps comme sur ceux de notre esprit; la thérapeutique du corps par l'esprit ou thérapeutique psychique, appuyée sur l'auto-suggestion, peut rendre les plus grands services.

Les Embolies bronchiques
tuberculeuses
Par le D^r **Ch. SABOURIN**,
Directeur du Sanatorium de Durtol (Puy-de-Dôme).

1 vol. in-16, avec gravures, cartonné à l'anglaise.................... **4 fr.**

Les lésions tuberculeuses primitives du poumon sont nodulaires, disséminées par leur forme et leur évolution ; les lésions tuberculeuses secondaires sont au contraire d'apparence pneumonique. C'est à ce dernier type que l'auteur assigne une pathogénie spéciale.

Après une étude des pneumonies nécrosantes en général, basée sur des séries d'observations, l'auteur arrive à cette conclusion que la forme pneumonique de la phtisie ne se montrerait que dans des cas tout exceptionnels, si la tuberculose du poumon était toujours soignée à temps et de façon rationnelle. Dans un autre chapitre sont décrites en particulier les pneumonies nécrosantes de la région scissurale qui tiennent une si grande place dans l'histoire de la phtisie.

Manuel de
Percussion et d'Auscultation
Par le Dr **Paul SIMON**
Professeur à la Faculté de médecine de Nancy.
1 vol. in-16, avec gravures dans le texte, cartonné à l'anglaise,...... **4 fr.**

B. — *MALADIES MENTALES ET NERVEUSES*

La Mimique chez les Aliénés
Par le Dr **G. DROMARD**
Médecin de l'asile de Clermont (Oise).
1 volume in-16, cartonné à l'anglaise................... **4 fr.**

M. Dromard envisage, au nom de la psychologie morbide, les relations qui unissent la mimique aux trois sphères *intellectuelle, affective et volitionnelle* et, à ce titre, il s'est heureusement éloigné du terrain purement objectif. Cette tentative répond à des besoins nouveaux, car elle permet de grouper des observations éparses en vue d'une classification méthodique.

L'Amnésie
au point de vue séméiologique et médico-légal
Par les Drs **G. DROMARD** et **J. LEVASSORT**
(*Ouvrage couronné par l'Académie de Médecine.*)
1 volume in-16, cartonné à l'anglaise................... **4 fr.**

Les auteurs ont distingué les amnésies de nature fonctionnelle et les amnésies de nature organique consécutives aux lésions disséminées et aux lésions circonscrites du cerveau.

Envoi franco contre mandat-poste.

La seconde partie de ce travail intéresse la médecine légale. Les auteurs se sont efforcés de porter la lumière sur des points souvent très obscurs dans l'épilepsie, la paralysie générale au début et les traumatismes cérébraux. Une étude sur la simulation de l'amnésie, qui est bien l'une des difficultés les plus grandes que l'expert puisse avoir à résoudre, complète ce travail.

La Famille névropathique

Théorie tératologique de l'hérédité
et de la prédisposition morbides et de la dégénérescence
Par le Dr Ch. FÉRÉ, médecin de Bicêtre.

1 vol. in-16, 2e édit.; avec gravures dans le texte, cart. à l'angl..... 4 fr.

M. Féré montre que les exceptions connues sous le nom d'hérédité dissemblable et d'hérédité collatérale se retrouvent dans les familles tératologiques qui, souvent, sont aussi des familles pathologiques. Ce qui est héréditaire, ce sont des troubles de la nutrition de la période embryonnaire, entraînant des effets différents suivant l'époque à laquelle ils se produisent. Les troubles du développement commandent la prédisposition morbide, de nombreux faits le prouvent. Ces troubles héréditaires ou accidentels de l'évolution réalisent une destruction progressive des caractères de la race; la dégénérescence, quelle que soit sa cause, peut être définie une dissolution de l'hérédité qui aboutit en fin de compte à la stérilité.

Le Traitement des Aliénés

dans les familles
Par LE MÊME.

1 vol. in-16, 3e édition, revue et augmentée, cartonné à l'anglaise. 4 fr.

L'auteur donne des renseignements intéressants sur l'assistance familiale telle qu'elle est donnée dans divers pays. Depuis que les mêmes procédés sont appliqués en France, les résultats obtenus ont été en s'améliorant, et le Dr Féré constate les progrès de cette bienfaisante institution. Une seconde partie est consacrée à la description des soins généraux qu'exige le traitement des aliénés dans les familles : avantages et inconvénients du traitement, quels malades peuvent en profiter, le choix de l'habitation, le garde-malade, surveillance de la santé générale des aliénés, soins moraux, soins particuliers à quelques catégories d'aliénés, soins particuliers dans certaines circonstances exceptionnelles, toutes questions de haute importance dont la connaissance est indispensable.

La Démence précoce

Étude psychologique, médicale et médico-légale
Par CONSTANZA PASCAL
Médecin des asiles publics d'aliénés.

1 vol. in-16, cartonné à l'anglaise . . . . 4 fr.

L'apparition fréquente de la démence précoce pendant la période des études, expose les éducateurs à de nombreuses méprises. Les erreurs

Envoi franco contre mandat-poste.

judiciaires et médicales seraient plus faciles à éviter si l'on attirait plus souvent l'attention des magistrats, des médecins légistes et des médecins militaires sur la fréquence des troubles moraux dans la démence précoce.

Enfin, tous les médecins qui sont appelés à diagnostiquer prématurément la démence précoce doivent connaître les réactions qui portent le cachet de l'affaiblissement mental.

L'étude de la démence précoce est donc de la plus haute importance, tant au point de vue clinique qu'au point de vue social.

La Joie passive
Par le D' M. MIGNARD
Préface de M. le D' G. DUMAS, professeur-adjoint à la Sorbonne.

1 vol. in-16, cartonné à l'anglaise . . . . **4 fr.**

La joie passive est un état de béatitude qui se révèle chez certaines catégories d'aliénés par un sourire doux et niais, par l'optimisme des réponses du sujet, et par le ton de sa voix. Elle n'est accompagnée d'aucune excitation intellectuelle.

Dans ce livre très documenté, le D' Mignard montre la complexité de la question de la joie, le caractère contradictoire des phénomènes mentaux et organiques qui s'associent, suivant les cas, au sentiment agréable, la nécessité d'expliquer le plaisir moral par un élément qui se retrouve dans toutes les joies. Entre la joie du maniaque et la béatitude du dément, l'homme normal connaît le bonheur de l'activité calme, puissante et volontaire. Une partie de ces études éclaire également des phénomènes accompagnant l'excitation saine, mentale et organique.

L'Hystérie et son Traitement
Par le D' Paul SOLLIER
1 vol. in-16, avec gravures dans le texte, cartonné à l'anglaise. . . . . **4 fr.**

L'auteur a eu pour but, en faisant d'abord l'examen critique des théories sur la nature de l'hystérie et le mécanisme de ses phénomènes, de montrer qu'ils sont d'ordre essentiellement physiologique, et que leur traitement est par conséquent du ressort des cliniciens. Établir la pathogénie générale des troubles hystériques et partir de là pour en déduire le traitement rationnel, telle est l'idée directrice de l'ouvrage.

Basé sur la longue expérience de l'auteur, cet ouvrage constitue pour les praticiens le guide le plus complet et le plus pratique du traitement de l'hystérie.

La Mélancolie
ÉTUDE MÉDICALE ET PSYCHOLOGIQUE
Par le D' R. MASSELON
Médecin-adjoint de l'Asile de Clermont (Oise).
(Ouvrage couronné par l'Académie de médecine.)

1 vol. in-16, cartonné à l'anglaise . . . . **4 fr.**

Cet ouvrage a pour but l'étude analytique du syndrome mélancolique. De quels éléments psychiques sont constituées la dépression et la douleur

Envoi franco contre mandat-poste.

morales? comment ces deux symptômes sont reliés l'un à l'autre? comment ils s'influencent l'un l'autre? telles sont les questions que M. Masselon a posées et qu'il s'est efforcé de résoudre. L'auteur aborde ensuite l'étude différentielle des états mélancoliques dans les diverses affections mentales et insiste particulièrement sur les cas de mélancolie dite essentielle qu'il appelle mélancolie affective. M. Masselon a été conduit à cette dernière opinion par l'étude des faits : il n'existe pas une mélancolie, il n'existe que des états mélancoliques. La mélancolie est un état psychologique que l'on observe dans des formes nosographiques très différentes.

Morphinomanie et Morphinisme

Par le Dr Paul RODET

(Ouvrage couronné par l'Académie de médecine, Prix Falret.)

1 vol. in-16, cartonné à l'anglaise.................................... **4 fr.**

L'Idiotie

Hérédité et dégénérescence mentales,
Psychologie et éducation mentale de l'idiot
Par le Dr Jules VOISIN, médecin de la Salpêtrière.

1 vol. in-16, avec gravures dans le texte, cartonné à l'anglaise...... **4 fr.**

L'auteur, choisissant ses exemples parmi différents types d'idiots étudiés dans son service d'hôpital, examine leurs instincts, leurs sentiments, leurs lueurs d'intelligence et de volonté, ainsi que leurs caractères physiques. De là, il passe à l'éducation et au traitement qui doivent être appliqués à ces déshérités, pour qu'ils cessent d'être à charge à tous, et qu'ils deviennent utiles à eux-mêmes et à la société.

Manuel de Psychiatrie

Par le Dr J. ROGUES DE FURSAC
Médecin en chef des asiles de la Seine.

1 vol. in-16, 3e édit., cartonné à l'anglaise.......................... **4 fr.**

L'auteur s'est efforcé de faire une œuvre pratiquement utile. C'est ainsi qu'il a donné une place relativement considérable à l'étude des troubles psychiques élémentaires. Il importait en effet de fixer la valeur de ces symptômes constituant, par leur groupement, les affections psychiques proprement dites, et de définir des termes dont le sens exact échappe quelquefois aux médecins insuffisamment familiarisés avec la psychiatrie. Bien que demeurant sur le terrain pratique, il n'a pas cru devoir passer sous silence les explications pathogéniques qui ont été données des troubles mentaux. La plupart des théories relatives à la genèse des hallucinations, des troubles de l'émotivité, etc., sont résumées d'une façon aussi claire que possible.

On trouvera décrites dans ce livre des affections peu connues en France jusque dans ces dernières années, telles que la *démence précoce* et la *folie maniaque dépressive.*

Envoi franco contre mandat-poste.

C. — CHIRURGIE

Cours de Médecine opératoire
de la Faculté de Médecine de Paris
Par M. le professeur Félix TERRIER
Membre de l'Académie de médecine, Chirurgien de la Pitié.

Petit Manuel d'Antisepsie et d'Asepsie chirurgicales, en collaboration avec M. PÉRAIRE, ancien interne des hôpitaux de Paris. 1 vol. in-12, avec gravures dans le texte, cart. à l'anglaise. **3 fr.**

Petit Manuel d'Anesthésie chirurgicale, par LES MÊMES. 1 vol. in-12, avec 37 gravures dans le texte, cartonné à l'anglaise. . . **3 fr.**

L'Opération du Trépan, par LES MÊMES. 1 vol. in-12, avec 222 gravures dans le texte, cartonné à l'anglaise . . . . **4 fr.**

Chirurgie de la Face, en collaboration avec MM. GUILLEMAIN, chirurgien des hôpitaux, et MALHERBE, ancien interne des hôpitaux de Paris. 1 vol. in-12, avec 214 gravures dans le texte, cart. à l'anglaise. : **4 fr.**

Chirurgie du Cou, par LES MÊMES. 1 vol. in-12, avec 101 gravures dans le texte, cartonné à l'anglaise. . . . . **4 fr.**

Chirurgie de la Plèvre et du Poumon, en collaboration avec M. E. RAYMOND, ancien interne des hôpitaux de Paris. 1 vol. in-12, avec 67 gravures dans le texte, cartonné à l'anglaise . . . . . **4 fr.**
Les auteurs ont reproduit les leçons professées par M. Terrier à la Faculté de médecine de Paris. Ces leçons intéressent à la fois les médecins et les chirurgiens, certaines opérations sur la plèvre étant restées dans le domaine de la médecine.
Les différents chapitres sont consacrés à *la thoracocentèse*, à *la pleurésie purulente* et à *la pleurotomie*, à *la thoracoplastie*, à *la chirurgie de la plèvre pulmonaire*, aux *interventions pour les plaies du poumon*, à *la pneumotomie*, à *la pneumectomie.*

Chirurgie du Cœur et du Péricarde, par LES MÊMES. 1 vol. in-12, avec 79 gravures dans le texte, cartonné à l'anglaise . . **3 fr.**
Les auteurs débutent par les généralités relatives à la *chirurgie du péricarde*; puis ils donnent le manuel opératoire de la chirurgie du péricarde, les indications et les complications de la thoracocentèse; ils traitent ensuite de la péricardotomie avec ou sans résection des cartilages costaux, du manuel opératoire, des soins consécutifs et des indications.
Pour la *chirurgie du cœur*, ils étudient successivement le traitement des plaies, les plaies abandonnées à elles-mêmes, leur traitement sans opérations, les sutures du cœur, les interventions sur le cœur en dehors des plaies, etc.

Pratique de la Chirurgie courante
Par le Dr M. CORNET
Préface de M. le Professeur OLLIER.

1 fort vol. in-16, avec 101 figures, cartonné à l'anglaise. . . . . **4 fr.**
Il importe de répandre et de vulgariser les nouvelles méthodes en indiquant les différents moyens par lesquels on peut arriver au

Envoi franco contre mandat-poste.

but, sans se perdre dans la description des nouvelles substances antiseptiques que l'on propose de toutes parts, ni dans la discussion des nouveaux procédés que chaque jour voit éclore. L'idée de l'asepsie, qui n'est autre que la propreté absolue, vient simplifier la question et dispenser de l'emploi des antiseptiques dans les plaies simples qui ne demandent qu'à se réunir. M. Cornet expose, dans un chapitre spécial, les moyens par lesquels on peut se passer des pansements coûteux, des appareils compliqués et embarrassants.

L'Intubation du Larynx
dans les sténoses laryngées aiguës et chroniques de l'enfant et de l'adulte
Par le Dr **A. BONAIN**
Chirurgien-adjoint de l'hôpital civil de Brest,
Chargé du service des maladies du nez, des oreilles et du larynx.
1 vol. in-16, avec 46 figures, cartonné à l'anglaise. . . . . **4 fr.**

D. — HYGIÈNE

Hygiène de l'Alimentation
Dans l'état de santé et de maladie
Par le Dr **J. LAUMONIER**
1 vol. in-16, 3e édit., avec gravures dans le texte, cartonné à l'anglaise. **4 fr.**

De l'Exercice chez les Adultes
Par le Dr **Fernand LAGRANGE**
Lauréat de l'Institut.
1 vol. in-16, 7e édition, cartonné à l'anglaise. . . . . **4 fr.**

Les livres de M. Lagrange ont toujours beaucoup de succès auprès du grand public, à qui nous n'avons pas craint de recommander le présent volume d'une façon spéciale. Comme il n'est personne qui ne soit, sinon arthritique, ou goutteux, ou obèse, ou dyspeptique, ou diabétique, ou essoufflé, ou quelque peu névrosé, du moins candidat à quelqu'une de ces petites infirmités avec lesquelles il faut passer une partie de l'existence, chacun voudra savoir comment il devra se comporter pour rendre cette partie la plus supportable et la plus longue possible. (*Revue Scientifique*.)

Hygiène de l'Exercice
Chez les Enfants et les Jeunes gens
Par *le même*.
1 vol. in-16, 9e édition, cartonné à l'anglaise. . . . . **4 fr.**

Les jeunes gens doivent pratiquer des exercices physiques destinés à fortifier leur santé, des exercices hygiéniques et non pas athlétiques. M. le docteur Lagrange développe cette saine doctrine en un charmant petit volume que je viens de lire avec le plus grand plaisir, et je le recommande aux méditations de toutes les mères de famille et même des pères qui ont le temps de s'occuper de leurs enfants.

D' G. Daremberg (*Les Débats*).

La Fatigue et l'Entraînement physique

Par le **D' Philippe TISSIÉ**

Chargé de l'inspection des exercices physiques dans les lycées et collèges de l'Académie de Bordeaux.

Précédé d'une lettre-préface de M. le Professeur Ch. Bouchard, de l'Institut.

1 vol. in-16, 3° édit. avec gravures dans le texte, cartonné à l'anglaise. **4 fr.**
(*Ouvrage couronné par l'Académie de médecine.*)

L'auteur traite successivement de l'entraînement physique, de l'entraînement intensif, de la fatigue chez les débiles nerveux (fatigue d'origine physique, fatigue d'origine psychique, hygiène du fatigué), des méthodes en gymnastique (méthode suédoise, méthode française, méthode psycho-dynamique qu'il a créée et qui repose sur les réactions nerveuses de chaque groupe d'individus), de l'entraînement physique à l'école, de l'hérédité.

L'Éducation physique de la Jeunesse

Par **A. MOSSO**, professeur à l'Université de Turin.

1 vol. in-16, cartonné à l'anglaise................................. **4 fr.**

L'auteur aborde les problèmes scientifiques et sociaux les plus variés, sans en excepter les problèmes physiologiques pour lesquels sa compétence est universellement reconnue et appréciée. Une préface du commandant Legros, montrant l'importance de ces questions au point de vue militaire, complète utilement les chapitres consacrés par l'auteur à l'éducation et au développement des forces physiques du soldat.

L'Hygiène sexuelle
et ses conséquences morales

Par le **D' SEVED RIBBING**, Professeur à l'Université de Lund (Suède).

1 vol. in-16, 4° édition, cartonné à l'anglaise................. **4 fr.**

Le livre du D' Ribbing effleure tous les sujets, il prend et étudie l'homme et la femme depuis leur naissance à la vie sexuelle jusqu'au déclin de leur virilité et de leurs facultés.

Ce petit ouvrage contient des documents statistiques et littéraires très bien dressés, et possède une allure que la nationalité de son auteur rend particulièrement piquante.

Envoi franco contre mandat-poste.

Hygiène des Gens nerveux

PRÉCÉDÉE DE NOTIONS ÉLÉMENTAIRES
Sur la Structure, les Fonctions et les Maladies du Système nerveux

Par le Dr F. LEVILLAIN

Ancien interne de la Salpêtrière,
Lauréat de la Faculté de médecine de Paris.

1 vol. in-16, avec gravures dans le texte, 5e édition, cart. à l'anglaise. . 4 fr.

E. — ACCOUCHEMENTS. — MALADIES DES FEMMES.

Manuel de Pathologie

à l'usage des sages-femmes et des mères

Par H. DUFOUR

Médecin de l'Hopital de la Maternité.

1 vol. in-16 avec 53 gravures dans le texte et 14 planches en couleurs hors texte. . . . . 6 fr.

Ce manuel est destiné à parfaire l'éducation pratique médicale des personnes appelées à donner des soins aux nourrissons, aux enfants du deuxième âge et aux femmes enceintes. On y trouve exposées des notions élémentaires sur les microbes et leur rôle dans les maladies, puis les principes sur lesquels sont établies les rations alimentaires du nourrisson. La nature et les doses d'aliments convenant aux enfants suivant leur âge y sont également indiquées. La manière dont devront être appliqués les traitements sur ordonnance du médecin fait l'objet de développements circonstanciés à l'occasion des différentes maladies passées en revue dans cet ouvrage.

Manuel de Pratique obstétricale

Par E. PAQUY

Ancien Chef de Laboratoire, ancien Chef de Clinique d'accouchement à la Faculté de Médecine de Paris.

1 vol. in-16 de 410 pages, avec 107 gravures dans le texte, cartonné à l'anglaise. . . . . 4 fr.

Spécialement écrit pour les sages-femmes par un médecin qui, pendant plusieurs années, a enseigné l'art des accouchements à la Clinique Beaudelocque, cet ouvrage est appelé à rendre les plus grands services non seulement aux élèves, mais aussi aux praticiennes sages-femmes.

Le Dr Paquy s'est préoccupé d'enseigner aux sages-femmes tous les soins qu'elles doivent donner aux femmes enceintes, aux parturientes et aux accouchées et pas davantage, jugeant inutile de disperser leurs connaissances au delà de leur pratique journalière et de dépasser les limites qui leur sont imposées par la loi dans l'exercice de leur art.

Un soin tout particulier a été donné à l'illustration de l'ouvrage, entièrement nouvelle.

Envoi franco contre mandat-poste.

Essai sur la Puberté
chez la Femme
PSYCHOLOGIE — PHYSIOLOGIE — PATHOLOGIE
Par le Dr Marthe FRANCILLON
Ancien interne des hôpitaux de Paris.

1 vol. in-16, cartonné à l'anglaise . . . . **4 fr.**

L'auteur s'est efforcé d'étudier, au double point de vue anatomique et physiologique, les modifications qui transforment l'adolescente en femme pubère. Le Dr Francillon a dégagé de documents épars et fragmentaires les éléments d'une esquisse des conditions de cette phase spéciale de la vie de la femme.

Grossesse et Accouchement
Étude de socio-biologie et de médecine légale.
Par le Dr G. MORACHE
Professeur de médecine légale à la Faculté de médecine de Bordeaux, Membre associé de l'Académie de médecine.

1 vol. in-16, cartonné à l'anglaise . . . . **4 fr.**

De toutes les questions connexes à la biologie et aux sciences sociales, il en est peu qui mettent autant en relief leurs conditions communes que l'étude de la femme en voie de gestation, puis au moment et après la fin de la grossesse, à la période de l'accouchement. Nombre de questions peuvent se poser à cet égard : elles importent, au plus haut point, à la sécurité de la mère, à celle de l'enfant, et prennent une intensité plus poignante encore si l'on envisage la responsabilité des actions que peut accomplir la femme ainsi placée dans l'anormalité physiologique. Les sociétés humaines émancipées par l'idée scientifique ne peuvent rester indifférentes devant la situation de la femme, alors surtout qu'elle remplit sa mission naturelle au péril de sa santé et parfois de sa vie.

Les Maladies de l'Urèthre et de la Vessie
chez la Femme
Par le Dr KOLISCHER
Traduit de l'allemand
Par le Dr BEUTTNER, privat-docent à l'Université de Genève.

1 vol. in-16, avec gravures dans le texte, cartonné à l'anglaise . . . . . . **4 fr.**

L'auteur débute par les règles générales de l'examen de l'urèthre et de la vessie, puis il étudie les diverses maladies de ces régions. Incontinence, énurésis, uréthrite, rétrécissement, calculs uréthraux, — catarrhe, œdème, inflammation, cystites gonorrhéique et tuberculeuse, calculs vésicaux, hémorroïdes, hernies, pneumaturies, ruptures, sont successivement examinés par le docteur Kolischer qui expose des procédés de traitement encore peu connus.

Envoi franco contre mandat-poste.

F. — *PUÉRICULTURE. — MALADIES DES ENFANTS*

Guide pratique de Puériculture

Par le Dr DELEARDE
Professeur à la Faculté de médecine de Lille.

1 vol. in-16 . . . . **4 fr.**

Ce petit livre renferme deux parties, dont la première expose les notions de puériculture, et la seconde un plan de campagne contre la mortalité infantile.

On y trouve un chapitre de thérapeutique de l'affection la plus fréquente dans le jeune âge, la gastro-entérite aiguë, qui permet de faire reconnaître les ressources qu'offrent aux médecins les différents laits modifiés ou diastasés, dont l'emploi tend à se répandre de plus en plus, et qui sont encore trop ignorés.

La protection de l'enfant avant et après sa naissance forme l'objet de la seconde partie.

La Médecine préventive
du premier âge

Par le Dr P. LONDE
Ancien interne des hôpitaux de Paris.

1 vol. in-16, cartonné à l'anglaise. **4 fr.**

Ce livre constitue une suite de leçons élémentaires sur *les maladies les plus fréquentes du premier âge*, leur prophylaxie et leur traitement.

L'auteur décrit surtout les affections spécifiques et les réactions nerveuses, tout en indiquant les sources d'une documentation clinique plus complète.

M. Londe s'est proposé un double but : 1° De synthétiser la pathologie du nourrisson, grâce à la notion de *l'imminence morbide* et de *l'infection broncho-intestinale*, considérée dans son ensemble ; 2° De montrer combien il est facile, par la simple *diététique*, d'écarter de l'enfance les plus grands dangers qu'elle court, quand on sait les voir venir de loin. La protection du premier âge doit s'inspirer de la méthode préventive.

G. — *DIVERS.*

L'Instinct sexuel, Évolution et Dissolution

Par le D^r Ch. FÉRÉ, médecin de Bicêtre.

1 vol. in-16, 2° édition, cartonné à l'anglaise. . . . . **4 fr.**

L'instinct sexuel n'est pas un instinct incoercible auquel tous seraient réduits à obéir, si anormale que soit la forme sous laquelle celui-ci se

Envoi franco contre mandat-poste.

manifeste. L'auteur s'est proposé de mettre en lumière la nécessité du contrôle et de la responsabilité dans l'activité sexuelle, tant au point de vue de l'hygiène qu'au point de vue de la morale. M. Féré prouve qu'il n'y a aucune raison pour que les actes sexuels échappent à la responsabilité, et les faits montrent qu'ils n'y échappent pas ; la nature et la société éliminent les pervertis et favorisent les sobres.

Naissance et Mort
Étude de socio-biologie et de médecine légale
Par le Professeur **G. MORACHE**, de Bordeaux.

1 vol. in-16, cartonné à l'anglaise............................... **4 fr.**

L'auteur soulève, au cours de cet ouvrage, bien des questions accessoires, en particulier celles qui ont trait aux rapports biologiques reliant les générations les unes aux autres, les filiations, les hérédités. Entre toutes, la recherche de la paternité l'arrête d'une façon particulière. — Il combat généreusement cette idée d'après laquelle le bâtard, véritable paria social, se voit reprocher sa « honte » et la « faute » de sa mère, tandis que son père inconnu, seul coupable, traverse l'existence entouré du respect de tous.

La Responsabilité
Étude de socio-biologie et de médecine légale
Par LE MÊME.

1 vol. in-16, cartonné à l'anglaise............................ **4 fr.**

Le but de cet ouvrage est d'apprécier les différents facteurs qui peuvent intervenir dans la question, les principaux d'entre eux surtout. Or les facteurs de responsabilité aboutissent à un même point : la déchéance physique de l'individu. La criminalité peut donc être regardée comme une maladie morale, elle tient à la pathologie sociale.

Si, comme tout tend à le démontrer, le facteur misère se trouve à l'origine des formes de criminalité, le terme étant pris dans sa plus large acception, c'est à combattre la misère dans toutes ses manifestations biologiques, que nous devons nous attacher ; peut-être parviendrons-nous ainsi à faire disparaître cette cause initiale, si longtemps poursuivie, de notre cruelle déchéance sociale : la criminalité.

La Mort réelle et la Mort apparente
Nouveaux procédés de diagnostic et traitement de la mort apparente
Par le Dr S. ICARD

1 vol. in-16, avec gravures dans le texte, cartonné à l'anglaise...... **4 fr.**

(Ouvrage récompensé par l'Institut.)

Envoi franco contre mandat-poste.

SEPTIÈME ÉDITION (1907)

Mise au courant de la Science

PAR LES DOCTEURS

G. MARION et FERNAND BOUCHUT

Professeur agrégé à la Faculté de médecine,
Chirurgien des hôpitaux de Paris.

DU

DICTIONNAIRE DE MÉDECINE

ET DE THÉRAPEUTIQUE

MÉDICALE ET CHIRURGICALE

Comprenant le résumé de toute la Médecine et de toute la Chirurgie, les indications thérapeutiques de chaque Maladie, la Médecine opératoire, les Accouchements, l'Oculistique, l'Odontotechnie, l'Électrisation, la Matière médicale, les Eaux minérales,

UN FORMULAIRE SPÉCIAL POUR CHAQUE MALADIE
ET UN APPENDICE SUR LA THÉRAPEUTIQUE AU XIXe SIÈCLE

Avec 1097 gravures d'anatomie pathologique, de bactériologie, de médecine opératoire, d'appareils chirurgicaux, d'obstétrique, de botanique, etc.

PAR

E. BOUCHUT Armand DESPRÉS

Médecin de l'hôpital des Enfants-Malades, Chirurgien de l'hôpital de la Charité,
Professeurs agrégés à la Faculté de Médecine de Paris.

Un magnifique volume in-4° de 1575 pages, imprimées sur deux colonnes, avec 1097 gravures dans le texte.

PRIX : BROCHÉ, **25 FRANCS** ; RELIÉ, **30** FRANCS.

Envoi franco contre mandat-poste.

334-11. — Coulommiers. Imp. PAUL BRODARD. — 4-11.